U0188801

Cerebrovascular Neurosurgery

牛津脑血管神经外科经典病例

原著 [美] Peter Nakaji
　　 [美] Michael R. Levitt
主译 李天晓

中国科学技术出版社
·北 京·

图书在版编目（CIP）数据

牛津脑血管神经外科经典病例 /（美）彼得·纳卡吉（Peter Nakaji），（美）迈克尔·R. 莱维特（Michael R. Levitt）原著；李天晓主译 . — 北京：中国科学技术出版社，2021.5

书名原文：Cerebrovascular Neurosurgery

ISBN 978-7-5046-8995-5

Ⅰ . ①牛… Ⅱ . ①彼… ②迈… ③李… Ⅲ . ①脑血管疾病—神经外科学—病案 Ⅳ . ① R651.1

中国版本图书馆 CIP 数据核字 (2021) 第 044528 号

著作权合同登记号：01-2021-0711

策划编辑	丁亚红　焦健姿
责任编辑	丁亚红
装帧设计	佳木水轩
责任印制	李晓霖

出　　版	中国科学技术出版社
发　　行	中国科学技术出版社有限公司发行部
地　　址	北京市海淀区中关村南大街 16 号
邮　　编	100081
发行电话	010-62173865
传　　真	010-62179148
网　　址	http://www.cspbooks.com.cn

开　　本	889mm×1194mm　1/16
字　　数	404 千字
印　　张	19.75
版　　次	2021 年 5 月第 1 版
印　　次	2021 年 5 月第 1 次印刷
印　　刷	天津翔远印刷有限公司
书　　号	ISBN 978-7-5046-8995-5 / R·2678
定　　价	218.00 元

版权声明

Cerebrovascular Neurosurgery was originally published in English in 2019. This translation is published by arrangement with Oxford University Press. China Science and Technology Press is solely responsible for this translation from the original work and Oxford University Press shall have no liability for any errors, omissions or inaccuracies or ambiguities in such translation or for any losses caused by reliance thereon.

《牛津脑血管神经外科经典病例》的英文原版于 2019 年出版。本翻译版由牛津大学出版社授权，由中国科学技术出版社独立负责完成，牛津大学出版社不对翻译版中的错误、疏漏、不准确或模棱两可，以及由此导致的损失承担责任。

Oxford University Press makes no representation, express or implied, that the drug dosages in this book are correct. Readers must therefore always check the product information and clinical procedures with the up-to-date published product information and data sheets provided by the manufacturers and the most recent codes of conduct and safety regulations. The authors and the publishers do not accept responsibility or legal liability for any errors in the text or for the misuse or misapplication of material in this work. Except where otherwise stated drug dosages and recommendations are for the non-pregnant adult who is not breast-feeding.

牛津大学出版社对书中的药物剂量正确性保持中立态度。因此，读者必须参照生产商提供的最新产品信息和说明书查验产品说明和临床使用程序。作者及出版商对文本错误或书中的物质错用、误用不承担法律责任。除非另有说明，否则药物剂量仅适用于不进行母乳喂养的非妊娠成年人。

Links to third party websites are provided Oxford in good faith and for information only. Oxford disclaims any responsibility for the materials contained in any third website referenced in this work.

牛津大学出版社只是出于诚意和信息扩展提供第三方的网站链接。牛津大学出版社对本作品所提供的第三方网站内容不承担任何责任。

译者名单

主　译　李天晓

译　者　（以姓氏笔画为序）

白卫星　李　立　李天晓　李钊硕

张长远　陈中灿　邵秋季　段光明

栗超跃　薛绛宇

内 容 提 要

　　本书引进自世界知名的牛津大学出版社，由美国凤凰城 St. Joseph 医疗中心 Barrow 神经研究所著名神经外科专家 Peter Nakaji 教授及华盛顿大学神经科学中心 Michael R. Levitt 博士，联合众多神经血管外科专家共同编写。书中收集汇总了神经血管外科众多经典病例，着重强调临床实践，针对神经重症监护病房的大量真实病例，从病情评估与计划、确定治疗方案、手术过程、术后管理、并发症及处理、医学证据与预期结果等多角度进行分析，各角度还特设了精华要点提示，帮助读者理清临床实践中的各个环节。本书通俗易懂，图文互参，不但对神经血管外科医师有重要的指导意义，还可供神经内科、外科一线临床医师工作中阅读参考。

原书参编者

Adib A. Abla, MD
Associate Professor
Department of Neurological Surgery
University of California, San Francisco
San Francisco, CA

Pankaj Agarwalla, MD
Skull Base and Cerebrovascular Fellow
Department of Neurosurgery and Brain Repair
University of South Florida
Tampa, FL

Siviero Agazzi, MD, MBA
Professor
Department of Neurosurgery and Brain Repair
University of South Florida
Tampa, FL

Felipe C. Albuquerque, MD
Professor
Department of Neurosurgery
Barrow Neurological Institute
St. Joseph's Hospital and Medical Center
Phoenix, AZ

Rami O. Almefty, MD
Assistant Professor
Department of Neurosurgery
Lewis Katz School of Medicine at Temple University
Philadelphia, PA

Dorothea Altschul, MD
Interventional Neurologist
Neurosurgeons of New Jersey
Ridgewood, NJ

Sepideh Amin-Hanjani, MD
Professor
Department of Neurosurgery
University of Illinois at Chicago
Chicago, IL

Adam Arthur, MD, MPH
Professor
Department of Neurosurgery
University of Tennessee Health Sciences Center and
    Semmes– Murphey Clinic
Memphis, TN

Nicholas C. Bambakidis, MD
Vice President and Director, The Neurological Institute
University Hospitals of Cleveland
Professor of Neurological Surgery
Case Western Reserve University School of Medicine
Cleveland, OH

Jacob F. Baranoski, MD
Resident Physician
Department of Neurosurgery
Barrow Neurological Institute
St. Joseph's Hospital and Medical Center
Phoenix, AZ

Evgenii Belykh, MD
Department of Neurosurgery
Barrow Neurological Institute
St. Joseph's Hospital and Medical Center
Phoenix, AZ
Department of Neurosurgery
Irkutsk State Medical University
Irkutsk, Russia

Phillip A. Bonney, MD
Resident Physician
Department of Neurological Surgery
Keck School of Medicine
University of Southern California
Los Angeles, CA

Denise Brunozzi, MD
Fellow
Department of Neurosurgery
University of Illinois at Chicago
Chicago, IL

Jan-Karl Burkhardt, MD
Assistant Professor
Department of Neurosurgery
Baylor College of Medicine
Houston, TX

Brandon Burnsed, MD
Neurosurgeon
Raleigh Neurosurgical Clinic
Raleigh, NC

Claudio Cavallo, MD
Neurosurgery Research Fellow
Department of Neurosurgery
Barrow Neurological Institute
St. Joseph's Hospital and Medical Center
Phoenix, AZ

Fady T. Charbel, MD
Professor and Chair
Department of Neurosurgery
University of Illinois at Chicago
Chicago, IL

Vincent Cheung, MD
Resident Physician
Department of Neurosurgery
University of California, San Diego
La Jolla, CA

Tyler S. Cole, MD
Resident Physician

Department of Neurosurgery
Barrow Neurological Institute
St. Joseph's Hospital and Medical Center
Phoenix, AZ

E. Sander Connolly, Jr., MD
Professor and Vice Chairman
Department of Neurosurgery
Columbia University
New York, NY

Brian M. Corliss, MD
Resident Physician
Lillian S. Wells Department of Neurological Surgery
University of Florida
Gainesville, FL

William T. Couldwell, MD, PhD
Professor and Chair
Department of Neurosurgery
University of Utah
Salt Lake City, UT

Dale Ding, MD
Assistant Professor
Department of Neurosurgery
University of Louisville School of Medicine
Louisville, KY

David Dornbos III, MD
Resident Physician
Department of Neurological Surgery
The Ohio State University Wexner Medical Center
Columbus, OH

Andrew F. Ducruet, MD
Assistant Professor
Department of Neurosurgery
Barrow Neurological Institute
St. Joseph's Hospital and Medical Center
Phoenix, AZ

Ilyas Eli, MD
Resident Physician
Department of Neurosurgery

Clinical Neurosciences Center
University of Utah
Salt Lake City, UT

Basavaraj Ghodke, MBBS
Professor
Departments of Radiology and Neurological Surgery
University of Washington
Seattle, WA

Steven L. Giannotta, MD
Professor and Martin H. Weiss Chair
Department of Neurological Surgery
Keck School of Medicine
University of Southern California
Los Angeles, CA

Raghav Gupta, BS
Medical Student
Rutgers New Jersey Medical School
Rutgers, State University of New Jersey
Newark, NJ

Brian L. Hoh, MD
Professor and Chair
Lillian S. Wells Department of Neurological Surgery
University of Florida
Gainesville, FL

Adeel Ilyas, MD
Resident Physician
Department of Neurosurgery
University of Alabama at Birmingham
Birmingham, AL

Alexander A. Khalessi, MD, MS
Professor and Chair
Department of Neurosurgery
University of California, San Diego
La Jolla, CA

Louis Kim, MD
Professor and Vice Chair
Department of Neurological Surgery
Professor

Department of Radiology
Stroke and Applied Neuroscience Center
University of Washington
Seattle, WA

Robert Kim, MD
Resident Physician
Department of Neurosurgery
University of Utah
Salt Lake City, UT

Andrew L. Ko, MD
Assistant Professor
Department of Neurological Surgery
University of Washington
Seattle, WA

Sean D. Lavine, MD
Professor
Departments of Neurological Surgery and Radiology
Columbia University
New York, NY

Michael T. Lawton, MD
Professor and Chair
Department of Neurosurgery
Barrow Neurological Institute
St. Joseph's Hospital and Medical Center
Phoenix, AZ

Michaela H. Lee, MD
Neurosurgeon
Anacapa Surgical Associates
Ventura, CA

Michael R. Levitt, MD
Assistant Professor
Departments of Neurological Surgery, Radiology, and
    Mechanical Engineering; and Stroke and Applied
    Neuroscience Center
University of Washington
Seattle, WA

Elad I. Levy, MD, MBA
L. Nelson Hopkins III MD Chair of Neurosurgery

Professor of Neurosurgery and Radiology
Jacobs School of Medicine and Biomedical Sciences
Gates Vascular Institute at Kaleida Health
Canon Stroke and Vascular Research Center
University at Buffalo
Buffalo, NY

Brandon D. Liebelt, MD
Assistant Professor
Department of Neurosurgery
Larner College of Medicine
University of Vermont
Burlington, VT

Harry Van Loveren, MD
Associate Dean
College of Medicine
Professor and Chair
Department of Neurosurgery and Brain Repair
University of South Florida
Tampa, FL

Alex Lu, MD
Resident Physician
Department of Neurological Surgery
University of California, San Francisco
San Francisco, CA

William J. Mack, MD
Professor
Vice Chair, Academic Affairs
Department of Neurological Surgery
Keck School of Medicine
University of Southern California
Los Angeles, CA

Grace K. Mandigo, MD
Assistant Professor
Department of Neurological Surgery
Columbia University
New York, NY

Philip M. Meyers, MD
Professor

Departments of Neurological Surgery and Radiology
Columbia University
New York, NY

J. Mocco, MD, MS
Professor and Vice Chair
Department of Neurosurgery
Icahn School of Medicine at Mount Sinai Hospital
New York, NY

Jacques J. Morcos, MD
Professor
Departments of Neurosurgery and Otolaryngology
Miller School of Medicine
University of Miami
Miami, FL

John F. Morrison, MD
Resident Physician
Department of Neurosurgery
Brown University
Providence, RI

Stephan A. Munich, MD
Endovascular Neurosurgery Fellow
Jacobs School of Medicine and Biomedical Sciences
Gates Vascular Institute at Kaleida Health
University at Buffalo
Buffalo, NY

Peter Nakaji, MD
Professor
Department of Neurosurgery
Barrow Neurological Institute
St. Joseph's Hospital and Medical Center
Phoenix, AZ

Anil Nanda, MD, MPH
Professor and Chairman
Peter. W.Carmel M.D. Endowed Chair of Neurological
  Surgery
Rutgers-New Jersey Medical School, Newark
Rutgers-Robert Wood Johnson Medical School, New
  Brunswick

Senior Vice President of Neurosurgical Services, RWJBarnabas Health
New Brunswick, NJ

Vinayak Narayan, MD, MCh, DNB
Fellow
Department of Neurosurgery
Rutgers-Robert Wood Johnson Medical School
New Brunswick, NJ

Sabareesh K. Natarajan, MD, MS
Assistant Professor
Department of Neurological Surgery
University of Massachusetts Medical School
Worcester, MA

Jeffrey T. Nelson, MD
Resident Physician
Department of Neurological Surgery
Case Western Reserve University School of Medicine
Cleveland, OH

Christopher S. Ogilvy, MD
Professor
Department of Neurosurgery
Beth Israel Deaconess Medical Center
Harvard Medical School
Boston, MA

J. Scott Pannell, MD
Assistant Professor
Departments of Radiology and Neurosurgery
University of California, San Diego
La Jolla, CA

Colin J. Przybylowski, MD
Resident Physician
Department of Neurosurgery
Barrow Neurological Institute
St. Joseph's Hospital and Medical Center
Phoenix, AZ

Kristine Ravina, MD
Clinical Research Associate

Department of Neurological Surgery
Keck School of Medicine
University of Southern California
Los Angeles, CA

Zeguang Ren, MD, PhD
Assistant Professor
Department of Neurosurgery and Brain Repair
University of South Florida
Tampa, FL

Jonathan J. Russin, MD
Assistant Professor
Department of Neurological Surgery
Keck School of Medicine
University of Southern California
Los Angeles, CA

W. Caleb Rutledge, MD
Resident Physician
Department of Neurological Surgery
University of California, San Francisco
San Francisco, CA

David R. Santiago-Dieppa, MD
Resident Physician
Department of Neurosurgery
University of California, San Diego
La Jolla, CA

Ahsan Satar, MD
Interventional Neurologist
Neurosurgeons of New Jersey
Ridgewood, NJ

Philip G. R. Schmalz, MD
Resident Physician
Department of Neurosurgery
University of Alabama at Birmingham
Birmingham, AL

Richard H. Schmidt, MD, PhD
Associate Professor
Department of Neurosurgery

University of Utah
Salt Lake City, UT

Laligam N. Sekhar, MBBS
Professor and Vice Chair
Department of Neurological Surgery
University of Washington
Seattle, WA

Rajeev D. Sen, MD
Resident Physician
Department of Neurological Surgery
University of Washington
Seattle, WA

Hussain Shallwani, MD
Resident Physician
Department of Neurosurgery
Gates Vascular Institute at Kaleida Health
University at Buffalo
Buffalo, NY

Jason P. Sheehan, MD, PhD
Professor
Departments of Neurological Surgery and Neuroscience
University of Virginia
Charlottesville, VA

Matthew J. Shepard, MD
Resident Physician
Department of Neurological Surgery
University of Virginia
Charlottesville, VA

Adnan H. Siddiqui, MD, PhD
Professor
Departments of Neurosurgery and Radiology
Jacobs School of Medicine and Biomedical Sciences
Gates Vascular Institute at Kaleida Health
Canon Stroke and Vascular Research Center
University at Buffalo
Buffalo, NY

Parampreet Singh, MD
Fellow
Department of Neurological Surgery
Keck School of Medicine
University of Southern California
Los Angeles, CA

Robert A. Solomon, MD
Professor and Chair
Department of Neurosurgery
Columbia University
New York, NY

Robert F. Spetzler, MD
Emeritus Chair
Department of Neurosurgery
Barrow Neurological Institute
St. Joseph's Hospital and Medical Center
Phoenix, AZ

Philipp Taussky, MD
Associate Professor
Departments of Neurological Surgery and Radiology and
    Imaging Sciences
University of Utah
Salt Lake City, UT

Kunal Vakharia, MD
Resident Physician
Department of Neurosurgery
Gates Vascular Institute at Kaleida Health
University at Buffalo
Buffalo, NY

Arvin R. Wali, MD, MAS
Resident Physician
Department of Neurosurgery
University of California, San Diego
La Jolla, CA

Gabrielle A. White-Dzuro, MD
Resident Physician
Department of Anesthesia, Critical Care and Pain Medicine
Massachusetts General Hospital

Boston, MA

Robert T. Wicks, MD
Cerebrovascular and Skull Base Fellow
Department of Neurosurgery
Barrow Neurological Institute
St. Joseph's Hospital and Medical Center
Phoenix, AZ

John R. Williams, MD
Resident Physician
Department of Neurological Surgery
University of Washington
Seattle, WA

Ethan A. Winkler, MD, PhD
Resident Physician
Department of Neurological Surgery
University of California, San Francisco
San Francisco, CA

Kurt Yaeger, MD
Resident Physician
Department of Neurosurgery

Icahn School of Medicine at Mount Sinai Hospital
New York, NY

Benjamin Yim, MD, MS
Resident Physician
Department of Neurological Surgery
Keck School of Medicine
University of Southern California
Los Angeles, CA

Joseph M. Zabramski, MD
Emeritus Professor
Department of Neurosurgery
Barrow Neurological Institute
St. Joseph's Hospital and Medical Center
Phoenix, AZ

Xiaochun Zhao, MD
Fellow
Department of Neurosurgery
Barrow Neurological Institute
St. Joseph's Hospital and Medical Center
Phoenix, AZ

序

亲爱的读者：

很高兴推荐本书给大家。由于神经外科面对的疾病范围广泛、病情复杂，神经外科的培训和临床实践都需要扎实的理论知识，确保医生可以对病情进行准确判断，同时熟练应用各种技术对患者进行处理。本书旨在为神经外科门诊、急诊、手术室的临床实践工作提供具有参考价值的经典病例。

本书由 Peter Nakaji 和 Michael R. Levitt 医生邀请众多专家共同完成，分享了他们在临床工作中的深入思考和丰富经验。每一病例均按照【病例摘要】【病情评估与计划】【确定治疗方案】【手术过程】【术后管理】【并发症及处理】等项目进行详细阐述。"关键点"则列举了不典型病例或不同病情的替代治疗方案。

在涉及疾病诊断、治疗方案、并发症处理等临床问题上，还给出了清晰的要点提示。而这三个方面的内容对于那些即将参加相关考试或面试的神经外科医生会有很大帮助。

各病例最后简要回顾了医学证据与预期结果，有利于解答患者咨询并给出精准预期。著者并没有列出冗长的参考文献，而是推荐了有助于深入理解的拓展阅读清单。

阅读本书如同阔步于神经血管外科实践的旅途之上，由北美神经外科巨擘为我们指点迷津。本书采用病例导入式论述，同时将相关要点及关键点突出展示，此为本书一大特色。

Nathan R. Selden, MD, PhD
Campagna Professor and Chair
Department of Neurological Surgery
Oregon Health and Science University
Portland, Oregon

译者前言

得益于医学影像技术、显微外科技术、介入技术等的共同进步，神经血管外科无疑是 21 世纪发展最快的现代医学分支之一。急性缺血性脑血管病的血管内治疗理念就像一场技术革命，已颠覆了人们的许多旧观念。血流导向装置等新的介入技术使复杂动脉瘤的治疗变得更为简单和安全。将开放手术与介入技术紧密结合在一起，这种复合技术在复杂脑（脊髓）血管疾病的治疗上已成功地迈出第一步。

在临床工作中，面对经济文化背景、人口统计学特征差异显著的患者，要真正做到"以人为本"不只要求外科医生扎实掌握相关的医学知识和技术，还要在为患者设计高度个体化治疗方案过程中进行必要的人文思考。由 Peter Nakaji 和 Michael R. Levitt 编著的 *Cerebrovascular Neurosurgery* 就充分体现了这一思想。

书中介绍的病例，涵盖了神经血管外科所有疾病的种类。对显微神经外科、介入治疗等最新技术有详细阐述，这也是本书的重点内容。每一病例均按照【病例摘要】【病情评估与计划】【确定治疗方案】【手术过程】【术后管理】【并发症及处理】【医学证据与预期结果】的顺序进行论述。本书插图丰富且均有详细的说明。更有意义的是，在涉及诊断、治疗方案和并发症内容时，著者还特意提炼了疾病诊断要点、治疗方案要点、并发症处理要点、关键点等精华内容，这些要点均为美国神经外科委员会神经外科医师执业的"面试重点"。有鉴于此，本书既可以作为我国临床神经外科医生的参考书，又可以作为医学生（特别是医学研究生）的学习教材，对于拓展临床思维无疑有较大裨益。

本书译者均为工作经验丰富的临床医生，所在单位每年完成血管神经外科手术在 2000 例以上。在本书翻译过程中，他们反复阅读、推敲，对于把握不准的内容还与外籍专家进行了讨论，付出了大量时间，同时融入了很多自身的思考，希望能够与国内广大神经外科同仁共同学习进步，造福更多患者，为"健康中国"尽绵薄之力。

为进一步提升学术水平，恳请国内读者对书中不足之处提出宝贵意见。

教授，主任医师，博士研究生导师
河南省脑血管病医院常务副院长
河南省人民医院介入治疗中心主任

目　录

非动脉瘤性蛛网膜下腔出血
Nonaneurysmal Subarachnoid Hemorrhage

Peter Nakaji　Michael R. Levitt　著

李天晓　译

【病例摘要】

患者，女，69 岁，主因"一生中最剧烈头痛，伴有恶心呕吐"急诊入院，病程中无意识丧失，既往无频繁头痛或严重头痛，神经系统查体：神志清楚，时间、地点、人员、环境定位准确，问答反应稍迟钝，脑神经、运动、感觉、小脑检查正常。急诊科行头颅计算机断层扫描（computed tomography，CT）平扫（图 1-1）后，请神经外科急会诊。

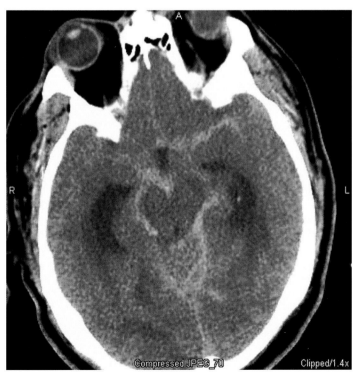

▲ 图 1-1　头颅 CT 影像图
头颅 CT 平扫可见基底池弥漫性出血，脑室扩大

【病情评估与计划】

对于典型的蛛网膜下腔出血，神经外科医生必须最快明确出血原因。其中，以动脉瘤性蛛网膜下腔出血最为常见，鉴别诊断包括血管造影阴性的蛛网膜下腔出血，可以是典型的中脑周围 – 桥前池出血，略少见的原因还有动静脉畸形、硬脑膜动静脉瘘、海绵状血管畸形、肿瘤、出血倾向或凝血功能低下，后者可以通过详细的病史询问，体格检查发现皮下出血，经过常规凝血功能检测，血小板计数即可排除。在非创伤性蛛网膜下腔出血，动脉瘤性蛛网膜下腔出血占 80%～85%，非动脉瘤性蛛网膜下腔出血占 15%～18%，其原因如前所述。

CT 血管成像目前已经成为确定动脉瘤是否存在的标准急诊检查方法。动静脉畸形或者瘘也可以由此确诊。CT 血管成像检查漏诊动脉瘤不超过 5%，实际可能小于 1%。如果 CT 血管成像检查阴性，应当进行经导管血管造影，包括双侧颈内动脉、颈外动脉、椎动脉共 6 条血管。有人认为，如果椎动脉的逆向血流能够充盈对侧的小脑后下动脉，只造一根椎动脉也可以。一般来说，推荐全部检查。每一次造影都要持续到静脉晚期，以显示所有可能的异常。最常见漏诊的原因包括颈内动脉血泡样动脉瘤，小型前交通动脉、大脑中动脉囊状动脉瘤，Willis 环远端血管小的梭形动脉瘤。

疾病诊断要点（Oral Boards Review—Diagnostic Pearls）

- 如果检查结果一直阴性，应当按照头颅 CT 平扫、CT 血管成像、经导管血管造影、磁共振、延期重复导管血管造影的顺序进行检查。
- 尽管 CT 血管成像甚至导管血管造影阴性，对于蛛网膜下腔出血而言，仍然要高度怀疑动脉瘤的存在。
- 详细的血管造影应当包括双侧颈外动脉，椎动脉要包括起始部，所有血管造影应当持续到静脉晚期，避免遗漏某些病变。
- 血管造影三维重建有助于确认其他检查方法无法显示的小型病变。
- 尽管影像学上呈典型的动脉瘤性蛛网膜下腔出血，只要血管造影阴性，预后良好。

【手术过程】

只有在极少数的情况下，对不能明确的出血原因可能会采取探查性手术。特别是典型的蛛网膜下腔出血，从 CT 血管成像或导管血管造影发现可疑的出血原因时，更为常用。在这种情况下，可疑病变也要作为真正的出血原因来对待，也就是说遵循控制近端、控制远端、再分离瘤颈、瘤顶的血管外科原则。如果探查发现是血泡样动脉瘤，必须做好包裹性夹闭或血管搭桥的准备。因此，常需要显露颈部，在需要时易于控制近端血流。开颅手术中应当保留好颞浅动脉。如果考虑使用桡动脉或大隐静脉，应当显露前臂和小腿。

治疗方案要点（Oral Boards Review—Management Pearls）

- 如果表现为中脑周围出血，多考虑保守治疗策略，其真正的出血原因尚不明确。
- 血管造影阴性的中脑周围出血罕有复发。
- 经颅多普勒超声有助于发现脑血管痉挛。

关键点（Pivot Points）

- 如果出血主要位于皮质 / 凸面，应当考虑隐匿性创伤或血管炎。
- 如果考虑出血倾向，硬膜静脉窦血栓形成或其他的高凝状态，应当检测 C 蛋白或 S 蛋白是否缺乏，以及 Leiden、V 因子、狼疮抗凝因子等。

【术后管理】

对于非动脉瘤性蛛网膜下腔出血，最常用保守治疗。因其有脑血管痉挛、脑积水的可能性，此类患者应该进行重症监护。收缩压维持在 120～160mmHg，如果需要治疗血管痉挛，可能要采取诱导性高血压。

如果首次导管血管造影阴性，处理措施也有不同。如果是典型的中脑周围桥前池出血，有些学者认为不必进一步检查。如果不是，可进行 MRI 平扫或增强检查了解有无海绵状血管瘤或肿瘤。颈椎甚至全脊髓的 MRI 可用于排除引起出血的少见原因，如脊髓室管膜瘤或脊髓血管畸形。如果出血部位比较典型，首次出血后 7～14 天考虑复查脑血管造影进一步查找出血原因，并评估有无血管痉挛。

【并发症及处理】

如前所述，在血管造影阴性的蛛网膜下腔出血患者处理中，脑积水和脑血管痉挛是两个最常见的问题。这两个问题在动脉瘤性蛛网膜下腔出血患者中比中脑周围桥前池出血患者中更为常见。对于脑积水常需要侧脑室额角外引流，甚至最后行脑室腹腔分流术。其他并发症则为重症监护的患者所常见，如肺炎、泌尿系感染、心肌梗死、深静脉血栓。

并发症处理要点（Oral Boards Review—Complications Pearls）

- 对于血管造影阴性蛛网膜下腔出血患者的处理应该与动脉瘤性蛛网膜下腔出血采取相同的措施，直到所有的检查均为阴性为止，此类患者常预后良好。
- 一旦发生二次出血，应该立即进行重复检查和影像学评估。
- 对于脑积水和血管痉挛，需要分别采取脑室外引流、药物/血管内治疗。

【医学证据与预期结果】

总体来说，血管造影阴性的蛛网膜下腔出血预后良好，但是也有少数预后较差。尽管找不到出血原因，仍有高达11%的患者不能恢复到发病前的功能状态。尽管如此，此类患者平均的治疗结果要远远优于动脉瘤性蛛网膜下腔出血。

拓展阅读

[1] Khan AA, Smith JD, Kirkman MA, et al. Angiogram negative subarachnoid haemorrhage: Outcomes and the role of repeat angiography. *Clin Neurol Neurosurg*. 2013;115(8):1470–1475. doi:10.1016/ j.clineuro.2013.02.002.

[2] Konczalla J, Schmitz J, Kashefiolasl S, Senft C, Seifert V, Platz J. Non–aneurysmal subarachnoid hemorrhage in 173 patients: A prospective study of long–term outcome. *Eur J Neurol*. 2015;22(10):1329–1336. doi:10.1111/ ene.12762.

[3] Moscovici S, Fraifeld S, Ramirez–de–Noriega F, et al. Clinical relevance of negative initial angiogram in spontaneous subarachnoid hemorrhage. *Neurol Res*. 2013;35(2):117–122. doi:10.1179/ 1743132812Y.0000000147.

[4] Rinkel GJ, Wijdicks EF, Hasan D, et al. Outcome in patients with subarachnoid haemorrhage and negative angiography according to pattern of haemorrhage on computed tomography. *Lancet*. 1991;338(8773):964–968.

颈内动脉血泡样动脉瘤

Blister Aneurysm of the Internal Carotid Artery

Peter Nakaji　Michael R. Levitt　著

段光明　译

【病例摘要】

患者，男，38 岁，突发"一生中最严重的剧烈头痛"，最初恶心呕吐并意识丧失，随后意识恢复。患者在家里过夜后因为头痛不缓解而急诊入院。既往健康状况良好，无严重头痛病史。无吸烟史，无高血压病史。神经系统检查，意识清楚，对人物、地点、时间、周围环境定位正确，脑神经、感觉、运动、小脑功能正常。急诊科行普通 CT 检查（图 2-1），随后进行 CT 血管成像检查未见脑血管异常，请神经外科会诊。

问题（Questions）

1. 对于 CT 血管成像检查结果阴性的出血，如何进一步检查？

2. 如何进行药物治疗，如何选择化验检查？

3. 如何进行全面的血管检查，CT 血管成像甚至是血管造影最容易漏诊的病变是什么？

【病情评估与计划】

CT 血管成像假阴性出现率为 2%～5%。神经外科医生应当追问有无使用抗凝或者抗血小板药物，如华法林、肝素、阿司匹林、氯吡格雷，特别是新兴制剂阿哌沙班（艾乐妥）、达比加群等。化验检查应当包括凝血功能（如凝血酶原时间、部分凝血酶原活化时间、国际标准化比值、血小板计数、阿司匹林反应性，以及 P2Y12 抑制分析），还有甲基苯丙胺、可卡因等兴奋剂毒性监测。当患者表现为典型的蛛网膜下腔出血时，应该进行 6 支血管的经导管血管造影，即双侧颈内动脉、双侧颈外动脉、双侧椎动脉。如果对比剂可以逆向充盈对侧小脑后下动

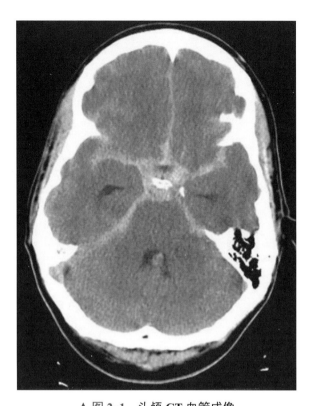

▲ 图 2-1 头颅 CT 血管成像

头颅 CT 检查表现为典型的动脉瘤性蛛网膜下腔出血，侧脑室颞角扩大提示脑积水

（经 Barrow Neurological Institute，Phoenix，Arizona 许可使用）

脉（posterior inferior cerebellar artery，PICA），造影也可以结束。必须进行双侧颈外动脉造影，排除硬脑膜动静脉瘘。本例患者造影显示右侧颈内动脉床突上段异常（图 2-2）。

问题（Questions）

1. 血管异常的部位有什么重要意义？

2. 本例患者在解剖上的重点是什么？在计划治疗过程中，需要特别注意哪些解剖学信息？

3. 本例患者治疗方案有哪些？

疾病诊断要点（Oral Boards Review—Diagnostic Pearls）

• 血泡样动脉瘤属于炎性病变，没有真正的瘤颈。

• 蛛网膜下腔出血患者如果没有明显的囊状动脉瘤，应当考虑血泡样动脉瘤。

• 三维旋转血管造影有助于了解动脉瘤的部位和解剖结构。

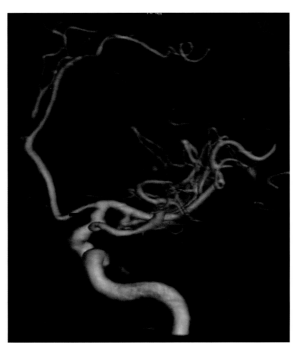

▲ 图 2-2　右侧颈内动脉三维旋转造影图
图示颈内动脉床突上段背侧很小的凸起
（经 Barrow Neurological Institute，Phoenix，Arizona 许可使用）

【确定治疗方案】

当动脉瘤与正常的血管分支无关的情况下，如本例患者动脉瘤位于颈内动脉床突上段的背侧，神经外科医生应当怀疑到血泡样动脉瘤，这种动脉瘤是一种炎性病变，在血管壁上造成梭形或者囊状的动脉壁薄弱。因血泡样动脉瘤体积较小，处于非典型部位，容易漏诊，或者误诊为血管造影阴性的出血。然而血泡样动脉瘤患者通常有比较典型的广泛性蛛网膜下腔出血，而不是仅仅表现为中脑周围或者脑桥前方的出血。患者可以表现为任何类型的 Hunt-Hess 分级，或者相对较轻的临床表现。需要经导管的血管造影才能明确诊断。

血泡样动脉瘤特别不稳定，易于再次出血，包括自发性出血、开颅夹闭术中和血管内治疗术中。与此相反的是，位置更靠近颈内动脉近端的动脉瘤通常是囊状的眼动脉动脉瘤，靠近颈内动脉近端内侧的动脉瘤可能是垂体上动脉动脉瘤或者颈内动脉窝动脉瘤。位于腹侧的动脉瘤通常是后交通动脉动脉瘤或者脉络膜前动脉动脉瘤。位于颈内动脉末端的动脉瘤通常也是囊状动脉瘤。这些囊状动脉瘤适合于传统的外科夹闭或是血管内弹簧圈栓塞，而血泡样动脉瘤通常比较小，瘤颈较宽，非常脆弱。

对于颈内动脉的血泡样动脉瘤应当评估侧支循环，必要时考虑牺牲主干血管。对本例而言，缺少前交通动脉，同时在正对着动脉瘤的后方是胚胎型大脑后动脉（图 2-3）。这就意味

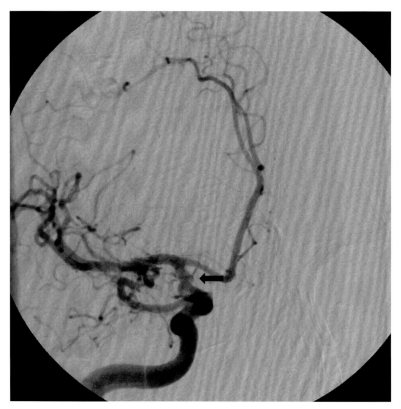

▲ 图 2-3　右侧颈内动脉正位造影图

图示血泡样动脉瘤（箭），紧邻脉络膜前动脉和胚胎型后交通动脉的起始部

（经 Barrow Neurological Institute，Phoenix，Arizona 许可使用）

着同侧大脑半球以及大脑后动脉供血区的血液都要经过生长着血泡样动脉瘤的右侧颈内动脉。

干预方法包括开颅和血管内治疗，直接夹闭、包裹、搭桥＋载瘤动脉闭塞都可以考虑。然而载瘤动脉闭塞可能更为复杂，因为血泡样动脉瘤与重要的血管分支（后交通动脉、脉络膜前动脉）非常接近，而后者闭塞后不可能没有脑梗死及神经功能损害的风险。牺牲其中之一尚且不可接受，如果都牺牲掉，一定会有非常显著的神经功能缺失。

关于血泡样动脉瘤的血管内治疗（如血流导向装置）文献越来越多。从理论上讲，血管内治疗不需要对血管进行过多的操作而更有吸引力。但是对于蛛网膜下腔出血而言，很多外科医生犹豫的是，血管内植入支架需要双抗血小板治疗（阿司匹林＋氯吡格雷），而增加脑室穿刺的并发症。另外血流导向支架并不是即刻就能达到闭塞动脉瘤，术后早期仍然存在再次出血的风险。不过，仍然有不少成功的血管内治疗病例的报道。还有一些采用了复合手术的技术，在外科包裹动脉瘤之后再进行支架治疗。所有处理血泡样动脉瘤的中心应当同时具有直接夹闭、搭桥和血管内治疗技术。

充分告知患者及家属治疗的各种风险，包括术中动脉瘤破裂、需要搭桥等。本例患者采取开颅手术治疗。

问题（Questions）

1. 本例患者在计划开颅手术过程中需要哪些思考和准备？

2. 如何为可能发生的术中破裂做好计划，一旦发生，如何处理？

【手术过程】

本例患者采取右侧翼点入路，同时保留好颞浅动脉。右侧颈部颈内动脉也提前显露，以备近端阻断。这种情况下，仅仅闭塞颈总动脉来牺牲载瘤动脉是不充分的，因为有颈外动脉的侧支循环。单独在颈部夹闭颈内动脉也不能完全阻断床突上段颈内动脉的血流，因为有来自眼动脉、筛前后动脉、颅底动脉分支的侧支循环仍足以充盈颈内动脉。

绝大多数颈内动脉血泡样动脉瘤应当考虑牺牲颈内动脉同时行高流量血管搭桥。但如前所述，在本例患者如此操作很可能会闭塞胚胎型后交通动脉，导致严重神经功能损害。

因此本例采取了聚四氟乙烯片（Gore-Tex）包裹术，同时部分夹闭颈内动脉。术中发生了破裂，临时夹闭后迅速控制，夹闭血泡区并用脑棉片夹闭予以加强。随后迅速进行了颞浅动脉 – 大脑中动脉搭桥。动脉瘤完全被夹闭，载瘤动脉轻度狭窄（图 2-4）。

一旦显露血泡样动脉瘤，很有必要做更充分的显露以保证随时控制近端载瘤动脉。对于紧邻颅底的动脉瘤，可能需要颈部颈内动脉的显露才能完成近端的控制。对床突上段颈内动脉的控制应该尽快完成，随后进行远端的控制，保留颞浅动脉以备血管搭桥，如果需要高流量搭桥，可以用大隐静脉或者桡动脉。

因为这种动脉瘤非常容易术中破裂，可能会牺牲载瘤动脉，在手术的早期阶段应当获得近端控制，在对血泡样动脉瘤进行最后的分离之前就准备好血管搭桥。临时阻断后就可以开始包裹。围绕病变部位的动脉周围放置一片 Gore-Tex 或者 Hemashield 颈动脉补片，用动脉瘤夹将其收紧后固定于原位。

治疗方案要点（Oral Boards Review—Management Pearls）

- 颈内动脉血泡样动脉瘤手术步骤如下。
  - ➤ 准备同侧颈部以备近端控制。
  - ➤ 准备大隐静脉或桡动脉作为搭桥的供体血管。
  - ➤ 输血准备。

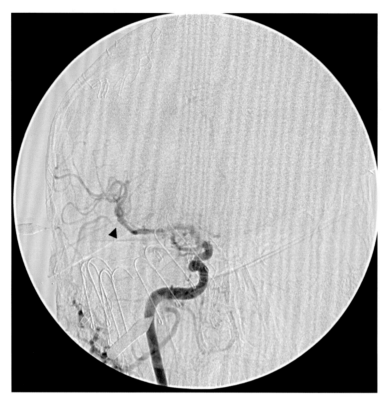

▲ 图 2-4　术中右侧颈总动脉造影图

图示夹闭后颈内动脉轻度狭窄，远端血管充盈良好，颞浅动脉 - 大脑中动脉搭桥清晰可见（箭头）

（经 Barrow Neurological Institute，Phoenix，Arizona 许可使用）

> 准备腺苷用于临时性心脏停搏，包括胸前放置电击垫。

> 准备几枚桶状动脉瘤夹和包裹材料（如 Gore-Tex）。

> 分离动脉瘤之前获得近端和远端控制。

> 术后早期行血管造影检查，因为与囊状动脉瘤相比，此类病变容易在夹闭术后进展。

关键点（Pivot Points）

● 如果本例患者不是胚胎型后交通动脉，还是有很大机会在血泡部位安全地牺牲颈内动脉，如此必须考虑血管搭桥。

● 如果前交通动脉非常粗大，也可以考虑牺牲颈内动脉。然而不论是侧支循环还是血管搭桥，都不足以完全代替颈内动脉提供的血流。如此患者就会面临很大的缺血性风险，因为血流减少加上随后的血管痉挛。

● 如果患者整体状况不适合开颅手术，那么强力推荐血管内治疗。

【术后管理】

必须对血泡样动脉瘤手术后的管理给予足够的重视。已经知道，相对于囊状动脉瘤，血泡样动脉瘤夹闭术后易于再次破裂。诱导性高血压，在囊状动脉瘤夹闭术后常常用于防治血管痉挛，而在血泡样动脉瘤夹闭手术后就要慎用。血泡样动脉瘤发生血管痉挛的风险与蛛网膜下腔出血的量成比例，这一点跟囊状动脉瘤相同。

术后复查血管造影要早于普通的囊状动脉瘤夹闭术后。而且在急性期过后必须进行长期的血管造影随访，因为已经观察到部分患者在数周到数月后的晚期动脉瘤进展。然而动脉瘤发生的病理过程似乎是自限性的，血管壁完好，没有见到进一步的发展（图 2-5）。

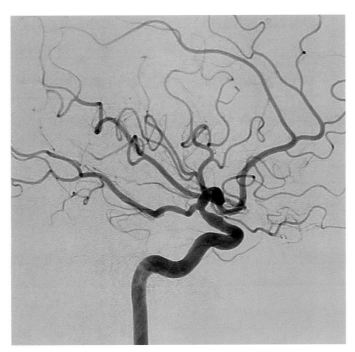

▲ 图 2-5 随访的颈内动脉侧位造影图
图示原血泡样动脉瘤部位血管轻度狭窄，没有进展
（经 Barrow Neurological Institute，Phoenix，Arizona 许可使用）

【并发症及处理】

血泡样动脉瘤手术最令人害怕的并发症是无法控制的术中破裂，因为所谓的"瘤顶"不过是薄弱的颈内动脉血管壁的一部分。早期的近端和远端控制可以将出血的影响降到最小。术者应当考虑夹闭重塑、牺牲颈动脉同时搭桥、血管内球囊临时阻断颈内动脉。

血泡样动脉瘤的血管痉挛具有特殊性，因为患者不得不依赖于受损的载瘤动脉或者依赖于牺牲载瘤动脉后进行搭桥的血管。而普通的蛛网膜下腔出血患者可以依赖的血管更多。

并发症处理要点（Oral Boards Review—Complications Pearls）

- 手术中为了处理动脉瘤破裂可能必须牺牲颈内动脉。
- 术后早期行血管造影检查，因为与囊状动脉瘤相比，此类病变容易在夹闭术后进展。
- 在怀疑是血泡样动脉瘤的近端和远端颈内动脉耐心分离，最后再分离动脉瘤，这样一旦发生术中破裂，可以迅速进行临时阻断。
- 告知患者和家属治疗的相关风险，包括需要血管搭桥的可能性。

【医学证据与预期结果】

血泡样动脉瘤可以取得良好的治疗效果。经过理想的治疗，血泡样动脉瘤的治疗效果可以和其他动脉瘤类接近。总体而言，血泡样动脉瘤患者预后更差。对于血泡样动脉瘤而言，要想达到理想的治疗效果，外科医生要具有处理各种动脉瘤的丰富经验。

致谢：感谢 Barrow 神经学研究所神经科学出版社工作人员在手稿整理方面的帮助。

拓展阅读

[1] Kalani MY, Albuquerque FC, Levitt M, Nakaji P, Spetzler RF, McDougall C. Pipeline embolization for definitive endoluminal reconstruction of blister-type carotid aneurysms after clip wrapping. *J Neurointerv Surg*. 2016;8(5):495–500.

[2] Kalani MY, Zabramski JM, Kim LJ, et al. Long-term follow-up of blister aneurysms of the internal carotid artery. *Neurosurgery*. 2013;73(6):1026–1033.

[3] Kung DK, Policeni BA, Capuano AW, et al. Risk of ventriculostomy-related hemorrhage in patients with acutely ruptured aneurysms treated using stent-assisted coiling. *J Neurosurg*. 2011;114(4):1021–1027.

[4] Nerva JD, Morton RP, Levitt MR, et al. Pipeline embolization device as primary treatment for blister aneurysms and iatrogenic pseudoaneurysms of the internal carotid artery. *J Neurointerv Surg*. 2015;7(3):210–216.

[5] Peschillo S, Cannizzaro D, Caporlingua A, Missori P. A systematic review and meta-analysis of treatment and outcome of blister-like aneurysms. *AJNR Am J Neuroradiol*. 2016;37(5):856–861.

[6] Rouchaud A, Brinjikji W, Cloft HJ, Kallmes DF. Endovascular treatment of ruptured blister-like aneurysms: A systematic review and meta-analysis with focus on deconstructive versus reconstructive and flow-diverter treatments. *AJNR Am J Neuroradiol*. 2015;36(12):2331–2339.

[7] Shah SS, Gersey ZC, Nuh M, Ghonim HT, Elhammady MS, Peterson EC. Microsurgical versus endovascular interventions for blood-blister aneurysms of the internal carotid artery: Systematic review of literature and meta-analysis on safety and efficacy. *J Neurosurg*. 2017;127(6):1361–1373.

伴或不伴动眼神经麻痹的后交通动脉动脉瘤

Posterior Communicating Artery Aneurysm Presenting with and without Third Nerve Palsy

Brian M. Corliss　Brian L. Hoh　著

段光明　译

【病例摘要】

患者，女，62 岁，表现为突发剧烈头痛、颈强直、复视。既往无头痛病史，有高血压病，就诊时血压升到 180/100mmHg，其余生命体征平稳。有吸烟史。体格检查：困倦、畏光，右侧瞳孔扩大，直接 / 间接对光反应消失，处于外展位，其余神经系统检查正常。在检查过程中开始呕吐，唤醒困难。随后转入卒中中心进一步紧急评估。

问题（Questions）

1. 最可能的诊断是什么？列出鉴别诊断。

2. 下一步如何处理？

3. 急诊科采取何种影像学进一步评估病情最合适？

【病情评估与计划】

对于突然出现的神经功能障碍，如果排除外伤所致，鉴别诊断应当包括脑血管疾病。自发性脑出血，蛛网膜下腔出血、缺血性卒中、血管畸形破裂等均可以造成突发性局灶性神经功能损害。此外，突发性神经功能障碍也由癫痫引起，其原因常见于肿瘤、脓肿、出血，或是低血糖、低钠血症等代谢异常，酒精中毒，苯二氮䓬类药物的停用。

动眼神经麻痹（oculomotor nerve palsy，ONP）的鉴别诊断更多。动眼神经核位于中脑被盖的背侧，其纤维从大脑脚发出。中脑穿支血管的缺血可造成动脉神经核或其纤维的梗死。通常情况下，由此导致的动眼神经麻痹常伴有对侧偏身肌紧张、震颤（Benedikt 综合征）或者偏瘫（Weber 综合征）。离开脑干之后，动眼神经走行在大脑后动脉与小脑上动脉之间的脚间池，至小脑幕缘的内侧进入海绵窦。其行程中任何部位有压迫均可造成动眼神经麻痹。其鉴别诊断应当包括幕上病变引起的小脑幕切迹疝，起源于颅底海绵窦附近的脑膜瘤、鞍区肿瘤、海绵窦内动脉瘤等占位性病变；海绵窦感染或血栓形成（如 Tolosa-Hunt 综合征）；眶尖淋巴瘤或创伤性血肿。然而上述病变一般导致多发脑神经损害（解剖上邻近）或其他定位体征。对于单独的无痛性动眼神经麻痹，应该立刻想到是未破裂后交通动脉（posterior communicating artery，PCOM）动脉瘤压迫所致。如果伴有剧烈头痛，必须排除蛛网膜下腔出血。首选的影像学检查应当包括头颅 CT 和 CT 血管成像，以评估蛛网膜下腔出血和动脉瘤。

疾病诊断要点（Oral Boards Review—Diagnostic Pearls）

- 头颅 CT 用于确认蛛网膜下腔出血，在确诊动脉瘤上 CT 血管成像优于磁共振血管成像（magnetic resonance angiography，MRA）。如果高度怀疑蛛网膜下腔出血（患者严重头痛、精神萎靡、动眼神经麻痹），而 CT 未见蛛网膜下腔出血，应进行腰穿确定有无蛛网膜下腔出血。
  - 正常的红/白细胞比值小于700∶1，取决于有无腰穿损伤，该比值增高或最后一管比第一管红细胞增多，都提示蛛网膜下腔出血。
  - 腰穿后脑脊液离心后上层黄变是蛛网膜下腔出血最敏感的试验。
- 在蛛网膜下腔出血的急性期，磁共振成像（magnetic resonance imaging，MRI）最敏感的序列是液体衰减反转恢复。因颅底骨质邻近基底脑池，出血急性期还有氧合血红蛋白，使得影像的敏感性下降，尽管该序列可以发现脑室内少量出血。急性期血液还会限制弥散，颅底骨质的伪影使得该序列敏感性下降。
- 在缺少其他神经功能障碍或者意识状态无改变的情况下，单独的动眼神经麻痹鉴别诊断如下。
  - 动脉瘤压迫动眼神经（无痛性，除非动脉瘤破裂）。
  - 糖尿病性单发性神经病（疼痛）。
  - 眶上裂或海绵窦病变（常伴有其他脑神经损害）。
- 动眼神经麻痹应当与 Horner 综合征和其他类型的上睑下垂区别。
  - Horner 综合征包括轻度眼睑下垂（而动眼神经麻痹是完全眼睑下垂）、瞳孔缩小（动眼神经麻痹是瞳孔扩大）、病变侧的半面无汗。伴有头痛的 Horner 综合征高度怀疑颈动脉夹层。

➤ 甲状腺疾病是眼外肌麻痹的最常见原因，包括眼睑下垂，并不伴有瞳孔的改变。重症肌无力以及 Lambert-Eaton 肌无力综合征并不涉及瞳孔。

➤ 不伴有眼外肌麻痹的瞳孔扩大与动脉瘤等占位性病变对于动眼神经的物理性压迫并无关联，然而颅内压增高可以导致这一现象。

【确定治疗方案】

任何动脉瘤的治疗均基于预防将来的破裂。只有在少数情况下才在治疗决策中考虑消除占位效应。对于破裂动脉瘤而言，动脉瘤再破裂无一例外地导致灾难性后果。未经治疗的破裂动脉瘤其早期再破裂风险为 10%～30%。因而在合理的情况下，建议尽可能早期治疗动脉瘤，一般在发病 24h 内，除非患者神经功能状态极差。

对于未破裂动脉瘤而言，尽管已经发表的自然史研究中尚有争议，然而在国际未破裂颅内动脉瘤研究（International Study on Unruptured Intracranial Aneurysms，ISUIA）中关于破裂风险已经广泛引用。对后循环动脉瘤，也包括 PCOM 动脉瘤，如无蛛网膜下腔出血病史，其 5 年累计破裂风险分别为 2.5%（动脉瘤＜ 7mm）、14.5%（动脉瘤 7～12mm）和 18.4%（动脉瘤 13～24mm）、50%（动脉瘤＞ 25mm）。在其他研究中，如日本未破裂动脉瘤研究，后交通动脉动脉瘤具有更高的破裂风险。体积比（动脉瘤最大径／载瘤动脉直径）与动脉瘤破裂风险相关，即使是较小的动脉瘤，体积比增大其破裂风险随之增加。动脉瘤家族史增加患病率，但是否增加其破裂风险尚存争议。在严重吸烟人群中，动脉瘤发病率增加 1.5～8 倍。动脉瘤形态异常，比如不规则、存在子囊，其出血风险增加。

决定采取治疗还是观察的关键是比较破裂的风险和治疗本身的风险。如果决定采取观察应当进行影像学随访，每次随访都要做上述风险的比较。

对于表现为动眼神经麻痹的 PCOM 动脉瘤，无论是否破裂，均应该紧急治疗。如此可以改善动眼神经受压，更重要是动眼神经麻痹的出现意味着动脉瘤快速增大，即将发生破裂。是否应该根据 PCOM 动脉瘤合并动眼神经麻痹与否选择不同治疗方法（显微外科夹闭／血管内栓塞）颇有争议，研究结果也有很大出入。大型 Meta 分析显示，无论夹闭还是栓塞，动眼神经麻痹恢复并无根本差异，夹闭技术仅仅在破裂 PCOM 动脉瘤中获益。迄今，关于这一问题，尚无前瞻性或随机试验。因而如何治疗动脉瘤导致的动眼神经麻痹因医生偏好而定。

问题（Questions）

1. 什么样的病史和体格检查提示动脉瘤破裂风险增加？

2. 在未破裂动脉瘤的管理上，保守观察发挥什么作用？

3. 动眼神经麻痹的存在如何影响对破裂或未破裂动脉瘤的处理？

【手术过程】

1. 显微外科夹闭

患者取仰卧位于标准手术床（床向动脉瘤一侧旋转 90°），动脉瘤同侧肩后垫高。如果计划在动脉瘤夹闭后行术中血管造影，需要使用透射线的 Mayfield 头架，否则用金属头架即可。患者头部向对侧旋转，轻度后仰，标准的翼点入路需要旋转和后仰各 20° 左右，切口起于耳屏前一横指的颧弓，弧形向上至中线止于发际以内。如果采用术中诱发电位，要放置神经监测导线。

切皮前给予预防性抗生素、甘露醇（0.5~1g/kg）、预防性抗癫痫药物。轻度的过度换气以利于脑组织松弛。头皮至颅骨进行锐性切开，然后在骨膜下分离，将颞肌和浅筋膜作为整体肌皮瓣向前牵开，目的在于避免损伤面神经的额支。尽可能地保留颞浅动脉，以备血管搭桥之需。

显露颅骨并牵开皮瓣，关键孔钻首个骨孔，也可以在颞骨鳞部钻第二个骨孔。如此在铣刀开颅时会更容易地跨过蝶骨嵴。如果没有铣刀，第二个骨孔更有必要。分离硬膜后翻开骨瓣。移除颅骨后使用 Leksell、Kerrison 咬骨钳、高速磨钻进一步向下切除剩余的蝶骨小翼，以利于显露颈内动脉（internal carotid artery，ICA）和相关的脑池。平行于骨窗内后缘弧形切开脑膜，向肌皮瓣的方向翻转硬膜。

对动脉瘤的显露从外侧裂的前方开始进行，使用手持式器械牵开脑组织，显露视交叉池、视神经，一般不必使用固定式牵开器。用蛛网膜刀切开视神经上方的蛛网膜，进一步释放脑脊液，向后外方分离显露颈内动脉交通段的上表面。如果用该方法不能显露大脑中动脉（middle cerebral artery，MCA）的近端，则需要进一步分离外侧裂的近端。对于破裂的 PCOM 动脉瘤，特别小心避免牵拉颞叶，因动脉瘤顶可能与钩回粘连，过度牵拉会导致术中的动脉瘤破裂。

当床突上段颈内动脉显露到大脑中动脉后，切开镰状韧带（视神经背侧的硬膜折叠）有助于扩大近端颈内动脉的显露，便于临时阻断。至此术者可以轻易地识别从前床突视神经下方进入术野直到分叉部的颈内动脉。如果床突上段颈内动脉较短，可能需要行前床突切除以利于放置临时阻断夹。同样，需要识别大脑中动脉和大脑前动脉 A_1 段，便于临时阻断和放置永久夹时进行保护。PCOM 可能难以直接看到，它起自颈内动脉的后壁，有时在动脉瘤与近端颈内动脉相结合的部位可见到一个小的凸起。不可分离 M_1 段大脑中动脉的上表面和 PCOM 本身，因其上发出有很多穿支血管进入额叶底面。

依据不同患者的解剖特点，可临时阻断 A_1、M_1、近端颈内动脉、脉络膜前动脉以及 PCOM。在大多数情况下，仅用一枚直夹就可完成夹闭，近端叶片紧靠着 PCOM 形成的小凸起，远端叶片位于脉络膜前动脉（anterior choroidal artery，AChA）与动脉瘤之间。如患者合并动脉瘤相关动眼神经麻痹，并不需要将动眼神经从动脉瘤顶完全游离，操作本身可能加重动眼神经麻痹。夹闭完成后用吲哚菁绿造影、显微血管超声等确认动脉瘤不再显影，而附近的血管分支显影良好。如果神经电生理监测的改变提示缺血性损害，必须调整夹闭位置。术中的经导管造影可以进一步证实动脉瘤完全夹闭而周围血管通畅。

动脉瘤夹闭后彻底止血，缝合硬膜，还纳颅骨，逐层缝合切口。对于未破裂动脉瘤或者分级较低的破裂动脉瘤，应该在手术室内清醒并立刻检查神经功能状态。出现偏瘫等局灶性神经功能损害，可能与脉络膜前动脉的缺血有关，如果能够早期咳嗽、言语，应该重新调整夹闭位置。

2. 血管内治疗

PCOM 动脉瘤的血管内治疗常需要采取气管插管全麻，尽管也可用监护麻醉，采用改良的 Seldinger 技术将 6Fr 血管鞘置入股总动脉，多用右侧。对于破裂的宽颈动脉瘤采用球囊辅助技术，可以避免弹簧圈突入载瘤动脉而不需要使用抗血小板药物。如果计划采用支架辅助技术，一般术前至少 5 天就要开始阿司匹林、氯吡格雷双抗治疗。建立血管通路后，给予全身肝素化，目标是维持活化凝血时间（activated clotting time，ACT）达 250～300s，或者患者基线 ACT 的 1.5～2 倍。术中定时检测 ACT，并据此在术中重复肝素化。有人在破裂动脉瘤术中仅仅在植入首个弹簧圈后才开始肝素化，尽可能减少动脉瘤破裂的机会。

首先用 4Fr 或 5Fr 导管进行诊断性全脑血管造影，治疗时更换更合适的导管。一般而言，6Fr 指引导管的内径至少在 0.07in，允许同时通过两根微导管。如果需要放置支架，或者用栓塞过程中球囊重塑以及术中破裂的止血，更是如此。对于异常弯曲的血管，可使用 6Fr 长鞘，以便于超选择进入颅内时提供足够的支撑力度。

诊断完成后，在保证安全的前提下，指引导管应该置于颈段载瘤动脉尽可能远的位置。如果计划采用支架或者球囊辅助技术，微导丝辅助下，将球囊导管或者支架导管越过动脉瘤颈。

虽然在绝大多数支架置入后，栓塞导管仍能通过支架网眼，但先将栓塞导管置入动脉瘤内再置入支架导管更为容易。如此在支架到位后（仍处于微导管内），将另外一个栓塞导管送入动脉瘤内。通过释放支架或充盈球囊，就可以将栓塞导管夹在动脉瘤内。还可以先栓塞而不释放支架或充盈球囊而仅仅保留在原位，实在不行才使用。

栓塞过程中间断在载瘤动脉造影，确认动脉瘤栓塞程度以及有无血栓形成和出血性并发症。在伴有胚胎型后交通动脉的 PCOM 动脉瘤，间断造影可以发现弹簧圈与 PCOM 的位置关系，防止 PCOM 闭塞。动脉瘤栓塞完毕，撤出微导管，再次血管造影了解有无远端血管栓塞等并发症，如无异常，拔除导管、动脉鞘，使用闭合装置或人工压迫动脉穿刺点。

治疗方案要点（Oral Boards Review—Management Pearls）

- 对颅内动脉瘤而言，观察也是一个重要的处理措施，以下影像学检查非常有用。
  - ➢ 采用相同的检查方法，常用 CT 血管成像，才能精确地进行比较。
  - ➢ 最初的随访间隔要短，随后逐渐延长。
  - ➢ 要有一个可靠的终止观察、开始治疗的触发机制（如果根本不考虑治疗就无须随访，尽管医生因自己不擅于治疗动脉瘤而开始考虑将患者转给别人）。
- 与外科夹闭相比，血管内治疗有效且短期内并发症发生率更低。然而动脉瘤栓塞疗效持久性不及夹闭，具有更高的复发倾向。使用支架辅助或者血流导向治疗疗效更为持久，但因需要双抗血小板，在破裂动脉瘤治疗中使用较少。
- 有证据表明，对于动脉瘤导致的动眼神经麻痹，在外科夹闭后比血管内治疗更容易恢复，不过数据质量不高。
- 戒烟和控制好高血压是重要而可控的减少动脉瘤增大和破裂的危险因素。
- 很多发生蛛网膜下腔出血的患者是多发性动脉瘤，根据出血的部位、动脉瘤形态、局灶性神经功能损害，确定破裂的动脉瘤并予以治疗。在破裂动脉瘤安全治疗后，提升血压也是安全的。

关键点（Pivot Points）

- 在对动脉瘤观察过程中，出现动脉瘤增大、形态改变、先兆性头痛、新的神经功能损害，均需要考虑启动治疗程序。
- 对于动脉瘤性蛛网膜下腔出血病情尚可挽救的患者而言，考虑再出血（如出现新的神经功能损害，或原有神经功能损害加重不能用脑积水解释，再发与首次发作类似的剧烈头

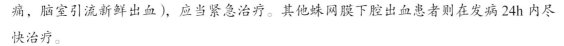

痛，脑室引流新鲜出血），应当紧急治疗。其他蛛网膜下腔出血患者则在发病 24h 内尽快治疗。

- 采取血管内还是开颅夹闭手术治疗动脉瘤基本上取决于医生的偏好。然而，如果存在明显占位效应的硬膜下血肿、脑内血肿，引起脑疝，必须紧急减压手术，同时做好夹闭动脉瘤的准备，尽管有时可以在不骚扰动脉瘤的前提下获得减压，也可以考虑术后血管内治疗。

【术后管理】

开颅夹闭的动脉瘤患者常需要在监护室内监护过夜。对于蛛网膜下腔出血患者，因为可能有迟发性脑缺血，监护时间一般更长。尽管采取包括提升血压等积极治疗，少数患者仍然会发生顽固性脑血管痉挛，可能从血管内治疗获益。

治疗后 6 个月影像学随访以评估动脉瘤有无早期复发，之后定期影像学随访。如果是开颅夹闭，因夹子在 MRI 上有伪影，常用 CT 血管成像或导管血管造影随访。如果是栓塞治疗，CT 上会有明显的金属伪影，因而多采用导管血管造影或 MRA。

【并发症及处理】

动脉瘤治疗的主要并发症包括缺血性卒中和动脉瘤的再破裂。不小心损伤、临时甚至永久性夹闭位于 PCOM 后方的脉络膜前动脉，会因内囊膝部和后肢、丘脑外侧膝状体的梗死而出现对侧偏瘫、偏身感觉障碍、偏盲。术中神经电生理监测有助于及早发现内囊的缺血性损害。术中吲哚菁绿造影、血管超声、导管血管造影都可以用来证实脉络膜前动脉的通畅。

无论开颅夹闭还是血管内治疗均涉及术中动脉瘤破裂的问题。一般而言，明智地使用临时阻断，获得对近端和远端血流的控制，能大大减少或避免这一并发症。如果在临时阻断前发生破裂，立刻改用大口径吸引器（手术一开始就准备好），才能使术野清晰。临时阻断可以让术野更为清晰，当然如果足够清晰，也可以不用临时阻断而直接永久性夹闭动脉瘤。需要注意的是，如此夹闭常常不可能完全闭塞动脉瘤，也能会误伤周围血管或动眼神经而导致术后动眼神经麻痹。如果是放置永久夹过程中发生破裂，在闭合夹子叶片后检查动脉瘤夹闭的位置。万一夹闭过程中动脉瘤从颈内动脉上撕脱，则夹闭动脉后行远端血管搭桥。在对动脉瘤进行任何尝试性夹闭之前，准备好交叉配血。

在血管内治疗过程中，避免术中破裂主要依靠将栓塞导管准确地置入瘤体的中间位置，避免弹簧圈从菲薄的动脉瘤壁上穿出。根据动脉瘤体的平均直径选择适当大小的弹簧圈，也有助于避免填塞时破裂。一旦发生出血，应该立刻静脉内应用鱼精蛋白中和肝素。如果有预先放置的球囊导管，跨越瘤颈充盈后可以临时阻断进入动脉瘤内的血流，继续完成栓塞。如果动脉瘤填塞完成后仍有出血，提示瘤颈或载瘤动脉损伤，必须闭塞载瘤动脉。

任何涉及硬膜内操作的手术均应用预防性抗癫痫药物。在动脉瘤夹闭手术，特别是破裂动脉瘤，术后癫痫明显增加不良预后。在破裂动脉瘤患者中，非痉挛性癫痫发生率非常高，对那些术后没有即刻恢复到术前状态而术后 CT/MRI 检查没有占位效应也没有卒中的患者，应行脑电监测。当然对于破裂动脉瘤而没有癫痫发作的患者应避免长期预防性使用抗癫痫药物。

对于蛛网膜下腔出血还有其他一些并发症，包括迟发性缺血性损害、脑积水、呼吸衰竭、心脏病、各种感染，深静脉血栓、肺栓塞等血栓栓塞性并发症（特别是使用过氨基己酸）。上述并发症的处理需要神经重症、神经外科、神经内科等多学科的紧密协作。

并发症处理要点（Oral Boards Review—Complications Pearls）

- 尽最大努力避免术中破裂，一旦发生，快速用吸引器配合棉片压迫常能控制出血，得以临时阻断载瘤动脉或者永久性夹闭动脉瘤。
- 在分离外侧裂过程中，特别是破裂动脉瘤，一定要小心避免对颞叶过度的牵拉，动脉瘤常与之粘连而撕裂。
- 在动脉瘤夹闭过程中，神经电生理监测（体感诱发电位、运动诱发电位）能够及时提示缺血性损害，监测数据一旦改变，应立即检查载瘤动脉、穿支血管，必要时调整动脉瘤夹。

【医学证据与预期结果】

对于未破裂动脉瘤，无论夹闭还是血管内治疗，效果均良好。ISUIA 数据显示，开颅夹闭动脉瘤 1 年的死亡及严重残疾（改良 Rankin 量表＞3）的整体风险为 10%，血管内治疗风险稍低。前循环动脉瘤的治疗风险比后循环动脉瘤更低。年龄较轻的小动脉瘤，治疗效果更好。美国国家住院患者数据库显示，对于未破裂动脉瘤而言，开颅夹闭可以令 70 岁以下的患者获益，而血管内治疗则可以令患者获益的年龄增至 81 岁。破裂动脉瘤的治疗结果与患者入院状态密切相关。来自国际动脉瘤性蛛网膜下腔出血研究的长期随访资料显示，开颅夹闭和血管内治疗效果接近，尽管短期内血管内治疗的死亡率更低。

拓展阅读

[1] Gaberel T, Borha A, di Palma C, Emery E. Clipping versus coiling in the management of posterior communicating artery aneurysms with third nerve palsy: A systematic review and metaanalysis. *World Neurosurg*. 2016;87:498–506.

[2] Lawson MF, Neal DW, Mocco J, Hoh BL. Rationale for treating unruptured intracranial aneurysms: Actuarial analysis of natural history risk versus treatment risk for coiling or clipping based on 14,050 patients in the National Inpatient Sample Database. *World Neurosurg*. 2013;79:472–478.

[3] Molyneux A, Kerr R, Stratton I, et al. for the ISAT Collaborative Group. International Subarachnoid Aneurysm Trial (ISAT) of neurosurgical clipping versus endovascular coiling in 2,143 patients with ruptured intracranial aneurysms: A randomized trial. *J Stroke Cerebrovasc Dis*. 2002;11(6):304–314.

[4] Morita A, Kirino T, Hashi K, et al. for the UCAS Japan Investigators. The natural course of unruptured cerebral aneurysms in a Japanese cohort. *N Engl J Med*. 2012;366(26):2474–2482.

[5] Wiebers DO, Whisnant JP, Huston J, et al. Unruptured intracranial aneurysms: Natural history, clinical outcome, and risks of surgical and endovascular treatment. *Lancet*. 2003;362(9378):103–110.

[6] Zheng F, Dong Y, Xia P, et al. Is clipping better than coiling in the treatment of patients with oculomotor nerve palsies induced by posterior communicating artery aneurysms? A systematic review and meta–analysis. *Clin Neurol Neurosurg*. 2017;153:20–26.

偶然发现的前交通动脉动脉瘤
Incidental Anterior Communicating Artery Aneurysm

Kurt Yaeger　J. Mocco　著

段光明　译

【病例摘要】

病例 A：患者，女，45 岁，症状是慢性头痛，既往体健。根据 MRI，放射科医生考虑头痛由异常的前交通动脉（anterior communicating artery，ACoA）引起。进一步的血管成像提示前交通动脉有一个 7mm 囊状动脉瘤。除了间歇性头痛，患者神经系统检查无阳性体征。家族史：有一妹妹于数年前死于卒中，具体情况不详。

病例 B：患者，男，68 岁，有冠状动脉粥样硬化性心脏病和高血压病史，几年前行冠状动脉支架植入术，目前仍每天服用阿司匹林。2 周前，患者因短暂昏迷被送到急诊室，发现了一个未破裂的前交通动脉动脉瘤，大小为 7mm。经静脉输液症状改善后出院，并按计划门诊随访。神经系统检查无异常。

问题（Questions）

1. 下一步检查是什么？

2. 什么时候检查合适？

3. 这些患者有哪些可选择的治疗方案？

4. 这些患者在接受治疗之前是否应该采取任何预防措施？

5. 这些患者是否有紧急治疗的指征？

【病情评估与计划】

全世界未破裂动脉瘤的患病率约为 3.2%。一般来说，动脉瘤形成的危险因素包括女性、年龄、家族史和吸烟史。动脉瘤破裂的危险因素包括动脉瘤大小（＞7～10mm）、位置（后循环）、动脉瘤破裂过、动脉瘤进行性变化、女性、高血压和吸烟状况。根据 2003 年发表的 ISUIA 研究，不同尺寸（＜7mm、7～12mm、13～24mm 和≥25mm）的前循环动脉瘤患者 5 年累计的破裂率分别为 0%、2.6%、14.5% 和 40%。

对于偶然发现未破裂前交通动脉动脉瘤，在决定治疗之前，必须充分了解它们的总体破裂风险。需要着重病史的采集，包括讨论可改变的风险因素。随后，应进行诊断性脑血管造影，以更好地量化动脉瘤的大小、位置和形态。只要不考虑已经破裂（如神经功能缺损或持续剧烈头痛），都可以择期进行造影。

疾病诊断要点（Oral Boards Review—Diagnostic Pearls）

- 不是所有的动脉瘤都会破裂。重要的是对偶然发现的未破裂前交通动脉瘤患者在治疗之前进行风险评估。高危因素包括大小≥7mm、既往破裂、进行性生长、女性、高血压和吸烟。
- 对于普通影像学检查提示前颅底或颈内动脉附近有占位的患者，应考虑动脉瘤的鉴别诊断，并行无创血管成像。
- 对于通过无创血管成像诊断新发动脉瘤的患者，强烈推荐诊断性脑血管造影，特别是对年轻患者或破裂风险高的患者。
- 诊断性血管造影用于量化动脉瘤的大小和形态，评估动脉瘤周围的血流，观察其近端和远端血管及穿支动脉的解剖关系。动脉瘤顶指向用来指导安全的治疗入路。
- 根据临床和影像学特征确定最终的治疗方式。

普通的影像学检查如 CT 或 MRI，难以发现未破裂的颅内动脉瘤。如果足够大，动脉瘤在 CT 上可能表现为轴外、低密度肿块或在 MRI 上的低信号流空影。如果高度怀疑动脉瘤，可以进行无创血管成像（CT 血管成像或 MRA）。这些检查往往能在前交通动脉区域发现动脉瘤样囊突出，并可以对大小和形态进行大致的评估。脑血管造影是诊断的金标准，因为它具有最高的成像质量，显示动态的血流。对考虑治疗、动脉瘤有变化或有破裂危险因素的患者，应考虑行脑血管造影。

当对前交通动脉动脉瘤患者进行诊断性脑血管造影时，必须记录几个具体数据，以帮助未来的治疗决策。

其一，从三个方面进行精确的动脉瘤测量，包括测量瘤颈宽度、最大直径和前交通动脉及双侧 A_1 和 A_2 段的直径。这些信息可用于评估血管内或显微外科治疗方式的可行性。计算瘤顶–

瘤颈比（最大宽度 ÷ 颈部宽度）或长宽比（最大高度 ÷ 颈部宽度），可以帮助判断动脉瘤是否可以弹簧圈栓塞（需或不需要球囊或支架辅助）或是否需要显微外科夹闭。

其二，通过三维重建确定动脉瘤形态，评估它是否具有高破裂风险的特征，如一个子囊或分叶状，评估远端 A_2 与 A_1 过渡段的解剖关系。确保动脉瘤顶没有来血管发出，更重要的是，确定夹闭还是弹簧圈栓塞最佳的解剖入路。动脉瘤顶的指向是重要的手术参考，例如，如果瘤顶指向右侧，外科医生可能会决定进行右侧开颅，而介入医生可能会从左侧大脑前动脉（anterior cerebral artery，ACA）进入动脉瘤腔。

其三，评估动脉瘤周围血管解剖关系，观察双侧大脑前动脉复合体：是否双侧都有 A_1 和 A_2？是否单一的大脑前动脉？确定重要的穿支动脉的可能位置（如双侧 Heubner 回返动脉和豆纹动脉）。获得对血管关系的全面理解对于夹闭和栓塞前交通动脉动脉瘤都是必不可少的。

随后，2 名患者均行诊断性脑血管造影。病例 A 的血管造影显示在前交通动脉中有一个 7mm 囊状动脉瘤（图 4-1），右 A_1 段优势，瘤顶指向前方。病例 B 的血管造影显示一个 7mm 囊状动脉瘤，主要由左 A_1 段供血（图 4-2），动脉瘤顶指向上方。

问题（Questions）

1. 在决定治疗方式时，要重点考虑哪些临床因素?

2. 在规划治疗方法时，要考虑哪些重要的解剖因素?

3. 如何把握治疗时机?

4. 低风险动脉瘤患者应如何管理?

【确定治疗方案】

对于前交通动脉瘤，有三种治疗的方法，即显微外科、血管内治疗和保守治疗。根据临床病史、影像学特征，并最终依据患者的意愿做出决策。虽然手术夹闭长期以来一直是标准的治疗方式，但血管内技术的发展引起了外科医生和介入医生之间关于不同治疗方法的有效性和安全性的争论。然而，从现有的已发表文献中可以得出几个结论。一般来说，长期随访结果显微外科手术动脉瘤闭塞率更高，但有较高的短期手术风险（围术期）。相反，血管内治疗手术风险较低，但与较高的不完全闭塞率和动脉瘤复发有关。这两种治疗方案的长期结果是接近。

鉴于手术风险和闭塞率之间的这种权衡，患者的临床病史是确定选择的关键。年轻、正常的患者可能倾向于治愈性更高的显微外科夹闭。老年患者或合并基础疾病不适合外科夹闭的患

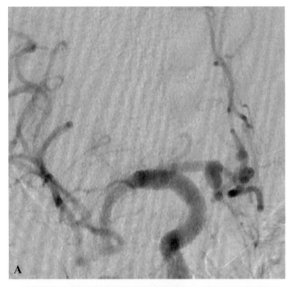
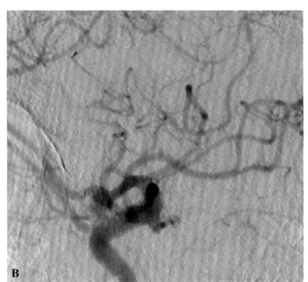
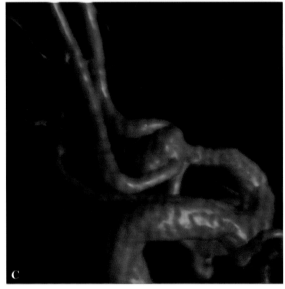

▲ 图 4-1　病例 A 血管造影图

病例 A，慢性头痛，无创血管成像上偶然发现有一个前交通动脉动脉瘤。患者随后进行了诊断性脑血管造影，正位（A）和侧位（B），显示一个 7mm 宽颈囊状动脉瘤，瘤顶凸向前。三维重建（C）显示动脉瘤与近端 A_1 和远端双侧 A_2 的关系

者，血管内栓塞可能是更为理想。

对于两种治疗方案都可行的患者，动脉瘤的解剖特征可能最终决定治疗策略，如一个窄颈的巨大前交通动脉瘤可以使用弹簧圈完全栓塞。然而，宽颈的小动脉瘤可能无法保证完全栓塞的情况下而弹簧圈不会脱出，外科夹闭可能是首选。最终需由手术外科医生或介入医生根据经验和技术难度做出这一决定。

最后，对于破裂风险较低的前交通动脉瘤患者，包括小型（＜ 7mm）和动脉瘤长期无变化的患者，保守治疗是合理的。在随后的脑血管造影上证实大小和形态稳定性后，每年或半年行无创血管成像（MRA）长期随访。

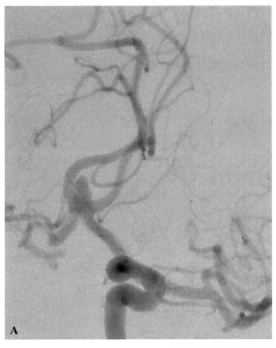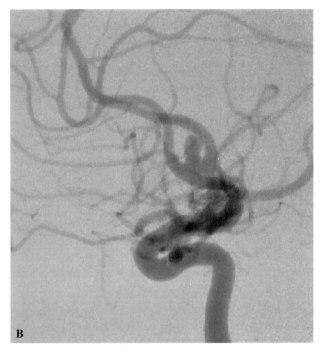

▲ 图 4-2　病例 B 因昏迷做检查发现有一个未破裂的前交通动脉动脉瘤
患者接受了诊断性脑血管造影，正位（A）和侧位（B）显示 6.9mm 宽颈动脉瘤，瘤顶指向上方

与做任何治疗决定一样，应告知患者所有治疗方案的风险、益处和替代方案。鉴于这些互斥的方案，患者的意愿对于确定最终治疗策略至关重要。短期（治疗）和长期（残余动脉瘤）风险之间存在平衡，由患者自行决定对这些风险的接受程度。

在对所有治疗方案进行了完整的讨论后，病例 A 决定接受显微外科动脉瘤夹闭手术，而病例 B 接受对其前交通动脉瘤进行血管内栓塞。

问题（Questions）

1. 为什么病例 A 更适合外科夹闭？

2. 为什么病例 B 更适合血管内栓塞？

3. 手术夹闭的风险有哪些？

4. 血管内栓塞的风险有哪些？

【手术过程】

1. 显微外科手术

患者进入手术室后行全身麻醉。夹闭前交通动脉瘤通常是采用翼点入路。因此，患者仰卧，头部旋转 15°～20°，后仰约 20°。这种体位使额叶离开颅前窝底，使外侧裂垂直，额叶和颞叶在手术解剖过程中随着重力而分离。神经电生理监测［体感诱发电位（somatosensory evoked potential，SSEP）、脑电图（electroencephalogram，EEG）和运动诱发电位（motor evoked potential，MEP）］可用于早期检测由于血管意外损害而引起的任何缺血变化。开颅术的侧别取决于优势侧的大脑前动脉。如果血管是对称的，右侧入路可以避免优势半球不必要的并发症，对惯用右手的外科医生来说也可能更容易。如果血管不对称，则应在优势血管侧进行开颅手术，以便进行近端控制，处理动脉瘤和保护重要的穿支。打开硬脑膜后，解剖外侧裂，并牵开额叶和颞叶，可以看见视神经 – 颈内动脉池。对双侧 A_1 和 A_2 进行充分解剖和游离，以确保术中动脉瘤破裂的情况对近端和远端血管控制。

然后，再将动脉瘤从周围的脑实质和正常的血管中解剖出来。检查动脉瘤周围所有血管，以防止误夹。值得注意的是，应小心识别 Heubner 回返动脉，它向同侧尾状头和内囊供血。闭塞可引起对侧偏瘫和感觉丧失，如果是优势半球还会导致运动性失语。根据动脉瘤的大小，选择适当的动脉瘤夹来夹闭动脉瘤颈部。再次检查是为了确保正常的血管不受夹子放置的影响。然后多普勒超声确认双侧 A_1 和 A_2 的血流。在多数情况下，吲哚菁绿荧光造影可以目视下确认动脉瘤闭塞和载瘤血管通畅情况。如有必要，可以使用其他技术，包括动脉搭桥、动脉瘤包裹和前交通动脉孤立术。动脉瘤夹闭后，术野完全止血，缝合硬脑膜，还纳骨瓣和缝合皮肤。如术中无严重并发症，患者应该在重症监护病房进行拔管和术后监测。

病例 A：进行了右侧改良小翼点入路开颅术，夹闭了前交通动脉瘤（图 4-3 和图 4-4）。手术并不复杂，术后恢复良好。

2. 血管内技术

患者进入导管室后行麻醉，麻醉的类型取决于术者的偏好。通常情况下，患者在全身麻醉下插管，以防止治疗期间的活动。然而，有些病例可以在局部麻醉和有监护的镇静下进行手术。同样，血管通道的选择是术者决定。一般血管通道以股动脉为主，桡动脉通道可用于主动脉弓弯曲的患者。

一旦血管通道建立，将大口径支撑导管放置到颈内动脉远端。先行血管造影是为了确定动脉瘤基本特征和最佳双平面工作位置，最好是清晰地显示动脉瘤颈近端和远端。选择能顺利地将微导管放置在动脉瘤内的一侧血管入路，通常选择优势侧 A_1。如果是宽颈动脉瘤或有瘤顶 – 瘤颈比不佳，可以用支架或球囊辅助，防止弹簧圈脱出动脉瘤。由于前交通动脉的解剖特点，该处动脉瘤通常有相对宽的颈部，并且经常需要球囊或支架辅助。然后小心地将微导管送入动脉瘤腔。将首个弹簧圈部分释放，如果必要，可以释放支架或球囊。随后，连续填入弹簧圈以

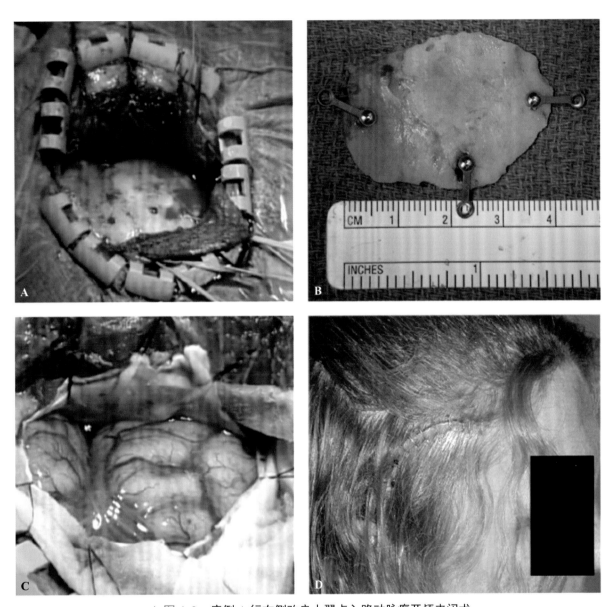

▲ 图 4-3　病例 A 行右侧改良小翼点入路动脉瘤开颅夹闭术

A 和 B. 对于这个手术，只需要一个小的皮肤切口和骨瓣；C. 去骨瓣并打开硬脑膜后显露和解剖外侧裂；D. 由此提供夹闭前交通动脉瘤所必需的空间，小切口带来了更快的恢复和改善美容效果

完全闭塞动脉瘤。第一个弹簧圈通常是一个大的 3D 成篮圈，以便随后较小的弹簧圈顺利到位。手术完成，进行最后的血管造影检查，以确认动脉瘤闭塞的程度，并排除远端血管闭塞或血管痉挛等并发症。撤出导管，闭合器或者手工压迫穿刺点。患者术后应在重症监护室进行监护。

病例 B：通过血管内治疗前交通动脉瘤。鉴于其宽颈，进行了支架辅助栓塞。术前、术后进行双抗血小板治疗。因为动脉瘤口的位置，导管是从左侧颈内动脉进入。支架从右侧 A_2 释放到左侧 A_1（图 4-5A）。栓塞弹簧圈连续释放到动脉瘤内。最后的血管造影提示动脉瘤 95% 闭塞

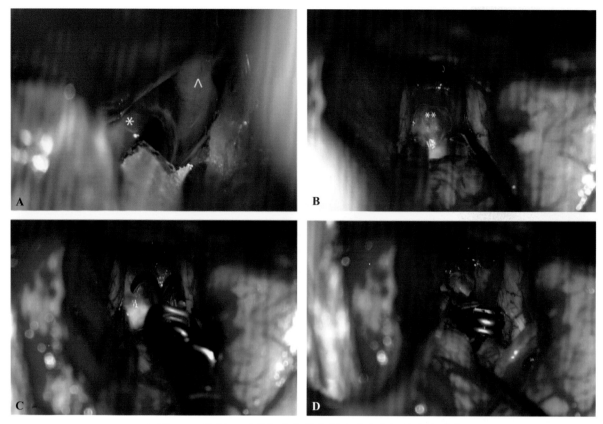

▲ 图 4-4　病例 A 手术入路和前交通动脉瘤夹闭的术中观察

A. 经改良的小翼点开颅术和外侧裂解剖后，必须确定视神经 – 颈动脉三角。同侧颈动脉用星号表示，视神经用插入符号表示。B. 显微镜下仔细的解剖显露前交通动脉瘤。C. 动脉瘤夹先放到位，确保没有穿支血管被夹闭。D. 夹闭后，对动脉瘤和毗邻血管的仔细检查确保不会被夹闭或压迫。随后，可以进行多普勒和吲哚菁绿造影，以确保侧支循环通畅

（图 4–5B 和 C）。术后恢复良好，病情稳定后出院。

> **治疗方案要点**（Oral Boards Review—Management Pearls）
>
> - 无论手术或血管内治疗，需要特别考虑前交通动脉瘤入路的侧别。根据术前影像以设计理想的夹闭角度或微导管的到达位置。评估逆向血流，以确定近端和远端控制方案。
> - 手术中，应用多模态神经电生理监测，以防止远端血管损害。获得基线 SSEP、EEG 和 MEP，以便在手术过程中进行比较。使用多普勒评估夹闭前后的侧支血流，直视下检查或荧光造影，确保没有累及正常血管。
> - 正确规划血管内治疗策略，包括是否需要球囊或支架辅助。考虑到前交通动脉瘤的宽颈，球囊和支架都可能是必需的。准备好所有可能使用的耗材。

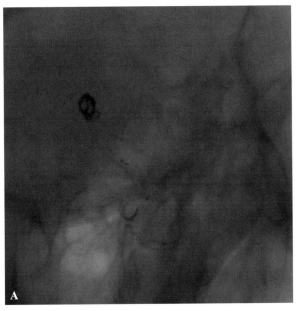

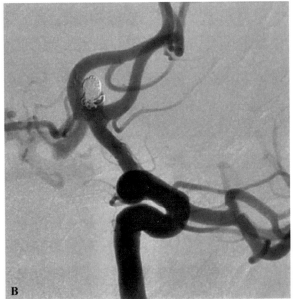

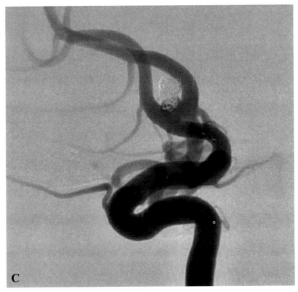

▲ 图 4-5　病例 B 接受了前交通动脉瘤的血管内治疗

考虑到宽颈，弹簧圈栓塞需要支架辅助。支架从右 A_2 释放到左 A_1（A）。栓塞后，正位（B）和侧位（C）血管造影显示 95% 动脉瘤闭塞

关键点（Pivot Points）

- 无论动脉瘤的大小、形态或患者的临床状况如何，如果患者在选择治疗之前发生动脉瘤破裂，则动脉瘤必须紧急处理。此外，如果有脑实质内血肿引起脑疝，患者必须进行紧急手术减压，并同时进行动脉瘤夹闭。

- 在血管内治疗过程中，如果没有治疗所必需的所有耗材（如球囊、支架等），患者必须考虑外科治疗。

- 即使前交通动脉瘤在解剖学上更适合夹闭，但是患者的基础疾病会增加显微外科治疗风险（如心血管问题、心脏支架正在抗血小板治疗或全身抗凝）的患者应首先考虑用血管内动脉瘤治疗。

【术后管理】

1. 显微外科手术

前交通动脉瘤开颅手术并不复杂，患者应在重症监护病房过夜。有人倾向于术后复查头部CT，以排除术后颅内血肿或小的亚临床脑梗死。可以考虑立即进行术后血管造影，但并非必需，特别是对于那些无神经系统并发症患者的简单手术。鉴于手术的时长和对患者的创伤，患者通常可在入院48～72h后出院。

2. 血管内技术

对于不复杂的动脉瘤栓塞，患者应在重症监护病房过夜。鉴于介入后已有血管造影，只要患者没有神经系统并发症，没有必要短期随访造影。考虑到手术的微创，患者通常在第二天出院。

3. 随访

所有患者术后2～4周随访，以评估神经功能和手术部位/血管穿刺部位。随后的诊断性血管造影通常等到手术后6～12个月。如果血管造影复查动脉瘤闭塞稳定，且不需要再治疗，则可采用无创血管成像进行进一步随访（手术夹闭情况下CT血管成像，血管内治疗情况下MRA）。有残余动脉瘤，可以选择进一步治疗。所有患者都应被告知有风险，以及告知如果遇到动脉瘤破裂的迹象或症状应立即就医。

【并发症及处理】

在回顾治疗前交通动脉瘤的可能并发症之前，必须考虑与这一血管相关的神经功能障碍。同侧颈内动脉或大脑中动脉的近端闭塞可引起偏瘫、偏身感觉丧失和优势侧受影响时的失语。Heubner回返动脉闭塞也会引起类似的综合征，尽管在影像学上病灶会出现很大的不同。大脑前动脉远端区域缺血可引起意志减退和单纯的下肢无力。鉴于双侧大脑前动脉靠近前交通动脉瘤，神经检查可能出现各种局灶性神经功能障碍。

1. 显微外科并发症

开颅手术的一般风险包括感染（从浅表皮肤到深部脑炎）和出血（术后颅内血肿）。这些并发症的处理完全取决于患者的临床状况。浅表感染可通过口服抗生素治愈，深部脓肿可能需要重新探查、冲洗、清创和长期静脉应用抗生素。如果患者无神经系统症状，仅轻微的全身感染迹象，在这种情况下试验应用抗生素是合理的。然而，随着任何神经系统症状的出现，强烈推荐手术探查。值得注意的是，在深部感染的情况下，血管可能是脆弱的，任何残留的动脉瘤都可能容易破裂。术后血肿的处理同样取决于患者的临床状况。观察适用于没有引起神经系统并发症也没有占位效应的小血肿。然而，症状出现恶化就应立刻重新行影像检查或紧急探查和减压。

在开颅手术夹闭前交通动脉瘤时，应考虑到特有的并发症。第一个也是最重要的并发症是术中动脉瘤破裂，破裂后首要任务是保持手术区域的干净。这可能非常困难，通常需要更换更粗的吸引器，并盐水冲洗。如果可能的话，填塞破裂部位的出血点，以便临时阻断载瘤动脉以获得近端和远端控制。对于前交通动脉瘤，可能累及双侧 A_1 和 A_2 节段、同侧 A_1 和 A_2 和对侧前交通动脉，或仅累及同侧 A_1 和 A_2，这取决于前交通动脉瘤位置。临时阻断载瘤动脉后，就可以夹闭动脉瘤，随后通过松开近端 A_1 段的夹子来测试夹闭是否理想。没有进一步出血，可以移除所有临时夹，并继续进行后续手术。然而，如果无法使用临时阻断，或在分离血管之前发生破裂，则应首先分离并和夹闭破裂部位，然后夹闭动脉瘤颈。

动脉瘤夹闭的另一种并发症是无意中夹闭正常的血管，可能是直接夹闭，也可能是夹子对动脉的压迫。通过术中监测（SSEP、EEG 和 MEP）或评估夹闭后多普勒信号或血管造影，可以防止缺血性并发症。在术中不易观察到小的穿支动脉的意外夹闭。

对于术后出现新发神经功能障碍的患者，应急查 CT，以排除压迫性血肿或水肿。CT 血管成像可以快速评估大血管和侧支的通畅性。脑血管造影能够确切评估大脑前动脉血管和穿支动脉是否通畅、被压迫或闭塞。此外，如果在血管造影上观察到血管问题，可以随即开始治疗，血管痉挛可以用血管成形术或动脉内注入钙通道阻滞药。血管血栓可以抽吸或用动脉内纤溶药物治疗。如果是动脉瘤夹限制了远端血流，则需要返回手术室进行重新调整。最后，如果在检查中没有发现异常，经验性的提升血压可能改善缺血区域的血液灌注。

2. 血管内治疗并发症

血管造影的一般风险包括穿刺部位并发症（深部血肿、组织间隙积血和浅表感染）、动脉夹层和闭塞。并发症管理取决于其对患者功能和神经系统的影响。对腹股沟小血肿和小股动脉夹层可以保守观察。然而，大的穿刺部位血肿，特别是持续出血到大腿或腹腔，可能需要纤维蛋白胶注射或覆膜支架放置在动脉破口处。颈部或脑动脉夹层不影响血流动力学的情况下可以用抗血小板治疗。然而，一旦影响血流或是症状性夹层可能需要放置支架。

介入治疗前交通动脉瘤的风险包括术中动脉瘤破裂、血管痉挛和远端血管闭塞。医源性动脉瘤破裂可能发生在导丝引导或弹簧圈填塞到动脉瘤过程中。在血管造影上，表现为对比剂从动脉瘤顶渗入蛛网膜下腔。在这种情况下，必须立即充盈球囊导管覆盖动脉瘤口，以防止大量的蛛网膜下腔出血。球囊封堵后，应迅速用弹簧圈栓塞动脉瘤破裂点。通过不断收放球囊并造影，反复对动脉瘤状态进行评估，以观察对比剂外渗。当确认封堵完全后，手术可以继续进行。然而，如果破裂点不能完全栓塞，可能需要考虑开颅动脉瘤夹闭，特别是对于蛛网膜下腔大量出血和有压迫性血肿的病例。

自发性血管痉挛通常发生在年轻的女性患者，并发生在导管频繁接触的区域。通常，这不需要干预，然而如果血管痉挛影响血流，则需要动脉内注射钙通道阻滞药；如果痉挛严重且药物不能缓解，可以考虑球囊扩张血管成形术。

在手术结束时常规进行血管造影，以排除血管灌注不足或血管闭塞。远端血管闭塞通常是由于导管、导丝或球囊周围的血液滞留所致。如果见到血栓，需要血管取栓再通。载瘤动脉闭塞可能是由弹簧圈 – 血管界面血栓形成或弹簧圈突出到载瘤动脉引起的。血栓形成可以通过进一步的肝素化或抗血小板药物如阿昔单抗或依替非巴肽来解决。弹簧圈对载瘤动脉的机械阻塞可能需要移除弹簧圈（如果尚未解脱）、球囊重塑或放置支架来解决。

并发症处理要点（Oral Boards Review—Complications Pearls）

- 重要的是要识别术后轻微的神经功能障碍，及时行影像学检查，鉴别出潜在、可逆性的神经功能障碍。对于前交通动脉瘤，不应忽视轻度精神状态改变或意志丧失。
- 并发症的种类取决于治疗方式的选择。手术总体风险率高于血管内治疗，但两者都可能产生灾难性后果。
- 精湛的外科技术对预防并发症是最重要的。

【医学证据与预期结果】

如文献所示，偶然发现的未破裂颅内动脉瘤进行有选择的治疗预后良好。一项关于偶然发现动脉瘤患者的 Meta 分析结果显示，用夹闭或弹簧圈治疗，观察到完全或接近完全闭塞率分别为 95% 和 82%；残疾率（改良 Rankin 量表 ≥ 3）分别为 8% 和 5%；死亡率同为 1%。然而，夹闭和栓塞的治疗结果没有显著性差异。在最新的随机对照试验中也观察到了类似的结果。

随着神经介入领域的发展，无论是在技术上还是在设备领域，动脉瘤治愈率都在持续提高。所有颅内动脉瘤患者都需要多种方法的治疗。因此，必须精通所有治疗方案，包括外科和血管内治疗，并认识到每一种方法的好处和局限性。

拓展阅读

[1] Brown RD Jr, Broderick JP. Unruptured intracranial aneurysms: Epidemiology, natural history, management options, and familial screening. *Lancet Neurol*. 2014;13(4):393–404.

[2] Cai W, Hu C, Gong J, Lan Q. Anterior communicating artery aneurysm morphology and the risk of rupture. *World Neurosurg*. 2018;109:119–126.

[3] Fang S, Brinjikji W, Murad MH, Kallmes DF, Cloft HJ, Lanzino G. Endovascular treatment of anterior communicating artery aneurysms: A systematic review and meta–analysis. *AJNR Am J Neuroradiol*. 2014;35(5):943–947.

[4] Hernesniemi J, Dashti R, Lehecka M, et al. Microneurosurgical management of anterior communicating artery aneurysms. *Surg Neurol*. 2008;70(1):8–29.

[5] O'Neill AH, Chandra RV, Lai LT. Safety and effectiveness of microsurgical clipping, endovascular coiling, and stent assisted coiling for unruptured anterior communicating artery aneurysms: A systematic analysis of observational studies. *J Neurointerv Surg*. 2017;9(8):761–765.

[6] Ruan C, Long H, Sun H, et al. Endovascular coiling vs. surgical clipping for unruptured intracranial aneurysm: A meta–analysis. *Br J Neurosurg*. 2015;29(4):485–492.

[7] Wiebers DO, Whisnant JP, Huston J 3rd, et al.; International Study of Unruptured Intracranial Aneurysms Investigators. Unruptured intracranial aneurysms: Natural history, clinical outcome, and risks of surgical and endovascular treatment. *Lancet*. 2003;362(9378):103–110.

破裂的前交通动脉动脉瘤
Ruptured Anterior Communicating Artery Aneurysm

E. Sander Connolly Jr.　　Sean D. Lavine　　Grace K. Mandigo

Dorothea Altschul　　Ahsan Satar　　Robert A. Solomon　　Philip M. Meyers　**著**

段光明　**译**

【病例摘要】

患者，女，58 岁，右利手，症状为剧烈头痛伴昏睡和意识障碍，既往高血压、2 型糖尿病和胃肠道憩室，伴反复发作下消化道出血且常需要输血治疗。脑神经、躯体运动、感觉检查正常，但嗜睡和只能自我定位。患者做过 CT 平扫后立即进行了 CT 血管成像检查。CT（图 5-1A）显示 Fisher 4 级蛛网膜下腔出血，CT 血管成像显示大小约 2.5mm 的前交通动脉瘤指向上方对着血肿腔，主要累及左侧大脑前动脉 A_1 段（图 5-1B 至 D）。

问题（Questions）

1. 脑动脉瘤破裂的临床症状有哪些？

2. 动脉瘤破裂伴蛛网膜下腔出血急性期，什么时候做 CT 血管成像最合适？

3. 经导管数字减影血管造影（digital subtraction catheter angiography，DSA）有哪些额外的优势？

【病情评估与计划】

由于动脉瘤的体积较小且患者有胃肠道出血病史（如果需要支架的话，是长期抗血小板的相对禁忌证），该动脉瘤最好通过显微外科夹闭方法治疗。较小的动脉瘤，尤其是在破裂的情况下，会增加血管内治疗的风险。即使是超软弹簧圈，允许的填塞空间也很小，不利的瘤顶 – 瘤颈比常造成较高的术中破裂率和较低的完全闭塞率，后者需要支架辅助下重新治疗。在这种

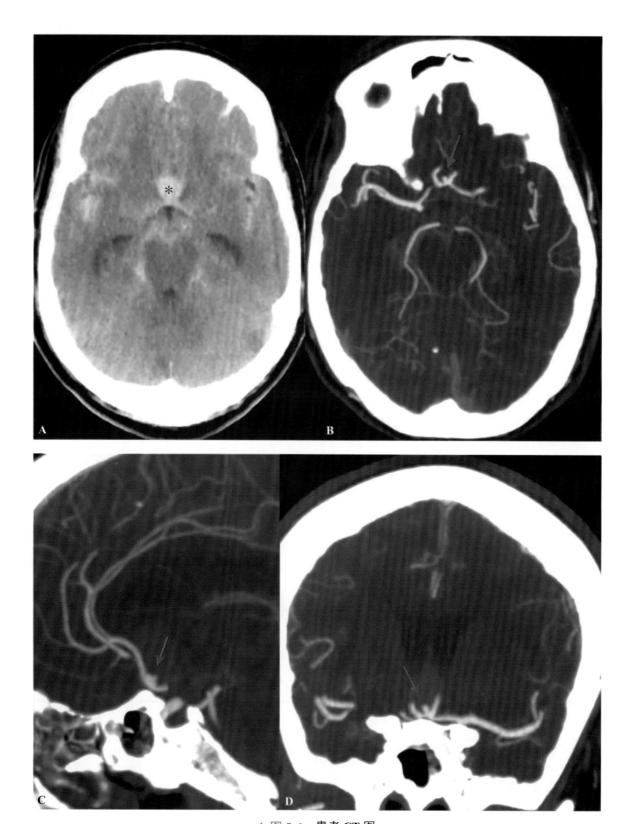

▲ 图 5-1　患者 CT 图

A. 头部 CT 平扫显示弥漫性蛛网膜下腔出血，纵裂（＊）处有局灶性血凝块，位于 ACoA 复合体上方。B 至 D. CT 血管成像图，显示 2.5mm 的前交通动脉瘤，向右侧突出，伴有早期轻度脑积水（箭）。B. 轴向；C. 放大的矢状面；D. 冠状面

情况下，鉴于胃肠道反复出血的病史，使用支架将成为问题。从技术角度看，开颅夹闭是合理的治疗方案，因此决定在没有 DSA 造影的情况下送入手术室准备夹闭手术。虽然人们普遍认为 CT 血管成像的敏感性低于 DSA（金标准），但也普遍认为当 CT 血管成像质量高且动脉瘤与血肿腔相关时，单纯做 CT 血管成像也是合理的。

问题（Questions）

1. 通常从哪一侧处理破裂的前交通动脉瘤，为什么？

2. 不同类型的颅前窝开颅术适用哪种类型的前交通动脉瘤？

疾病诊断要点（Oral Boards Review—Diagnostic Pearls）

- 手术前应详细询问病史，包括患者能否耐受腺苷引起的心脏停搏，以及患者在手术前是否服用抗凝、抗血小板药物，如阿司匹林或非甾体抗炎药物。

- 在手术之前，必须及时评估脑室系统（脑积水）和颅内血管的形态（CT 血管成像或 DSA）。

【确定治疗方案】

破裂动脉瘤有很高的再出血风险，因此需要紧急治疗。目前，破裂前交通动脉瘤的治疗方法有显微手术夹闭，血管内栓塞或放支架，或两者结合。通常开颅夹闭手术能可靠地闭塞动脉瘤，其卒中及死亡风险相对较高，但每个外科医生和每个研究中心的经验并不相同。通过清除血肿降低颅内压，也是显微手术的优势。血管内治疗也有许多优势，特别是当显微手术有风险时，比如指向后上的大型前交通动脉瘤，一般状况不佳的老年患者和破裂的血泡样动脉瘤，这些情况下显微手术夹闭术中发生破裂的风险更高。

问题（Questions）

1. 哪种前交通动脉瘤显微手术夹闭最困难？

2. 与血管内栓塞相比，显微手术夹闭破裂前交通动脉瘤有什么优势？

3. 什么时候夹闭最有可能导致载瘤动脉灾难性的破裂？

【手术过程】

取左侧翼点入路进行额部开颅手术来夹闭动脉瘤。采用改良的翼点入路，不用切除蝶骨翼，显露但不切除颞肌，更利于美容并减少术后疼痛。改良翼点适合小的动脉瘤，处理病变时不需要颞侧的空间。伴蛛网膜下腔出血患者使用这种入路，脑脊液（cerebrospinal fluid，CSF）引流是关键，因为无牵拉情况下分离脑池和脑裂会非常困难。有些人主张通过眉弓切口入路，但我们更倾向于使用标准切口，在深筋膜下显露颞肌，就像在眶颧入路开颅手术中所做的那样，有两个原因。第一，它保护面神经的额支，并保持切口在发际线内，如果以保留头发的方式进行将更加美观。第二，如果脑肿胀比较严重，较大的切口允许扩大开颅。

患者仰卧位，头部后仰，在重力作用下脑组织与颅底离开，头钉固定。为引流脑脊液和脑松弛，术前放置腰大池引流或脑室外引流术，可以使用体感和运动诱发电位等神经监测。

牵开皮瓣切口。开颅手术时要避免累及左额窦，可以使用神经导航来确定，或者在窦比较小的情况下简单评估。打开颅骨后，C 形剪开硬脑膜，向下反折，用 4-0 丝线缝合固定。在手术显微镜下，向外侧牵开额叶，以获得外侧裂的视野。使用蛛网膜刀和显微剪刀松解额叶并释放脑脊液。随着分离的深入，识别颈内动脉和 A_1 段，并准备临时夹闭。识别嗅神经和视神经，切除直回以完整显露 A_1 段，保护 Heubner 回返动脉。一旦发现同侧 $A_1 \sim A_2$ 交界处，用蛛网膜刀打开纵裂最下方的前部，并切除直回。然后，识别对侧 A_1 与动脉瘤颈的近端。对侧 A_1 也要准备临时夹闭。如果有大量脑实质或蛛网膜下腔血肿，应该在不触及动脉瘤顶的情况下清除血肿，直到显露出对侧 A_2。由于已经显露了双侧的 A_1 和 A_2，并保护同侧 Heubner 回返动脉，下面显露双侧 A_2 与前交通动脉连接的平面。在夹闭动脉瘤之前必须将同侧 A_2 近端与动脉瘤完全分离。

这个病例，小动脉瘤的瘤颈累及前交通动脉的 2/3 和左侧 A_2 近端。使用 2 个开窗动脉瘤夹越过同侧 A_2 夹闭动脉瘤。重要的是，要确保这两个动脉瘤夹的后方叶片位于对侧 A_2（走向后方）的前方。多普勒超声用于证实载瘤动脉和侧支血管通畅，术中吲哚菁绿血管造影或 DSA 可用于进一步确认夹闭情况（图 5-2）。然后关颅，患者转移到重症监护病房进行进一步的治疗。

治疗方案要点（Oral Boards Review—Management Pearls）

- 熟悉解剖对于手术计划是很重要的。
  - ➤ 大多数前交通动脉瘤可以通过标准翼点开颅术处理，如果开颅范围足够且患者的头后仰，这种入路可以在或无牵拉或轻微牵拉的情况下显露术区，特别是使用腰大池或脑

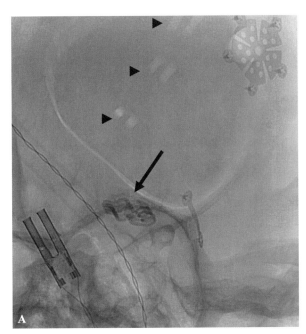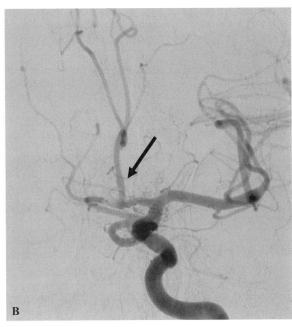

▲ 图 5-2　患者术中造影图

A. 术中左颈内动脉造影显示额叶开颅和两个开窗动脉瘤夹（箭）；注意骨瓣上的三对切口，用于悬吊筋膜下的颞肌（箭头）。B. 数字减影血管造影显示在同侧 A_2 中无动脉瘤残留，同侧 A_2 血管通畅（箭）

室引流并切除直回后。

➢ 小动脉瘤也可以通过小的额部开颅术处理，但蛛网膜下腔出血后的脑水肿会限制其显露。

➢ 位置很高的动脉瘤更适用从低到高的入路，如可以通过去除眶缘实现。

● 宽颈前交通动脉瘤往往需要开窗夹来夹闭，以避免动脉瘤复发和载瘤动脉受损。

关键点（Pivot Points）

● 如果动脉瘤体积较大，指向上方，则应考虑血管内栓塞。

● 破裂的前交通动脉瘤一般从 A_1 优势的一侧处理，以便早期近端控制。在双侧 A_1 相等的情况下，大多数惯用右手的外科医生更喜欢右侧入路。

● 如果有大的脑实质血肿，建议更长疗程的抗癫痫药物。

【术后管理】

动脉瘤破裂伴蛛网膜下腔出血的术后管理相当复杂，文献中多有论及。简单地说，重症监护病房观察 10～14 天，仔细监测血管痉挛、脑积水和电解质紊乱情况。

【并发症及处理】

1. 术中并发症及处理

最常见且需要极力避免的并发症包括牵拉损伤、动脉瘤过早破裂（在解剖瘤颈或放置夹子时）、动脉瘤夹引起的血管损伤、硬膜下或硬膜外血肿，以及颅内压管理不善。最好通过灵活移动固定拉钩或尽可能避免使用来避免牵拉损伤。牵开器应该在通过降颅压、脑脊液引流、麻醉等措施后使用，并且尽可能频繁地更换移动。放置牵开器时避免直接压迫皮质血管（动脉和静脉），并避免这些血管的牵拉或弯折。动脉瘤过早破裂发生在麻醉诱导与动脉瘤最终显露之前，可能是血压意外升高或移动脑组织的结果，从而扰乱了不稳定的动脉瘤血栓。如果发生动脉瘤过早破裂，则增加麻醉深度并应用神经保护药，然后从近端血管控制，有时也需要远端血管控制，这有助于识别出血部位，并通常可以在确切夹闭之前进行填塞。一般来说，应该避免在血泊中盲目夹闭，除非在最极端的情况下，因为这可能导致无法修复的血管损伤。也可以使用腺苷诱发心脏停搏，但这通常适用于动脉瘤完整而近端控制或抽吸减压非常困难的情况下。在解剖瘤颈或放置动脉瘤夹过程中，避免动脉瘤破裂的最好方法就是避开破口（如果有明显破口），充分松解粘连的组织包括小的不重要的动脉，如果可能完全松解动脉瘤顶。

当剥离粘连的血管时，为保护血管，通常可以暂时阻断近端血流，可以多次短时间内进行阻断和再通相交替，也可以在神经监测和神经保护下进行较长时间阻断。术中出现瘤顶破裂时，可以部分夹闭动脉瘤、填塞、孤立后完全夹闭动脉瘤。如果瘤颈部被撕裂，可以将棉片、Gore-Tex补片或肌肉放置在夹子中，以加固破裂区域。如果破裂发生在无法完全显露的血管盲区，处理就要困难得多。因此，显露动脉瘤的盲侧应该是解剖的最后一步，并且应该非常小心和耐心地进行。血管损伤常由于过度夹闭动脉瘤引起，还有血管病理改变，如动脉粥样硬化、钙化或血栓，或血管结构扭曲及忽视了分支血管。仔细检查术前影像，以及结合多普勒超声、吲哚菁绿和DSA有助于识别、避免损伤，必要时重新调整动脉瘤夹。只有在很少的情况下才需要血管搭桥来重建动脉瘤累及的远端分支血运。硬膜下和硬膜外血肿通过娴熟的解剖技术可以避免发生，包括悬吊硬脑膜和避免损伤引流静脉。有时候围术期处理和术中即使扩大开颅未能充分控制颅内压。在这些情况下，最明智的做法可能是先暂停夹闭，再次探查或者选择血管内治疗，或在重症监护病房再治疗几天同时可以应用抗纤溶药。

2. 术后并发症及管理

最常见的开颅夹闭术后并发症是伤口感染、硬膜下积液、脑脊液漏、深静脉血栓形成或肺栓塞、癫痫发作和颅内积气。最好通过细心的手术操作和围术期适当使用抗生素来避免伤口感染。当这些确实发生时，大多数可以在不丢弃骨瓣的情况下进行处理。蛛网膜下腔出血常伴随不同程度的交通性脑积水，至少是暂时的，脑脊液进入硬膜下并不少见。如此造成术后早期脑室扩大和硬膜下腔的受压，短期使用激素或有帮助，最终可能需要硬膜下或脑室分流。预防脑脊液漏最好是避免进入额窦（如果有就需要做额窦的廓清术），骨蜡密封和水密性缝合硬脑膜；此外硬膜外使用人工硬脑膜和用羟基磷灰石密封骨缝、骨孔也可能有用。当出现脑脊液漏时，再次锁边缝合切口和脑脊液引流（如腰大池引流）就能治愈，但无论是否重新缝合硬膜，都可能需要长期的脑脊液分流。预防深静脉血栓可以使用弹力袜，早期活动，早期皮下注射小剂量肝素。预防癫痫最好是手术中避免损伤脑组织及围术期使用抗癫痫药（尽管有争议）。为防止脑脊液过度引流和颅内积气，最好是避免同时进行腰大池引流和终板造瘘。如果出现，可以采用头底脚高的体位（Trendelenburg 体位）和面罩吸 100% 氧来治疗，很少需要硬膜外注血治疗（blood patch）。

并发症处理要点（Oral Boards Review—Complications Pearls）

- 为避免术中破裂，最好是在临时阻断近端的情况下完全显露动脉瘤。如果破裂应吸净术野血液并准确填塞出血点，临时夹闭载瘤动脉再妥善夹闭动脉瘤。
- 腰大池引流和终板造瘘可引起低颅压，最好采用头低足高位处理。

【医学证据与预期结果】

对于许多破裂和未破裂的前交通动脉瘤，显微手术夹闭通常是一线治疗方案。几个随机对照试验的证据表明，显微夹闭手术有夹闭牢靠和复发率低的优势，而缺点是短期致残率较高，治疗的结果取决于不同的中心和外科医生。

拓展阅读

[1] Chiappini A, Marchi F, Reinert M, Robert T. Supraorbital approach through eyebrow skin incision for aneurysm clipping: How I do it. *Acta Neurochir (Wien)*. 2018;160(6):1155–1158. PubMed PMID:29654409.

[2] Connolly ES Jr, Kader AA, Frazzini VI, Winfree CJ, Solomon RA. The safety of intraoperative lumbar subarachnoid drainage for acutely ruptured intracranial aneurysm: Technical note. *Surg Neurol*. 1997;48(4):338–344. PubMed PMID:9315129.

[3] Lindgren A, Vergouwen MD, van der Schaaf I, et al. Endovascular coiling versus neurosurgical clipping for people

with aneurysmal subarachnoid haemorrhage. *Cochrane Database Syst Rev*. 2018;2018(8):CD003085. PubMed PMID:30110521.

[4] Molyneux A, Kerr R, Stratton I, et al. International Subarachnoid Aneurysm Trial (ISAT) of neurosurgical clipping versus endovascular coiling in 2143 patients with ruptured intracranial aneurysms: A randomised trial. *Lancet*. 2002;360(9342):1267–1274. PubMed PMID:12414200.

[5] Naidech AM, Janjua N, Kreiter KT, et al. Predictors and impact of aneurysm rebleeding after subarachnoid hemorrhage. *Arch Neurol*. 2005;62(3):410–416. PubMed PMID:15767506.

[6] Raper DM, Starke RM, Komotar RJ, Allan R, Connolly ES Jr. Seizures after aneurysmal subarachnoid hemorrhage: A systematic review of outcomes. *World Neurosurg*. 2013;79(5–6):682–690. PubMed PMID:23022642.

[7] Spetzler RF, Zabramski JM, McDougall CG, et al. Analysis of saccular aneurysms in the Barrow Ruptured Aneurysm Trial. *J Neurosurg*. 2018;128(1):120–125. PubMed PMID:28298031.

[8] Washington CW, Zipfel GJ, Chicoine MR, et al. Comparing indocyanine green videoangiography to the gold standard of intraoperative digital subtraction angiography used in aneurysm surgery. *J Neurosurg*. 2013;118(2):420–427. PubMed PMID:23157184.

[9] Zacharia BE, Bruce SS, Carpenter AM, et al. Variability in outcome after elective cerebral aneurysm repair in high–volume academic medical centers. *Stroke*. 2014;45(5):1447–1452. PubMed PMID:24668204.

大脑中动脉瘤破裂并脑内血肿

Ruptured Middle Cerebral Artery Aneurysm Presenting with Hematoma

Joseph M. Zabramski **著**

张长远 **译**

【病例摘要】

患者，女，58 岁，因昏睡被带到急诊科。同伴叙述其在大约 1 周前突然出现剧烈头痛，但没有就医。在接下来的 7 天里，患者一直诉说头痛和颈部疼痛，在到达急诊科不久，病情突然恶化。再次神经系统检查时，格拉斯哥昏迷评分（Glasgow coma scale，GCS）为 8（E_2，M_5，V_1）。

问题（Questions）

1. 鉴别诊断是什么？
2. 患者病情突然恶化的最可能原因是什么？
3. 最需要处理的问题是什么？
4. 最合适的影像学检查是什么？

【病情评估与计划】

患者病史和 CT 检查最符合动脉瘤性蛛网膜下腔出血。就诊前 1 周突然出现剧烈头痛，继之持续性头痛、颈部疼痛和畏光，符合典型的蛛网膜下腔出血头痛。患者到来不久病情突然恶化很可能是动脉瘤再出血引起的。

患者病情恶化后最关键的治疗是气道管理，以确保充分的氧合。虽然气道安全很重要，但应在充分镇静和镇痛的情况下进行气管插管，以避免高血压和增加再出血的风险。对这些患者的管理，静脉注射丙泊酚是一个很好的选择。

气管插管后，立即进行了头部 CT 检查（图 6-1）。CT 显示急性蛛网膜下腔出血，与动脉瘤破裂一致。血液的分布强烈提示左侧大脑中动脉动脉瘤破裂。此外，CT 显示在第三、第四

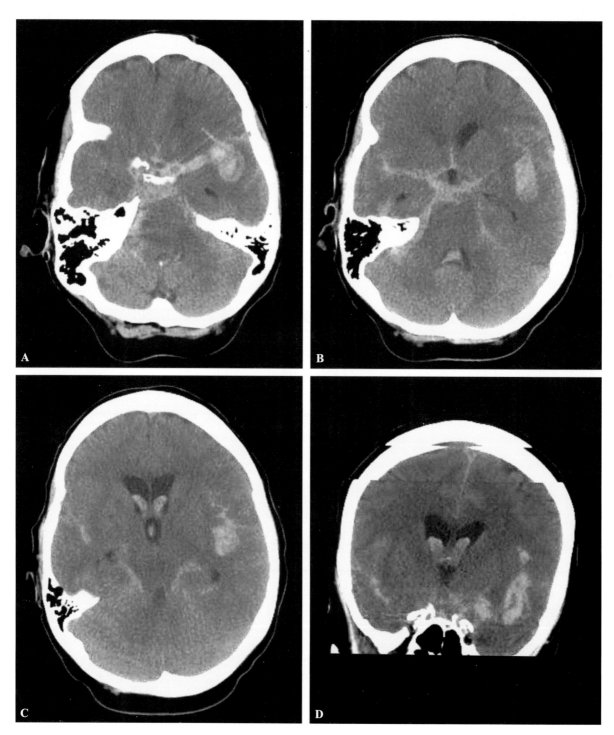

▲ 图 6-1　头部 CT 平扫图像

轴位（A 至 C）和冠状位（D）显示在左侧颞叶和外侧裂有改良 Fisher 分级为 4 级的大面积蛛网膜下腔出血，同时有弥漫性脑室内出血。该类型与左侧大脑中动脉动脉瘤破裂最为一致（经 Barrow Neurological Institute，Phoenix，Arizona 许可使用）

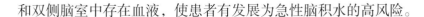
和双侧脑室中存在血液，使患者有发展为急性脑积水的高风险。

在进一步评估之前，应该将患者转至重症监护室完成紧急脑室外引流（external ventricular drain，EVD）。如果重症监护室不能立即提供床位，可以在急诊科完成脑室外引流。再次强调，处置应该包括适当的镇静，任何操作或评估均应注意避免高血压。进一步的诊断包括脑血管造影，以明确出血原因及制订合适的治疗计划。

至于是用 DSA 还是 CT 血管成像，在不同的单位有不同的选择。CT 血管成像的优势在于几乎所有的区域治疗中心都随时可用。除非是血管内治疗团队能立即完成造影，否则应该优先使用 CT 血管成像。

多个探测器的螺旋 CT 血管成像扫描可以达到亚毫米级的层厚，完成多平面重建和 3D 立体重建（图 6-2）一些研究者已经证明，当前多探测器 CT 扫描的空间分辨率对于诊断大于 4mm 的动脉瘤的敏感度可以接近 100%。但是，对于 3mm 或更小的动脉瘤，DSA 具有更高的分辨率。DSA 适用于所有 CT 血管成像阴性的非创伤性蛛网膜下腔出血患者。

脑室外引流完成后，患者立即行 CT 血管成像进行血管造影评估（图 6-2）。

问题（Questions）

1. 本病例临床和放射学发现如何影响治疗选择？

2. 介入治疗最合适的时机是什么？

疾病诊断要点（Oral Boards Review—Diagnostic Pearls）

- 突然出现的剧烈头痛和颈部疼痛，通常被患者描述为"有生以来最严重的头痛"，这个病史几乎就可以诊断蛛网膜下腔出血。

  ➤ 前哨性头痛：典型出血前 4 周内突然出现一时的剧烈头痛，常被患者忽视或被医生误诊，称为前哨性头痛。有报道，高达 50% 的患者在典型出血前诉前哨性头痛，但最近的大多数研究发现前哨性头痛的发生率为 20%～30%。一些证据提示有前哨性头痛史的患者再出血的风险增加，这支持对其处理时要更加紧急一些。

- 确定蛛网膜下腔出血的初步诊断性检查选择是头部 CT 平扫。在出现症状 24h 之内进行 CT 扫描，发现蛛网膜下腔血液的敏感度为 90%～100%。症状出现 5 天后，CT 的敏感度降至约 85%，1 周时降至约 50%。

  ➤ 如果患者病史提示可能有蛛网膜下腔出血而 CT 检查阴性，就应当做腰椎穿刺。有血

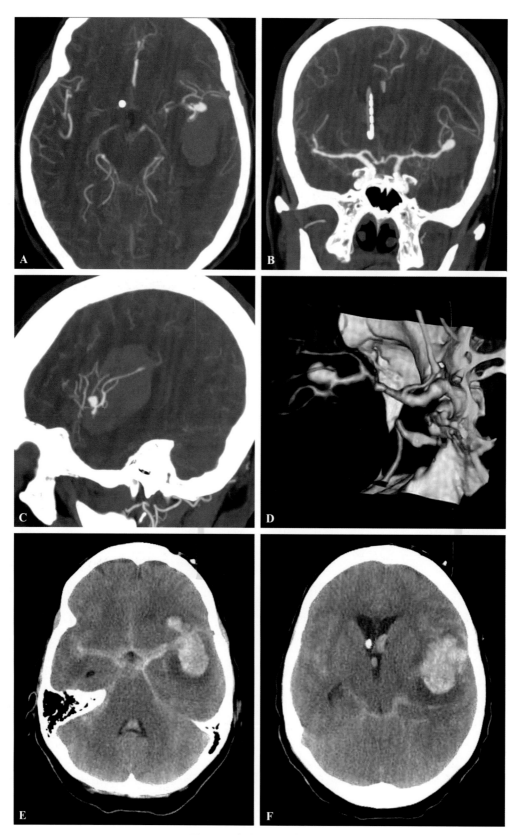

▲ 图 6-2　患者 CT 血管成像图

轴位（A）、冠状位（B）和矢状位（C）CT 血管成像显示左侧大脑中动脉分叉部动脉瘤；动脉瘤 3D 重建（D）显示宽颈；与图 6-1A 至 C 相比，在 CT 血管成像之前即刻再次 CT 平扫轴位观（E 和 F）提示颞叶内血肿增大（经 Barrow Neurological Institute，Phoenix，Arizona 许可使用）

性脑脊液即考虑诊断为蛛网膜下腔出血，有必要进一步检查评估动脉瘤或其他血管异常。

➤ 对出现剧烈头痛而初次 CT 阴性的患者，有些作者推荐 CT 血管成像。然而，要注意约 2% 或 3% 的成年人会偶尔发现颅内动脉瘤。因此，发现动脉瘤可提示但不能确定必然有蛛网膜下腔出血。在这些患者中腰椎穿刺与 CT 血管成像比较，最近的一些文献支持前者的费效比和临床作用更佳。

➤ 对于初步检查阴性的蛛网膜下腔出血，MRI 和 MRA 是另外的选择。对于探测蛛网膜下腔出血，尤其是亚急性期 CT 阴性者，Flair 序列特别有用。

• 蛛网膜下腔出血患者常有脑积水，那些意识水平下降者尤其多见。分级低的（Hunt-Hess 1~2 级）患者发生率为 3%~5%，分级高的（Hunt-Hess 3~5 级）患者发生率为 30%~50%。

【确定治疗方案】

该患者 CT 血管成像显示大型（13mm）宽颈动脉瘤起源于左侧大脑中动脉分叉部。进一步比较 CT 血管成像与先前 CT，对应血肿明显扩大。结果符合动脉瘤再次出血，提示有必要紧急处理动脉瘤及清除血肿。

总的来说，应尽快处理破裂的动脉瘤以降低其再次破裂的风险。再出血是破裂动脉瘤的主要并发症，使死亡率和病残率增加 50%~60%。对于未治疗的破裂动脉瘤患者，前 2 周再次破裂的风险约为 20%，到 6 个月时约有 50% 的再破裂率。动脉瘤破裂后第一个 24h 再破裂风险最高（4%~6%），然后风险下降并持续，前 14 天每天约有 1.2% 的再破裂风险，此后逐渐降低。最近研究显示，较大的动脉瘤和蛛网膜下腔出血量大（改良 Fisher 分级 3~4 级）的患者再破裂的风险较高。

选择手术夹闭或介入栓塞破裂的动脉瘤，取决于其位置、大小及影像学所见。对合并有大血肿的患者（如本例患者），选择开颅并夹闭动脉瘤，一并清除血肿。但是，如果预料开颅手术会推迟，则介入栓塞动脉瘤，随后开颅清除血肿，据报道是有效的。

问题（Questions）

1. 本病例手术清除血肿的意义是什么？

2. 你会用什么手术入路？

3. 你将如何处理血肿？

【手术过程】

处理破裂的大脑中动脉动脉瘤的最常用手术入路是翼点开颅。但是，当破裂动脉瘤同时合并大血肿时，手术计划应扩大显露范围，以便对受累半球必要时行骨性减压。对于有广泛动脉瘤性蛛网膜下腔出血的患者（改良 Fisher 分级 3～4 级），术中开颅前放置脑室外引流（如果术前还没有放置）有助于最大程度脑松弛。

开颅以后，应以正常方式显露动脉瘤，并首先采取措施控制颈内动脉和近端大脑中动脉。一旦成功控制近端，就可以对血肿进行次全清除，以有助于脑松弛。在本病例中，对位于前颞叶的血肿进行清除，然后行解剖分离以广泛开放外侧裂，并显露动脉瘤瘤颈进行夹闭。应考虑在对动脉瘤顶进行操作前暂时夹闭 MCA 的远端 M_1 段，以尽量减少术中破裂的风险，对最近有出血或发生再出血的患者更应如此。在夹闭动脉瘤颈之前，必须确定大脑中动脉 M_2 分支近端的位置。仔细检查术前血管造影有助于手术医生完成这项任务。

夹闭动脉瘤后必须随即进行术中影像学检查。术中 DSA 和吲哚菁绿荧光血管造影都是确认动脉瘤闭塞和载瘤血管及其分支通畅的可靠手段，或者可以使用微血管多普勒超声。比较夹闭前后多普勒信号，可以确定血流的变化和是否出现夹闭相关的血管狭窄。可以使用结核菌素注射器（28 号针）穿刺动脉瘤顶以确认完全夹闭。

在夹闭动脉瘤后，可根据情况清除剩余的血肿。重要的是要认识到，本患者的大部分血肿明显在外侧裂扩展，而不是突破到周围脑实质内。当血肿填充和扩张外侧裂时，这使得在不损伤大脑中动脉分支和穿支血管的情况下充分清除血肿变得困难。在这些患者中，大骨瓣减压术和硬脑膜修补术可以降低血肿吸收前脑肿胀和水肿的风险。最好是广泛敞开硬脑膜，并在硬脑膜下方和上方放置一层可吸收的明胶膜（Gelfilm）以防止粘连。这种技术的使用极大地简化了骨瓣回置时的分离。在两层 Gelfilm 之间放置引流管，可通过外侧裂引流脑脊液，并可帮助清除大脑中动脉后的血液（图 6-3）。

治疗方案要点（Oral Boards Review—Management Pearls）

- 动脉瘤治疗的目标是完全、永久地消除动脉瘤。虽然血管内弹簧圈栓塞的早期临床结果具有优势，但临床上也同时明显有动脉瘤复发的较高风险。动脉瘤复发的风险与其大小、瘤颈形态及栓塞程度有关。动脉瘤复发需要再次行血管内治疗的总体风险，弹簧圈栓塞者为 10%～20%，夹闭者为 1%～2%。

  ➤ 血管内介入栓塞后复发率在动脉瘤最大直径＞1cm 及宽颈动脉瘤者总体较高。宽颈

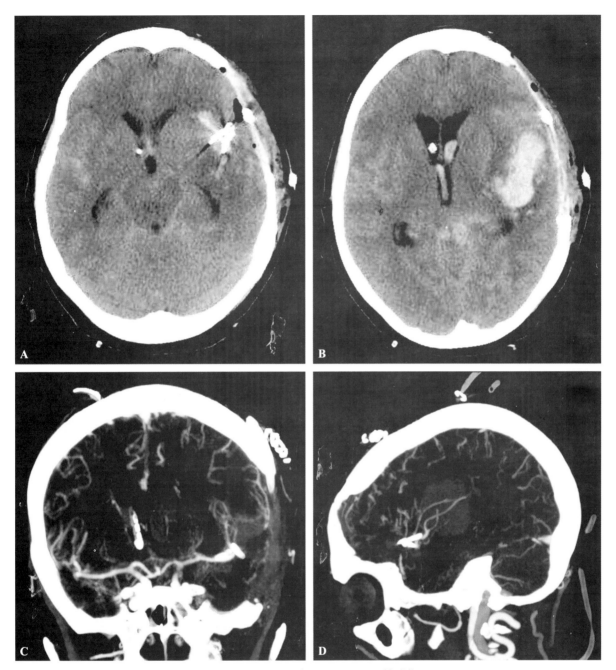

▲ 图 6-3 术后即刻 CT 和 CT 血管成像

轴位 CT 图像（A 和 B）显示去颅骨骨瓣减压及在大脑中动脉分叉部的两枚动脉瘤夹。血肿已经从外侧裂近端及颞叶前部清除。残余血肿遗留在外侧裂远端（译者注：与图 6-2E 和 F 比较）；冠状位（C）和矢状位（D）CT 血管成像显示动脉瘤消失，载瘤动脉及分支保留（译者注：与图 6-2B 和 C 比较）（经 Barrow Neurological Institute，Phoenix，Arizona 许可使用）

的定义是其颈直径≥ 4mm 或动脉瘤顶直径与颈宽度之比< 2。支架辅助弹簧圈栓塞与血流导向装置可以降低这类动脉瘤复发的风险，但是这需要启用双抗治疗。因此在动脉瘤破裂的患者中使用这些装置通常只限于抢救治疗血管壁夹层或弹簧圈突出。

- 近端血管临时阻断可以降低术中分离动脉瘤顶时动脉瘤破裂的风险。通常可以较好地耐受 10～15min，如果分离过程中瘤顶破裂，也可以在动脉瘤以远的 M_2 分支补充临时阻断夹控制出血。

  - ➤ 在临时阻断血管之前，通过 34～35℃ 的轻度低温和巴比妥类药物或异丙酚抑制脑电爆发，可以最大限度地减少缺血性脑损伤的风险。在有计划地临时阻断血管期间，将血压维持在正常范围内是至关重要的。

  - ➤ 监测脑电图、体感诱发电位和运动诱发电位活动，可以发现那些对选择性应用临时血管阻断耐受不良的患者。

- 单靠视觉检查不足以保证动脉瘤完全夹闭和血管通畅。吲哚菁绿荧光血管造影避免了术中插导管进行血管造影的相关缺点。据报道其诊断准确度约为 90%，最常漏掉的发现是动脉瘤颈处有小的残留。至少，载瘤动脉其所有分支的血流都应该用微血管多普勒探头确认。

- 对于巨大或复杂动脉瘤患者，术前手术计划该包括准备术中 DSA，即应用透射线的头架和手术铺单时留有适当的血管通路。

关键点（Pivot Points）

- 当患者出现动脉瘤破裂导致的脑内出血时，是手术夹闭还是血管内弹簧圈栓塞的决策受血肿大小影响。对于小血肿的患者，可以用血管内弹簧圈栓塞确保动脉瘤安全，并以 CT 动态监测血肿变化。对于大的有生命危险的血肿的患者，应该手术清除血肿并夹闭动脉瘤。

- 当患者有巨大或复杂动脉瘤时，选择血管重建很重要，如颅外-颅内或颅内-颅内血管旁路手术。这些病例的准备很重要，可包括开颅过程中保留颞浅动脉，为可能的旁路手术做好患者颈部铺单，为可能的血管移植供体准备好胳膊或腿。

- 当术中检视发现一支或多支 M_2 分支发自动脉瘤顶时，应该在动脉瘤完全夹闭或试图夹闭重建之前对受影响的血管进行旁路手术。

【术后管理】

破裂动脉瘤患者的术后管理有许多独特的方面，需要在重症监护室长时间监测。需要密切监测常见的水电解质紊乱，目标是维持正常血容量和避免低钠血症。一般在重症监护室的时间平均为 14～21 天。

强烈推荐口服尼莫地平，以预防和减轻血管痉挛。出血后应尽早开始应用，并持续 21 天或直到患者出院。尼莫地平是一种钙离子通道阻滞药，最初是用于治疗高血压。所以显然低血压是可能限制其应用的不良反应之一。推荐剂量是每 4 小时 60mg，但是当低血压时，每 2 小时 30mg 可能更容易耐受。对某些患者有必要进行更低剂量的滴注。

经常进行神经功能评估对治疗很重要。术后 24h 之内应至少每小时进行一次，然后可间隔 2~4 小时一次。神经功能状态的任何变化都必须迅速评估。神经功能恶化的常见原因有脑积水、低钠血症、感染和血管痉挛。对于动脉瘤性血肿患者，如果初次手术没有做去骨瓣减压，由于肿胀和水肿引起的占位效应，可能需要紧急行去骨瓣减压术。

多达 50% 的蛛网膜下腔出血患者出现急性脑积水，需要紧急放置脑室外引流。对于需要长期脑脊液引流的患者，通常在出血后 10~14 天试行拔除脑室外引流，有 20%~30% 的患者因持续性脑积水，需要行脑室 – 腹腔分流术。

大多数手术医生推荐术后即刻行脑血管造影，以记录动脉瘤闭塞、载瘤动脉及分支血管的通畅程度等情况。不过如果术中行 DSA 检查，可不需要术后早期血管造影。

本组患者静脉血栓的药物溶栓在某种程度上有争议，至少所有患者都应该用长弹力袜和间断充气压迫装置，单独使用长弹力袜无效。行外科手术的患者，无静脉血栓栓塞（venous thromboembolism，VTE）溶栓药或单独使用长弹力袜的，据报道静脉血栓栓塞和肺栓塞的发生率为 14%~16%，已显示普通和低分子肝素药物治疗显著降低静脉血栓栓塞和肺栓塞的风险。

皮下间断注射普通肝素治疗的优点是易于逆转，应由手术医生确定尽快启动应用——通常在手术后 24h 使用或血管内治疗后立即使用。

如果已行去骨瓣减压术，应在肿胀和水肿消退后，尽快行后续的颅骨成形术。早期骨瓣回置可以最大限度地减少术后并发症的风险，避免减压窗综合征，并利于更积极的康复治疗（图 6-4）。

【并发症及处理】

出现继发于血管痉挛的迟发性缺血性损害是蛛网膜下腔出血的主要并发症之一。在 40%~70% 的患者常规血管造影可发现血管痉挛的证据。血管痉挛遵循出血后随时间变化的规律。前 3 天很少出现，蛛网膜下腔出血后 7~10 天达高峰，出血后 2 周或 3 周逐渐消退。临床上的血管痉挛是指与血管造影显示的血管痉挛相关的缺血性并发症，有 20%~30% 的患者受影

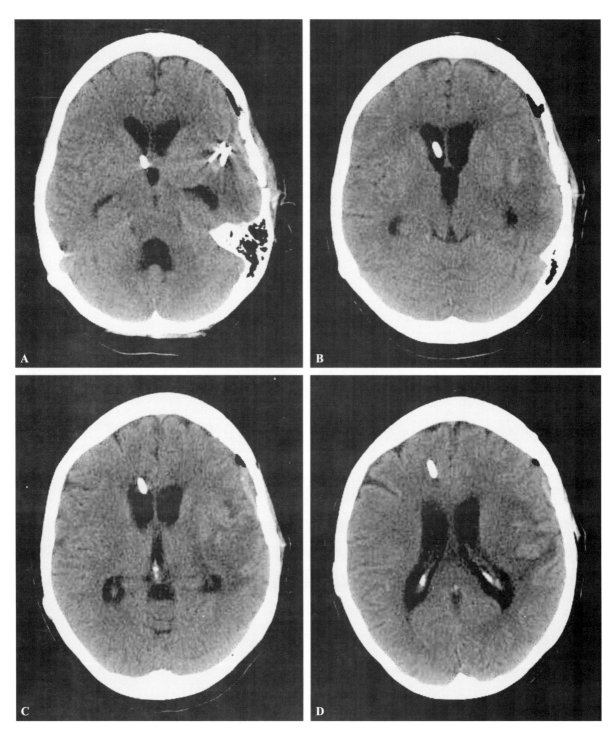

▲ 图 6-4　开颅减压术并破裂动脉瘤夹闭术后约 5 周半和颅骨成形骨瓣复位术后 10 天的轴位 CT 图像

开颅术后骨瓣下有轻微改变，右侧额部脑室分流管位置好。注意脑室有轻度扩大，患者有可调压分流阀，可调整压力以最大程度减少轴外积液的风险（经 Barrow Neurological Institute，Phoenix，Arizona 许可使用）

响。临床血管痉挛的典型特征是患者意识水平逐渐混乱或恶化，随后出现局灶性神经功能缺损和进展。临床血管痉挛分期与血管造影图像变化一致，前 5 天或出血后 2 周很少出现。未经治疗的临床血管痉挛，可迅速进展为卒中和死亡。因此，关键是早期识别出临床血管痉挛。首要的治疗是快速排除其他引起神经功能恶化的因素并启动等容高压治疗。在许多中心，用 CT 血管成像评价血管痉挛的严重程度。对严重狭窄的患者应采用血管内治疗，如球囊血管成形术或动脉内应用扩血管药物。

低钠血症是血管痉挛的预兆之一。出血后前两周应考虑每日监测血钠水平。3% 氯化钠溶液用于急性低钠血症的治疗是合理的，可补充口服氯化钠片。有报道氟氢可的松可有效降低低钠血症的严重程度。去甲环素对以上治疗效果不佳的病例可能有用。

动脉瘤性蛛网膜下腔出血后出现急性脑积水的患者，脑室外引流故障或移位是明显的临床风险。神经功能状态出现变化，当怀疑有脑室外引流故障或移位时，应床旁评估脑室外引流的功能，随后 CT 检查。对广泛脑室内出血的患者，在确保动脉瘤安全处理后，可通过脑室内应用组织纤溶酶原激活物（tissue plasminogen activator，t-PA），减轻脑室外引流导管被血液反复堵塞。有报道每天一次或两次 1mg 小剂量 t-PA 即有助于清除脑室内出血。每天 CT 扫描监测是否需要继续溶栓治疗。对于脑室外引流穿刺道有明显出血的患者应避免应用。

对于需要延长脑室外引流时间的患者，细菌性脑室炎的临床风险明显增高。多个研究显示，脑脊液感染的风险随着脑室外引流放置时间的延长而升高。报道的感染率为 0%~27%（平均 9%）。通过置管时严格注意无菌技术操作以及应用抗菌涂层导管（Codman Bactiseal），可以控制感染的风险。没有证据支持超过标准预处理剂量后继续预防性应用抗生素，延长使用抗生素可能会增加医院感染的风险。医学文献不支持细菌培养和实验室检查常规监测脑脊液，这也可能增加感染风险。不能解释的神经状态变化和不明原因的发热应做脑脊液评估，包括细胞计数、革兰染色、葡萄糖、蛋白质、培养和抗生素敏感性试验。虽然已有报道假单胞菌和其他机会性细菌引起感染，但是最常见的微生物是正常的皮肤菌群（如葡萄球菌、链球菌和杆菌），特别是接受长期预防性抗生素治疗的患者。疑似感染病例的初始治疗包括广谱抗生素，同时等待培养结果。脑室内每天使用抗生素（依据脑脊液培养结果）明显加快感染的清除。

并发症处理要点（Oral Boards Review—Complications Pearls）

- 对于大脑中动脉破裂动脉瘤合并大血肿的患者处理，急诊手术干预往往是必要的。尽管病情紧急，外科医生仍然必须仔细考虑手术方案并做好适当的准备。当手术计划包括动脉瘤的处理时，准备工作应包括电生理监测和评估是否需要术中造影。对于复杂的或巨大动脉瘤，重要的是要考虑是否有必要可能采用旁路手术。

- 术前计划还应该包括可能需要大骨瓣开颅减压或脑组织切除减压。因为也许不可能完全清除血肿，常见迟发性肿胀或水肿。

- 重要的是，区分与破裂的大脑中动脉动脉瘤有关的血肿是在脑实质内还是在外侧裂扩展。脑实质内血肿通常容易清除。对于外侧裂血肿，如果不损伤大脑中动脉分支及其穿支，超出外侧裂近段大量清除血肿的操作是困难的。

【医学证据与预期结果】

关于继发于颅内破裂动脉瘤的血肿患者亚组的管理问题还没有随机对照试验结论。但是，普通推荐可以从已发表的指南和关于特定问题的一些前瞻性随机对照试验中得出。

最近发布的蛛网膜下腔出血管理指南强调早期干预对确保动脉瘤安全和预防再出血的重要性。再出血与50%～60%的死亡和残疾风险相关。

总体来说，大脑中动脉动脉瘤破裂伴大的脑实质内或侧裂血肿形成，预后严重。入院时临床分级和血肿量是影响预后的主要因素。在最近的一项回顾性研究中，81例破裂的大脑中动脉动脉瘤伴有血肿，只有患者入院时的临床分级与预后相关。入院时神经状态不良（GCS < 8分）和神经状态良好患者的预后良好率（17%和68%）存在显著差异（$P < 0.01$）。血肿大于50ml的患者，行弹簧圈栓塞或开颅夹闭，全部进行血肿清除和去骨瓣减压，临床结果相同。血肿小于50ml的患者，行弹簧圈栓塞或开颅夹闭，做或不做血肿清除和去骨瓣减压，临床结果良好率没有差别。

在比较夹闭和弹簧圈栓塞治疗颅内破裂动脉瘤的随机对照试验中，只有国际蛛网膜下腔动脉瘤试验（International Subarachnoid Aneurysm Trial，ISAT）显示临床结果中弹簧圈栓塞优于夹闭，但本研究仅限于临床状态良好的小前循环动脉瘤患者。为了避免 ISAT 中的选择偏倚，巴罗破裂动脉瘤试验（Barrow Ruptured Aneurysm Trial，BRAT）的研究者对所有非创伤性蛛网膜下腔出血患者，不论临床或影像学表现如何，随机分配到夹闭或弹簧圈栓塞组。6年的BRAT结果显示，手术夹闭和弹簧圈栓塞的临床结果没有差异。然而，6年的再治疗率和动脉瘤完全消除率，手术夹闭患者明显优于弹簧圈栓塞患者。6年时动脉瘤消除率夹闭组为96%，弹簧圈组为48%（$P < 0.001$），总体再治疗率夹闭组为4.6%，弹簧圈组为16.4%（$P < 0.001$）。

致谢：感谢 Barrow 神经学研究所神经科学出版社工作人员在手稿整理方面的帮助。

拓展阅读

[1] Boogaarts HD, van Lieshout JH, van Amerongen MJ, et al. Aneurysm diameter as a risk factor for pretreatment rebleeding: A meta–analysis. *J Neurosurg*. 2015;122(4):921–928.

[2] Roessler K, Krawagna M, Dorfler A, Buchfelder M, Ganslandt O. Essentials in intraoperative indocyanine green videoangiography assessment for intracranial aneurysm surgery: Conclusions from 295 consecutively clipped aneurysms and review of the literature. *Neurosurg Focus*. 2014;36(2):E7.

[3] Salaud C, Hamel O, Riem T, Desal H, Buffenoir K. Management of aneurysmal subarachnoid haemorrhage with intracerebral hematoma: Is there an indication for coiling first? Study of 44 cases. *Interv Neuroradiol*. 2016;22(1):5–11.

[4] Zabramski JM, Whiting D, Darouiche RO, et al. Efficacy of antimicrobial–impregnated external ventricular drain catheters: A prospective, randomized, controlled trial. *J Neurosurg*. 2003;98(4):725–730.

[5] Zijlstra IA, van der Steen WE, Verbaan D, et al. Ruptured middle cerebral artery aneurysms with a concomitant intraparenchymal hematoma: The role of hematoma volume. *Neuroradiology*. 2018;60(3):335–342.

伴视力丧失的未破裂眼动脉瘤

Unruptured Ophthalmic Artery Aneurysm Presenting with Vision Loss

Harry Van Loveren　Zeguang Ren　Pankaj Agarwalla　Siviero Agazzi 著

李 立 译

【病例摘要】

患者，女，50 岁，因急性头痛和颈部压痛而被送往外院。在急诊就诊时，患者表现为急性头痛和右眼视物模糊。CT 血管造影显示为脑动脉瘤，该患者至脑血管神经外科门诊进一步治疗。在来门诊之前，患者向急诊医生讲述了一个情况：有急性头痛伴新发的右眼视物模糊，自述"眼睛感觉像蒙上了一层膜"。患者有该疾病的相关家族史，姑姑和表妹都曾患颅内动脉瘤破裂伴蛛网膜下腔出血。入院后神经系统检查可见短暂的右眼视物模糊。

问题（Questions）

1. 哪些部位动脉瘤会导致视物模糊？

2. 眼动脉起源于硬膜内还是硬膜外？

3. 对于判断硬膜内还是硬膜外动脉瘤，哪种方法最合适？

4. 什么时候是诊断检查的最佳时机？

【病情评估与计划】

根据头痛表现，首先应排除是否动脉瘤破裂。急性期内，CT 扫描对蛛网膜下腔出血的敏感性接近 100%。该患者头部 CT 显示蛛网膜下腔出血阴性。而患者的单眼视物障碍可能是由于床突旁动脉瘤压迫右侧前交叉区的视神经所致。

基于其家族史、神经功能缺损症状和已知患有动脉瘤的影像资料，还需进一步检查。治疗前眼科评估作为治疗效果评估的基础。在决定治疗方案之前，应进行诊断性脑血管造影和三维重建，以评估动脉瘤的解剖结构。此外，尽管使用了 DSA，但仍建议使用高分辨率 CT 血管造影成像来评估动脉瘤是位于硬膜内还是硬膜外。

DSA 造影显示该患者为颅内多发动脉瘤，包括：① 11mm 的右侧床突旁动脉瘤；② 3mm 的左侧颈内动脉床突上段动脉瘤；③ 2mm 的基底动脉尖动脉瘤。床突旁动脉瘤似乎起自右眼动脉起始处远端，指向前内侧（图 7-1），大小为 11mm×9mm，瘤颈为 4mm。如前所述，CTA 根据其与视柱和前床突的关系提示其位于硬膜内（图 7-2）。也有证据表明右侧视交叉受压。此外，可显示眼动脉对比剂延迟，右侧颈动脉未见明显迂曲。

疾病诊断要点（Oral Boards Review—Diagnostic Pearls）

- 对于颅内动脉瘤，是否破裂出血是治疗决策的关键。虽然 MRI 对急性蛛网膜下腔出血的敏感性与 CT 相当，但在检测亚急性蛛网膜下腔出血方面具有明显优势，尤其是 T_2 序列最为敏感。但是 CT 仍是最常用的诊断方法。

- 对于 CT 阴性的可疑病例，尤其是严重头痛患者，腰椎穿刺和通过脑脊液化验呈黄色变性的诊断方法尚存争议。

- 常规的包括视野和视力检查的眼科评估，用于确认视神经是否受压迫，并用于与术后的预后对比。

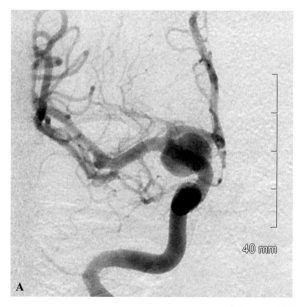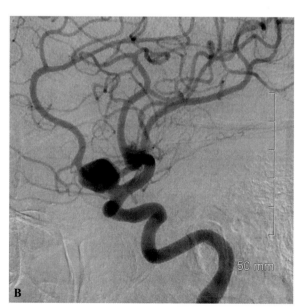

▲ 图 7-1　患者右颈内动脉造影

A. 前后位，显示大的位于载瘤动脉凸面动脉瘤；B. 侧位，显示床突旁向上生长的大动脉瘤。眼动脉与动脉瘤近端毗邻

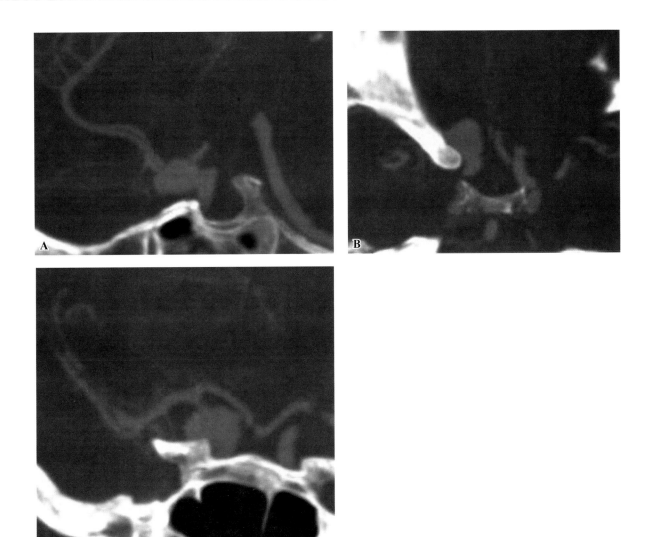

▲ 图 7-2 头部 CT 血管成像

A. 矢状面；B. 轴位；C. 冠状面。图示右床突旁动脉瘤及其与前床突的关系

- 颅内动脉瘤可以是多发性的，特别是有家族史或遗传综合征的患者。无论哪种情况，均应考虑对所有家庭成员进行筛查。
- 吸烟和高血压仍然是颅内动脉瘤最主要的危险因素，患者及其家属应加以注意。
- 传统头部 DSA 及三维重建是评估动脉瘤形态、大小和治疗方式的金标准。对于床突旁动脉瘤，CT 血管成像有助于评估其位于硬膜内或硬膜外。

除了通过血管造影了解血管解剖外，其他检查方案如薄层 CT、CT 血管成像和 MRI，可检测出如动脉瘤颈部有无钙化，是否靠近床突或远端硬脑膜环，以及有无压迫重要的神经血管结构等。该病例中，影像学证实了动脉瘤与视柱的关系，未发现瘤腔内血栓、瘤壁钙化、颈内动脉粥样硬化等征象。根据动脉瘤的大小和位置，患者的年龄及动脉瘤未来的破裂风险以及视力情况，综合考虑建议治疗。

对于伴有视力丧失的未破裂动脉瘤的治疗时机文献中尚未明确界定。对于动眼神经麻痹的患者，如后交通动脉瘤，一般认为早期治疗可改善预后。然而，对于视力下降的患者，紧急治疗并未被证明有效。该病例为未破裂动脉瘤，只有短暂的视力丧失，因此患者选择在症状出现后2周内接受治疗。

问题（Questions）

1. 这些临床和影像学表现如何影响治疗决策？

2. 基于这些因素，这个患者最合适的手术方式是什么？

3. 不同治疗方案的出血风险、闭塞风险、视力改变和手术相关并发症发生率如何？

【确定治疗方案】

对于未破裂的动脉瘤，有大量关于手术相关出血风险分析的研究，这里不再赘述。根据患者年龄、多发颅内动脉瘤病史、动脉瘤体积大以及视力缺失情况，遂决定进行治疗。可选择手术方式包括开颅夹闭、动脉瘤孤立并颅内搭桥术、支架辅助或单纯弹簧圈填塞以及血流导向治疗。

如今未破裂床突旁动脉瘤的治疗决策集中在三个重要因素：①治疗以降低出血风险；②改善神经功能缺损症状，该病例表现为视力缺损；③降低致残率。在此我们通过回顾不同的治疗方法，并解释该情况下使用血流导向装置治疗的优越性。

在血管内治疗技术出现和推广之前，该类型动脉瘤的手术选择包括外科夹闭、血管闭塞、动脉瘤包裹和外科搭桥术。在一项研究中，有17例伴有视觉缺陷床突旁动脉瘤的患者中，11例（65%）在直接夹闭或间接搭桥术后视力改善。研究发现，部分动脉瘤伴血栓形成或钙化的患者视力预后较差，原因可能是难以对视神经完全减压。在血管内治疗方式出现之前，人们提出了许多分类方案来辅助手术决策。一般来说，动脉瘤位于载瘤动脉凸面、体积较大且颈部较宽的动脉瘤通常适合采用单纯夹闭或复杂的颅内搭桥。另外也有研究报道了床突旁动脉瘤患者单纯夹闭和外科搭桥术后的视觉预后。不过，这一系列病例也强调了其较高的并发症发生率，包括高流量搭桥术所引起的缺血性并发症。

除外科手术之外，单纯或支架辅助弹簧圈填塞和血流导向治疗未破裂床突旁动脉瘤（伴或不伴视力缺损）逐渐显现优势。动脉瘤血管内栓塞和显微外科夹闭术相比，其视觉预后相似。最近的一项 Meta 分析显示，床突旁动脉瘤患者，其中 38% 有术前视觉症状。夹闭术后视力改善率为 58%，弹簧圈栓塞术后视力改善率为 49%，血流导向治疗后改善率为 71%。11% 的患者在夹闭术后出现视力下降，弹簧圈栓塞后视力下降率为 9%，血流导向治疗后视力下降率为 5%。治疗前视力正常，而术后出现视力缺损症状发生率分别为夹闭术 1%，弹簧圈栓塞术为 0%，血流导向治疗 0%。

弹簧圈栓塞和血流导向治疗都需要考虑的问题是此种治疗手段无法减少动脉瘤对视神经的占位效应，并有可能会导致更差的视觉预后。同时，由于动脉瘤腔内血栓形成，可能会导致动脉瘤体积增大和邻近组织水肿，治疗后可短暂出现视力恶化。该现象一般为短暂性的，随着动脉瘤占位效应、大小和搏动性的变化会慢慢改善。对于血流导向治疗，另一个令人担心的问题是潜在的眼动脉闭塞的风险。一组包含 95 例患者的研究报道显示，采用 Pipeline 栓塞装置治疗床突旁动脉瘤患者中，有 7% 的患者出现眼动脉闭塞，其中仅有 1% 为症状性眼动脉闭塞。为减少此类并发症发生，需尽可能减少覆盖眼动脉的支架数量。

在本病例中，由于瘤颈较宽，外科夹闭和血流导向治疗作为首选。但由于开颅夹闭手术治疗需磨前床突显露动脉瘤，因此血流导向是一种更为安全的治疗手段（图 7-3）。

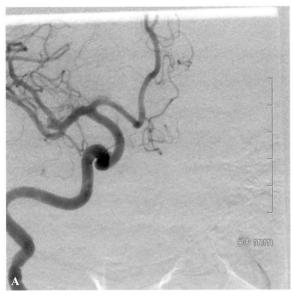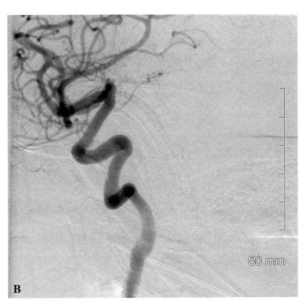

▲ 图 7-3　治疗后血管造影图
A. 前后视图；B. 侧视图。图示动脉瘤闭塞，颈内动脉分支通畅，无狭窄或闭塞

问题（Questions）

1. 血流导向在动脉瘤治疗中的机制是什么？

2. 在本章介绍的案例中，这种选择有哪些优点和缺点？

3. 血流导向治疗后出现新的视力缺损症状或原有症状加重的概率有多大？

【手术过程】

血流导向治疗的手术过程已有相关视频出版，在此只做简要介绍。术前 7～10 天服用 325mg 阿司匹林和 75mg 氯吡格雷，每日 1 次。在手术当天进行抗血小板功能检测以评估其反应性。如果患者抗血小板药物无反应，则应更换抗血小板方案。可在手术当天给予负荷剂量抗血小板药物，或替换为替格瑞洛和普拉格雷。

手术在全麻下进行，采用 Foley 导管和动脉导管监测血压。全麻状态下可避免因患者移动而增加的相关风险。详细生命体征监测可识别术中不良反应，如术中动脉瘤破裂出血。患者取标准仰卧位。显露双侧腹股沟区，以防术中需要建立双侧通路。

操作技术上与传统的介入治疗有一定差异，但同样标准的三轴系统被使用。首先路图下使用造影导管和泥鳅导丝将 6Fr 动脉长鞘置于颈总动脉近端，然后微导管导引指引导管或中间导管置入颈内动脉岩骨段。最后，微导管和微导丝跨过动脉瘤远端，为分流器的放置做准备。在美国，最常使用的血流导向装置是 Pipeline 栓塞装置。

支架植入前，行 3D 血管造影确定工作角度，工作位角度应清楚显示支架远近端锚定区，以及能充分显示导引导丝经过锚定区后的大脑中动脉 M_1 段。微导丝配合支架输送导管通过 Pipeline 栓塞装置的锚定区至大脑中动脉 M_1 段。撤出微导丝，沿支架导管引入 Pipeline 栓塞装置输送系统，准备释放 Pipeline 栓塞装置。部分释放 Pipeline 栓塞装置，以确保远端充分打开并贴壁良好。通过回撤支架导管及推支架结合的方式，使该装置充分打开并良好贴壁。

支架尺寸选择是至关重要的，直径上以载瘤段血管最大径为准，长度上应保证支架两端距动脉瘤瘤颈 5mm 以上。Pipeline 栓塞装置完全释放后，固定支架推送导丝，跟进支架导管至支架头段以远后，一并撤出。Pipeline 栓塞装置植入后，即刻造影瘤腔内一般会出现对比剂滞留，并明确是否有远端血管栓塞事件也是非常必要的。撤出系统，压迫腹股沟止血，手术结束。

有时，可能需要植入一枚以上的血流导向来确保充分的血流导向作用，但这可能会增加支架内血栓形成的风险。血流导向植入时结合瘤腔内弹簧圈填塞可减少 FD 的应用数量，并加快动脉瘤的愈合速度。

治疗方案要点（Oral Boards Review—Management Pearls）

- 术前双抗血小板治疗对于预防血流导向或支架植入后血栓并发症是关键的；抗血小板功能检测对识别无反应者并调整药物治疗方案具有重要意义。
- 术中必须使用肝素以维持治疗水平，防止术中血栓并发症。
- 为了选择合适规格的血流导向装置，必须对载瘤段血管直径精准测量，以获得最佳的治疗效果。

【术后管理】

如果术后即刻无并发症出现，患者拔管后被送至重症监护室观察。患者一般在术后第 1 天即可出院。根据临床需要，可进一步行影像学检查。最重要的是，氯吡格雷和阿司匹林双抗血小板治疗必须持续 3～6 个月，以防止支架内血栓形成。随后，对于阿司匹林有反应的患者可改为阿司匹林长期服用。后续的脑血管造影复查评估有无支架内狭窄、血栓形成及动脉瘤闭塞情况。该患者随访 DSA 显示动脉瘤完全消失（图 7-3）。

【并发症及处理】

血流导向治疗颅内未破裂动脉瘤的并发症发生率约为 15%，明显低于破裂动脉瘤，一定程度上可能与双抗血小板治疗有关。术中动脉瘤破裂出血是血管内治疗的并发症之一，尤其在使用弹簧圈填塞时。在抗血小板或抗凝治疗时动脉瘤破裂后出血量会更大。一旦破裂，应保持栓塞导管在原有的位置，并尽可能迅速填塞弹簧圈以封堵破裂口。此时不应回撤微导管，因为微导管有可能挡住破裂口，一旦回撤会很难止血。支架内血栓或栓塞均可导致术中和术后缺血性事件的发生。如果发生，对于大血管闭塞患者可行机械取栓术，对于管腔狭窄者可应用抗血小板药物如依替巴肽等。术后仍需继续服用抗血小板药物。

技术相关并发症也会出现。如血流导向打开不良或由推送导丝上无法解脱。新一代的 Pipeline 栓塞装置可以释放后再回收，可重新定位和释放。部分病例可能需要使用微导管对支架进行按摩或球囊扩张以使支架贴壁更好。此外，穿刺部位可出现腹股沟血肿和假性动脉瘤。手动压迫可防止血肿出现，如果出现假性动脉瘤，需要随访观察，必要情况下可请血管外科会诊。

并发症处理要点（Oral Boards Review—Complications Pearls）

- 术中及时发现血栓形成是预防血栓并发症的关键。除了静脉或动脉内给予抗血小板药物（阿昔单抗或依替巴肽）外，还应静脉推注肝素，并多次血管造影确定血栓情况。如果血栓仍持续存在，可行机械取栓术或支架套叠植入。
- 如果支架不能完全打开，则应将其撤出。如果支架局部贴壁不良，可行球囊扩张。
- 对于血流导向治疗大型或巨大型动脉瘤，可结合弹簧圈填塞，以降低动脉瘤迟发性破裂的风险。

【医学证据与预期结果】

颅内动脉瘤血流导向治疗后的完全闭塞率为 89.1%，次全闭塞率为 3%，不完全闭塞率为 7.9%。永久性并发症发生率为 3.1%。一项系统回顾性分析通过对颈内动脉床突旁动脉瘤患者分别行外科夹闭，弹簧圈栓塞和血流导向治疗进行对比，结果显示：38% 的患者术前有视觉症状，与外科夹闭和传统弹簧圈栓塞相比，经血流导向治疗后，71% 的患者视觉症状改善，5% 的患者出现症状加重，血流导向治疗可显著改善患者视觉症状。此外，对于术前无视觉症状患者，外科夹闭后有 1% 的患者新发视觉症状，而其他两种治疗方式的发生率为 0%。较高的闭塞率，视觉症状改善良好以及较低的手术风险，使得血流导向治疗在处理此类患者时是一个很好的选择。事实上，这位患者在 6 个月复查血管造影时动脉瘤已完全闭塞（图 7-3）。此外，患者在术后出现持续性视物障碍，但 6 个月随访时该症状已完全消失。

拓展阅读

[1] Chalouhi N, Daou B, Kung D, et al. Fate of the ophthalmic artery after treatment with the Pipeline embolization device. *Neurosurgery*. 2015;77(4):581–584.

[2] Griessenauer CJ, Piske RL, Baccin CE, et al. Flow diverters for treatment of 160 ophthalmic segment aneurysms: Evaluation of safety and efficacy in a multicenter cohort. *Neurosurgery*. 2017;80(5):726–732.

[3] Kim LJ, Tariq F, Levitt M, et al. Multimodality treatment of complex unruptured cavernous and paraclinoid aneurysms. *Neurosurgery*. 2014;74(1):51–61.

[4] Matano F, Tanikawa R, Kamiyama H, et al. Surgical treatment of 127 paraclinoid aneurysms with multifarious strategy: Factors related with outcome. *World Neurosurg*. 2016;85:169–176.

[5] Nossek E, Chalif DJ, Chakraborty S, Lombardo K, Black KS, Setton A. Concurrent use of the Pipeline embolization device and coils for intracranial aneurysms: Technique, safety, and efficacy. *J Neurosurg*.

2015;122(4):904–911.

[6] Shimizu T, Naito I, Aihara M, et al. Visual outcomes of endovascular and microsurgical treatment for large or giant paraclinoid aneurysms. *Acta Neurochir (Wien)*. 2015;157(1):13–20.

[7] Silva MA, See AP, Dasenbrock HH, Patel NJ, Aziz–Sultan MA. Vision outcomes in patients with paraclinoid aneurysms treated with clipping, coiling, or flow diversion: A systematic review and meta–analysis. *Neurosurg Focus*. 2017;42(6):E15.

[8] Zhou G, Su M, Yin YL, Li MH. Complications associated with the use of flow–diverting devices for cerebral aneurysms: A systematic review and meta–analysis. *Neurosurg Focus*. 2017;42(6):E17.

颈内动脉终末段小动脉瘤

Small Incidental Internal Carotid Artery Terminus Aneurysm

Tyler S. Cole   Dale Ding   Rami O. Almefty   Jacob F. Baranoski
Andrew F. Ducruet   Felipe C. Albuquerque   著
李 立   邵秋季   译

【病例摘要】

患者，男，51 岁，淋浴时出现剧烈头痛，伴恶心、呕吐，1 天后至急诊科就诊。头部 CT 示基底池急性蛛网膜下腔出血，根据出血情况，考虑基底动脉顶端动脉瘤破裂，并急诊行基底动脉顶端动脉瘤栓塞术。影像学检查同时还发现 1 个 5mm 大小的左侧颈内动脉终末段分叉处动脉瘤和 1 个 6mm 大小的左侧大脑中动脉分叉处动脉瘤（ 图 8-1 ）。基底动脉顶端动脉瘤治疗后，患者恢复良好。住院期间患者及家属对颅内另外 2 个未破裂动脉瘤表示担忧，治疗积极性高。

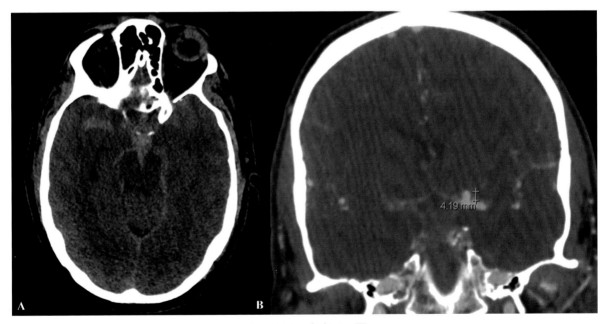

▲ 图 8-1　患者 CT 图

图示基底池急性蛛网膜下腔出血（A，轴位视图）。蛛网膜下腔出血来源于基底动脉顶端动脉瘤破裂，但发现左颈内动脉终末段仍有 1 个动脉瘤（B，冠状位视图）（ 经 Barrow Neurological Institute，Phoenix，Arizona 许可使用）

问题（Questions）

1. 下一步最合适的影像学检查是什么？

2. 哪些动脉瘤在 CT 血管成像上可能会被漏诊？

3. 动脉瘤和载瘤动脉的解剖学关系应该如何评价？

【病情评估与计划】

根据在脑动脉分支处动脉瘤形成的血流动力学理论，颈内动脉终末段动脉瘤相对少见。颈内动脉终末段起始于脉络膜前动脉起点的远端，止于大脑中动脉和大脑前动脉分叉处。颈内动脉终末段可能发出前穿支、丘脑下部支、基底节和内囊的穿通支。这些部位由脉络膜前动脉侧支参与供血。考虑到该部位穿支丰富，开颅夹闭治疗颈内动脉末端动脉瘤极具挑战。尤其是指向上方的颈内动脉终末段动脉瘤可以影响指向后方的 Huebner 回返动脉的观察。

在这个病例中，该动脉瘤是另一个动脉瘤破裂后在 CT 血管成像检查中发现的。与 DSA 相比，CT 血管成像具有良好的敏感性和特异性。同时，CT 血管成像对动脉和动脉瘤的钙化敏感性很高。对颈内动脉瘤的评估中，无创检查包括 MRI 和 MRA，可明确 CT 血管成像中无法诊断的动脉瘤内是否存在血栓。在完成所有无创性检查后，下一步行 DSA 可以协助明确颈内动脉分叉处复杂血流动力学情况（图 8-2）。3D 旋转造影重建有助于确定动脉瘤颈和分支血管之间的关系（图 8-3）。

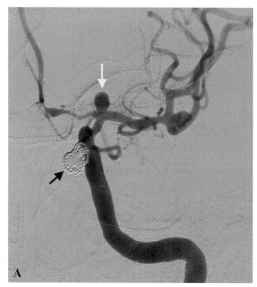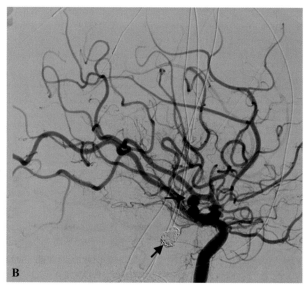

▲ 图 8-2　患者数字减影血管造影

图示前后位（A）和侧位（B）显示动脉瘤（白箭）。可看到弹簧圈栓塞后的基底动脉顶端动脉瘤（黑箭）

（经 Barrow Neurological Institute，Phoenix，Arizona 许可使用）

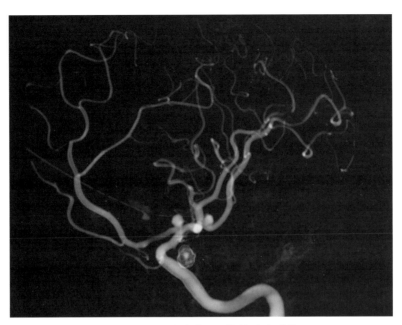

▲ 图 8-3　动脉瘤 3D 旋转重建成像

（经 Barrow Neurological Institute，Phoenix，Arizona 许可使用）

问题（Questions）

1. 影像学检查结果对诊疗计划有何参考？

2. 哪些患者更倾向于血管内治疗？

3. 动脉瘤的哪些特征更倾向于治疗而不是观察？

疾病诊断要点（Oral Boards Review—Diagnostic Pearls）

- 利用 CT 血管成像上的骨窗可以准确评估动脉瘤或载瘤动脉钙化的范围和密度。
- 应检查动脉瘤附近的占位效应，如果存在，可能表明动脉瘤内血栓形成。
- 粗大的脉络膜前动脉表明，颈内动脉穿支直接向深部解剖部位供血较少。
- 在约 40% 的颈内动脉瘤患者中可观察到多发性动脉瘤，因此血管造影时应该仔细检查整个脑血管系统。

【确定治疗方案】

在确定偶然发现的动脉瘤是否需要治疗时，要考虑的因素包括患者的年龄和身体情况以及动脉瘤的大小、形态和部位等。大多数情况下，小动脉瘤（直径＜5mm）可以在影像随访下保守治疗。变大的动脉瘤或有子囊的动脉瘤更容易破裂，应该积极治疗。对于有明确危险因素的患者也应积极治疗，包括先前破裂的动脉瘤（如本病例）、吸烟史、高血压史和动脉瘤破裂家族史。

未破裂动脉瘤的治疗通常是具有选择性的，对于位于颈内动脉末端的动脉瘤，显微外科手术和血管内治疗是均势的。血管内选择的优点是住院时间短，避免了开颅手术的并发症。在大多数情况下，血管内治疗的主要缺点是复发率高于显微外科夹闭术。球囊辅助、双微导管技术和支架辅助栓塞等技术拓宽了血管内技术治疗动脉瘤的范围，但高瘤体瘤颈比的动脉瘤更倾向于单纯弹簧圈栓塞。对于身体状况差的患者，应优先考虑血管内治疗。广泛的动脉瘤钙化也是血管内治疗的相对适应证。多学科讨论有助于复杂病例患者的治疗决策。

问题（Questions）

1. 这个患者术前用药情况如何？

2. 动脉瘤形态如何影响微导管头端的选择？

3. 与治疗相关的并发症有哪些，应该如何预防？

【手术过程】

术前应进行医学检查和实验室检验。如果有可能放置支架，患者应预先进行双抗血小板治疗，通常包括每天服用阿司匹林（325mg）和氯吡格雷（75mg）。术前可应用 VerifyNow 测试评估患者对阿司匹林和氯吡格雷的反应性，无反应者应改用另一种抗血小板药物。一般情况下，未破裂动脉瘤不需要中心静脉置管。术中应维持正常血压。全身麻醉后静脉推注 70～100U/kg 肝素，以降低手术过程中发生血栓栓塞性并发症的风险。而后换为维持剂量，以维持术中 ACT 至少为 250s。术中可行电生理监测。诊断性造影完成后可行三维旋转血管造影，了解动脉瘤与颈内动脉、大脑前动脉和大脑中动脉的关系，并选取合适的工作位角度，以便清晰地看到动脉瘤颈部和分支血管。

根据近端血管弯曲程度，将 6Fr 指引导管置于颈内动脉颈段远端或岩骨段，以提供微导管足够的支撑力。然后在放大路图下，微导丝配合栓塞微导管置于动脉瘤腔内。栓塞微导管头端通常位于至动脉瘤顶部 1/2～2/3 的位置。一般而言，栓塞导管的最佳塑形应以动脉瘤相对于颈内动脉分叉的方向为导向，S 形更合适。

成篮弹簧圈的直径大约等于动脉瘤直径，贴紧动脉瘤顶部和瘤颈，为其他弹簧圈提供脚手架作用。通过指引导管选择性造影以观察栓塞情况，同时可再行小弹簧圈填塞，以达到足够的填充密度保证动脉瘤完全闭塞。最后行工作位角度或三维旋转造影以评估动脉瘤栓塞的程度，局部放大造影确认分支血管通畅情况（图 8-4）。使用闭合器或手动压迫穿刺部位止血。术后不需要用鱼精蛋白中和肝素，但如果出现出血性并发症（如术中动脉瘤破裂和腹膜后血肿），可以使用鱼精蛋白中和肝素。

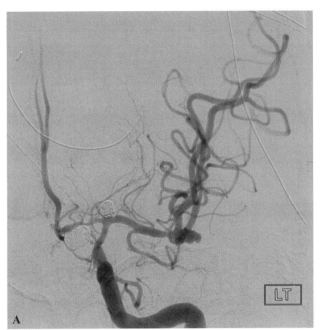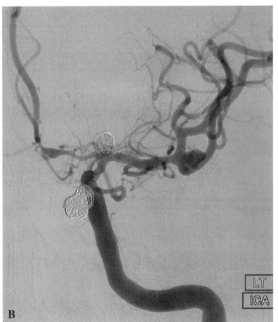

▲ 图 8-4 术后前后位标准视图（A）和工作位视图（B）
图示颈内动脉终末段动脉瘤完全栓塞。临床或影像学检查均未发现血栓栓塞并发症
（经 Barrow Neurological Institute，Phoenix，Arizona 许可使用）

治疗方案要点（Oral Boards Review—Management Pearls）

- 如出现小的弹簧圈凸入载瘤动脉，可行抗血小板药物治疗（如阿司匹林等），以防止血栓形成。大范围的弹簧圈凸入载瘤动脉，则会影响血流，可能需要放置支架，将弹簧圈固定在血管壁上，并保持载瘤动脉通畅。
- 术中破裂后应立即中和抗凝（用鱼精蛋白）并迅速完成栓塞。术中动脉瘤破裂，在栓塞完成后，通过球囊封堵瘤颈部减轻栓塞后的出血。
- 在栓塞过程时，如果出现栓塞微导管的位置偏离动脉瘤腔，则可以同时推动输送导管并收回弹簧圈，将其推进动脉瘤内。
- 由于动脉瘤壁的高剪应力和持续的动脉搏动，T 形分叉处的动脉瘤有很高的复发风险。

> ### 关键点（Pivot Points）
>
> - 如果动脉瘤有明显钙化，血管内治疗应该比外科手术治疗更合适。
> - 颈内动脉分叉处动脉瘤血管内治疗后复发可能比其他部位动脉瘤更常见，因此有经验的显微外科治疗可能是颈内动脉分叉动脉瘤的首选方案，尤其是较大动脉瘤
> - 因为支架置入需要使用抗血小板药物，所以在急性蛛网膜下腔出血的情况下，支架置入会增加出血并发症的风险。

【术后管理】

患者术后转至重症监护室，每小时进行生命体征评估和神经系统检查。应监测穿刺部位和侧腹疼痛，怀疑腹膜后血肿的患者应进行连续的血清血红蛋白/红细胞压积水平监测。在腹膜后血肿的严重病例中，可能需要外科手术。对于远端脉搏消失、肢体高热和同侧下肢疼痛的患者，应监测动脉闭塞或血栓栓塞事件。如果无法排除该并发症，应立即进行血管外科会诊。术后 MRI 可用于检测颅内血栓栓塞并发症，扩散加权成像（diffusion-weighted imaging，DWI）最为显著。如出现新发神经功能缺损应立即进行 CT 血管成像和（或）MRI/MRA 评估，以评估血管通畅性和可能的梗死。

术后影像学随访时间随不同中心制定，但 MRA 和（或）DSA 随访通常建议在术后 6 个月、1 年和 2 年进行，并根据动脉瘤闭塞情况进行调整。CT 血管成像因弹簧圈伪影干扰，对动脉瘤及分支血管的可视性差，不推荐用于术后随访。

【并发症及处理】

动脉瘤血管内治疗过程中最令人恐惧的并发症是动脉瘤破裂。造影显示术中破裂表现为在栓塞过程中对比剂渗入蛛网膜下腔，还可能表现为动脉血压监测中患者的血压突然升高。术中破裂时需要立即用鱼精蛋白中和肝素并迅速完成弹簧圈填塞。在使用球囊辅助的情况下，充盈球囊可以阻止出血。除蛛网膜下腔出血很少且患者醒来时无神经功能缺损外，几乎所有病例都应在术中破裂后行脑室外引流。

术中血栓栓塞并发症一经确诊应立即予以治疗，处理方法视严重程度而定。对于颈内动脉近端闭塞、大脑中动脉或大脑前动脉近端闭塞患者，应行血栓抽吸或支架机械取栓术，以快速再通血管。对于较小、远端分支闭塞可通过将导管超选至动脉内直接注入溶栓药物（如阿昔单

抗或重组组织型纤溶酶原激活药）治疗。如果在术前未使用抗血小板药物的情况下使用支架，动脉内注射阿昔单抗或替罗非班（糖蛋白Ⅱb/Ⅲa受体抑制药）可以降低支架血栓形成增加的风险。

取出导引导管后，应行造影评估是否有血管痉挛或夹层出现。如果出现轻度夹层，可以给予抗血小板药物应用并规律影像学随访。如果夹层严重（导致栓塞事件、对比剂外溢、假性动脉瘤或内膜瓣导致明显的血流受限），可考虑置入支架。对于血管痉挛，如果中度到重度，可以通过动脉内输注钙通道阻滞药，如维拉帕米或尼卡地平治疗。

应向患者充分沟通并告知可能出现的其他并发症，如对比剂引起的肾损伤、放射显露引起的迟发性脱发、腹股沟区或腹膜后间隙血肿等。

并发症处理要点（Oral Boards Review—Complications Pearls）

- 如果出现下肢冰凉或无脉，应立即进行下肢 CT 血管成像检查和血管外科会诊，防止出现下肢血栓栓塞的严重并发症。
- 腹膜后血肿是致命的，股动脉穿刺应在腹股沟后韧带下方，以减少腹膜后血肿出现的风险。穿刺建立通路前应行超声或透视定位股骨头位置。

【医学证据与预期结果】

在血管内治疗 37 例颈内动脉分叉处动脉瘤的研究中，其中 12 例患者动脉瘤最大径 ≤ 5mm，其手术相关并发症发生率为 2.7%。该研究中 28 例为未破裂动脉瘤，术中均未出现动脉瘤破裂，所有患者均完全或接近完全栓塞。1 例患者在术后第 10 天发生血栓栓塞并发症。平均随访时间为 39.5 个月，23%（7 例）动脉瘤完全闭塞，30%（9 例）接近完全闭塞，复发率为 34%（12/35），平均复发时间为 13 个月。采用 Pipeline 栓塞装置治疗的病例中，无并发症发生。1 例巨大复发动脉瘤患者因动脉瘤破裂于栓塞后第 30 个月死亡。

在血管内治疗的颈内动脉分叉处动脉瘤的相关 Meta 分析中，包括 6 项研究，158 例患者共 163 个动脉瘤，术后动脉瘤完全闭塞或次全闭塞率为 88%，长期随访后下降至 82%。围术期卒中、术中破裂、手术并发症和手术死亡率分别为 3%、3%、4% 和 3%。Meta 分析还报道了 14% 的再治疗率，其中 93% 的患者神经功能良好。

另一个研究小组发表了其对颈内动脉分叉处动脉瘤的跨学科治疗结果，无论是外科治疗（n=28）还是血管内治疗（n=30），类似于本例年轻的大动脉瘤患者，应积极接受手术治疗。有蛛网膜下腔出血史、动脉瘤位于凸面和起源于颈内动脉分叉处的动脉瘤的患者均被分为血管内治疗组（n=10）。平均随访 30 个月，血管内治疗和外科夹闭组动脉瘤的完全或次全闭塞率为分别为 96%、100%。血管内治疗组 42% 的患者出现瘤颈部复发，其中 1 例（4%）出现较大复发，随后接受了外科治疗。分析显示，A_1/M_1 节段的复发率较低（10%），而单纯分叉动脉瘤的复发率较高（69%），且向上凸起动脉瘤复发的可能性更大。两个治疗组的手术并发症发生率没有差异，也没有术后出血病例出现。尽管两种治疗方法的良好预后率受到单中心病例分配偏好的影响，但作者指出，跨学科共识经常导致选择偏见，因此该研究反映了真实世界的情况。

　　一项未包含在上述 Meta 分析中的研究结果显示，对 65 例颈内动脉分叉处动脉瘤患者（82% 为未破裂动脉瘤，41 例动脉瘤直径＜ 5mm），所有患者术后均完全闭塞。平均随访 27 个月，88.7% 患者动脉瘤保持完全闭塞，7.5% 患者轻微复发，严重复发率为 3.8%。超过半数的患者使用单微导管技术，14 例（21.2%）采用球囊辅助，10 例（15.1%）采用多微导管技术，5 例（7.6%）采用支架辅助栓塞。7 例患者出现手术相关并发症，其中 6 例为轻微症状血栓形成（通过动脉内注射替罗非班治疗），1 例为出血性并发症。无其他临床症状并发症或死亡病例出现。无迟发性脑梗死或出血出现。3.8%（n=2）的患者因动脉瘤复发而再次治疗。

致谢：感谢 Barrow 神经学研究所神经科学出版社工作人员在手稿整理方面的帮助。

拓展阅读

[1] Backes D, Rinkel GJE, Greving JP, et al. ELAPSS score for prediction of risk of growth of unruptured intracranial aneurysms. *Neurology* 2017;88:1600–1606.

[2] Cekirge SH, Yavuz K, Geyik S, et al. HyperForm balloon–assisted endovascular neck bypass technique to perform balloon or stent–assisted treatment of cerebral aneurysms. *AJNR Am J Neuroradiol.* 2007;28:1388–1390.

[3] Ding D, Etminan N. A model for predicting the growth of unruptured intracranial aneurysms: Beyond fortune telling. *Neurology* 2017;88:1594–1595.

[4] Ingebrigtsen T, Morgan MK, Faulder K, et al. Bifurcation geometry and the presence of cerebral artery aneurysms. *J Neurosurg.* 2004;101:108–113.

[5] Konczalla J, Platz J, Brawanski N, et al. Endovascular and surgical treatment of internal carotid bifurcation aneurysms: Comparison of results, outcome, and mid–term follow–up. *Neurosurgery.* 2015;76:540–550.

[6] Lee WJ, Cho YD, Kang HS, et al. Endovascular coil embolization in internal carotid artery bifurcation aneurysms. *Clin Radiol.* 2014;69:e273–e279.

[7] Lehecka M, Dashti R, Romani R, et al. Microneurosurgical management of internal carotid artery bifurcation aneurysms. *Surg Neurol.* 2009;71:649–667.

[8]　Morales–Valero SF, Brinjikji W, Murad MH, et al. Endovascular treatment of internal carotid artery bifurcation aneurysms: A single–center experience and a systematic review and meta–analysis. *AJNR Am J Neuroradiol.* 2014;35:1948–1953.

[9]　Park MS, Stiefel MF, Albuquerque FC, et al. Endovascular treatment of cerebral aneurysms. In: Nader R, Gragnaniello C, Berta SC, et al., eds. *Neurosurgery Tricks of the Trade: Cranial.* New York: Thieme; 2013; 429–431.

[10]　Patel BM, Ahmed A, Niemann D. Endovascular treatment of supraclinoid internal carotid artery aneurysms. *Neurosurg Clin North Am.* 2014;25:425–435.

[11]　Pritz MB. Perforator and secondary branch origin in relation to the neck of saccular, cerebral bifurcation aneurysms. *World Neurosurg.* 2014;82:726–732.

[12]　Starke RM, Durst CR, Evans A, et al. Endovascular treatment of unruptured wide–necked intracranial aneurysms: Comparison of dual microcatheter technique and stent–assisted coil embolization. *J Neurointerv Surg.* 2015;7:256–261.

[13]　Villablanca JP, Duckwiler GR, Jahan R, et al. Natural history of asymptomatic unruptured cerebral aneurysms evaluated at CT angiography: Growth and rupture incidence and correlation with epidemiologic risk factors. *Radiology* 2013;269:258–265.

偶然发现的中型脉络膜前动脉动脉瘤

Medium-Sized Incidental Anterior Choroidal Artery Aneurysm

Jan-Karl Burkhardt　Michael T. Lawton　著

段光明　译

病例
9

【病例摘要】

患者，女，38 岁，出现进行性加重的头痛症状。患者的慢性头痛已经持续 10 年。对患者进行了脑部影像评估，包括 CT 血管成像、MRI 和 MRA。左颈内动脉在后交通动脉（posterior communicating artery，PCoA）起始部出现小的血管异常突起。未见出血或其他异常。患者神经功能正常，无任何局灶性神经功能缺损。除了高血压外，既往无其他病史。患者已婚，两个孩子均健康，其父亲 5 年前死于颅内动脉瘤破裂。

问题（Questions）

1. 最可能的诊断是什么？

2. 在这种情况下，最合适的影像学检查是什么？

3. 根据 CT 成像，病变最可能累及什么血管？

4. 诊断检查的适当时机是什么时候？

5. 本病的危险因素有哪些？

【病情评估与计划】

怀疑是一个偶然发现的未破裂的颅内床突上段动脉瘤，与后交通或脉络膜前动脉有关。可能的鉴别诊断罕见，包括血管性肿瘤或血管畸形。为了确认诊断，下一步选择经导管造影。因患者的症状为慢性头痛，没有"雷击样疼痛"或新的神经功能缺失，门诊检查适合于这种未破裂的颅内动脉瘤（unruptured intracranial aneurysm，UIA）患者。

经导管血管造影显示左脉络膜前动脉发出一个 3mm 动脉瘤，动脉瘤瘤颈 2mm（图 9-1）。此外，在左侧颈内动脉海绵窦段还可见 1.5mm 无柄动脉瘤。余未见动脉瘤、动静脉畸形、血管狭窄或其他血管异常。

动脉瘤破裂的危险因素包括阳性家族史和高血压。一般情况下，其他危险因素包括患者年龄，既往动脉瘤导致的蛛网膜下腔出血，动脉瘤的大小、位置、形状和是否多发等特征，结缔组织疾病，吸烟史。

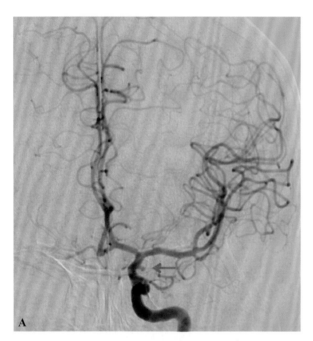
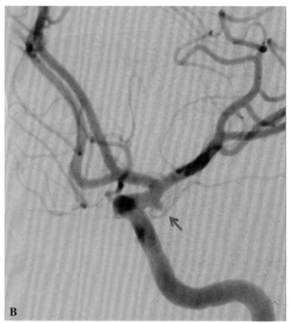
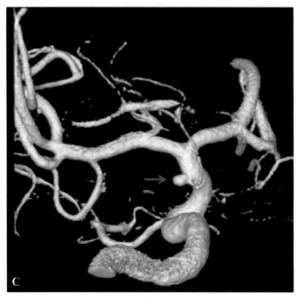

▲ 图 9-1　术前经导管脑血管造影图
图示正位（A）、斜位（B）和 3D 重建（C），显示左侧脉络膜前动脉动脉瘤（箭）

问题（Questions）

1. 这种疾病的管理措施有哪些？

2. 哪些量表或评分有助于患者或医生做决策？

3. 对这个患者进行干预的最佳时机是什么时候？

疾病诊断要点（Oral Boards Review—Diagnostic Pearls）

- 经导管造影是诊断颅内动脉瘤的金标准，特别是位于后循环或接近颅底的小动脉瘤（如本例脉络膜前动脉动脉瘤），经导管造影可以准确地显示载瘤动脉、动脉瘤、其可能的分支血管和动脉瘤本身的特征，如有无子囊。

- 在过去的几年中，CT 血管造影和 MRA 的质量得到了改善，可作为禁忌行经导管血管造影患者的替代检查方式，或用于老年患者，以避免血管造影可能的并发症。

- 导管造影是一种侵袭性检查，潜在并发症风险很小，永久性神经并发症发生率为 0%~5.4%。

【确定治疗方案】

　　动脉瘤破裂的患者需要在 24h 内治疗，因为在蛛网膜下腔出血后的第一天内再次破裂的风险很高。对未破裂动脉瘤患者的治疗需要一个精细的判断，对采取保守观察的脉瘤，要考虑其破裂的风险，对采取治疗的动脉瘤则要考虑治疗技术的并发症。根据不同的患者或动脉瘤危险因素，如动脉瘤的大小和位置以及患者年龄，动脉瘤破裂风险每年为 0.1%~4%。ISUIA 试验和未破裂脑内动脉瘤的研究，根据动脉瘤大小对未破裂动脉瘤破裂的风险进行分层，表明 < 7mm 的未破裂动脉瘤的年破裂风险很小。颅内动脉瘤治疗评分是计算患者动脉瘤破裂风险的一个有用的方法。颅内动脉瘤治疗评分可用于比较动脉瘤破裂风险和治疗方法并发症的发生率。所有评分和量表都考虑到人口学和动脉瘤特征，与公开发表的破裂率进行比较，并提供年化破裂风险，以决定是否治疗，当然没有一个量表是完美的。

　　如果做出治疗的决定，治疗方法有显微手术夹闭和血管内栓塞。小型未破裂动脉瘤的显微外科夹闭与血管内栓塞相比，因其永久性和较低的复发率和较低的再治疗率，而在预期寿命较长的年轻患者中是有效和有利的。虽然支架辅助弹簧圈栓塞和血流导向装置的出现使得宽颈动脉瘤血管内治疗更加安全，但与血管内弹簧圈栓塞相比，小瘤体和宽颈动脉瘤更适合手术夹闭。对于老年患者或有基础疾病的患者，血管内治疗更可取。手术夹闭更有利于特定位置的动脉瘤，如脉络膜前动脉（因为弹簧圈可能导致脉络膜前动脉起始部闭塞）。

问题（Questions）

1. 这个患者显微外科夹闭的风险是什么？

2. 你会选择哪种手术入路，术中有哪些辅助技术对治疗动脉瘤有帮助？

【手术过程】

显微外科夹闭动脉瘤需要在全身麻醉下进行，留置导尿管和双重静脉通路。术中神经电生理监测包括 SEP 和 MEP，可提醒外科医生在夹闭期间和夹闭后的缺血性损害，并可测量临时夹闭情况下的"爆发抑制"程度。

对脉络膜前动脉动脉瘤采取经翼点或小翼点手术入路。患者仰卧，固定在 Mayfield 头架上，头部向动脉瘤对侧旋转 15°～20°，后仰 20°，使额叶因重力作用离开颅前窝，颧突为最高点。在颧弓处取一个弧形切口，起于耳屏前 1cm，发际线后弧形切开至中线（翼点入路），或者在发际线后的中部（小翼点入路）皮肤切开后，头皮和颞肌向前牵拉，经翼点或小翼点入路开颅。四周悬吊硬脑膜，磨除蝶骨翼的外侧。然后围绕翼点打开硬脑膜。

显微镜下广泛分离侧裂，分开额颞叶。沿着大脑中支动脉分支向深部分离，直至颈内动脉及其分叉。即可见到脉络膜前动脉瘤，分离颈内动脉以备放置临时夹（图 9-2），然后小心分离动脉瘤，显示全部动脉瘤颈，脉络膜前动脉和后交通动脉。这个动脉瘤可以用一个直的 5mm 钛夹，在保留脉络膜前动脉的同时，夹闭动脉瘤瘤体。吲哚菁绿血管造影有助于确认动脉瘤完全夹闭，而不损害脉络膜前动脉。也可穿刺动脉瘤囊以确认完全夹闭。手术全程行 MEP 和 SEP 监测。如果夹闭后发生变化，应立即调整夹子防止脉络膜前动脉闭塞。脑池内用血管扩张药（如尼卡地平和罂粟碱）冲洗，可以防治手术操作引起的血管痉挛和小血管的缺血。

冲洗后，用 4-0 缝线连续缝合关闭硬脑膜，用钛板和螺钉将骨瓣复位。颞肌和帽状腱膜使用 2-0 缝线间断缝合。用钉皮器或缝线闭合皮肤。

问题（Questions）

1. 患者需要术前几天办理入院？

2. 患者手术后什么时候应该随访？

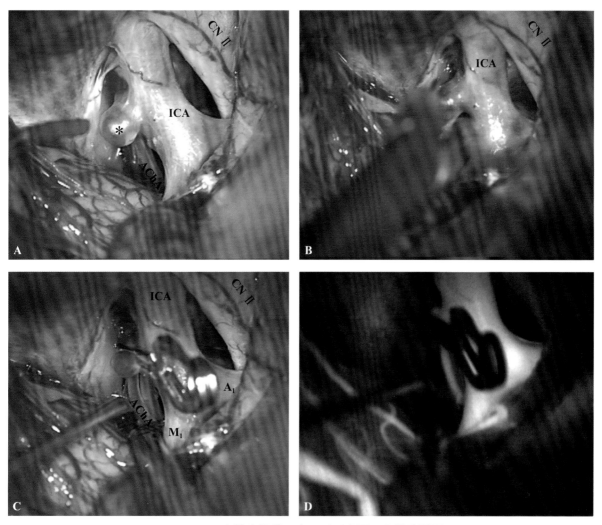

▲ 图 9-2　血管夹闭前、中、后手术图及血管造影图

术中图像显示（A）在夹闭之前、（B）在用直 5mm 夹子夹闭过程和（C）夹闭之后的脉络膜前动脉瘤（*）。吲哚菁绿血管造影（D）证实动脉瘤完全夹闭和脉络膜前动脉的通畅。A_1. 大脑前动脉 A_1 段；AChA. 脉络膜前动脉；CN Ⅱ. 视神经；ICA. 颈内动脉；M_1. 大脑中动脉 M_1 段

治疗方案要点（Oral Boards Review—Management Pearls）

- 动脉瘤完全闭塞是防止动脉瘤复发和消除动脉瘤破裂风险所必需的。
- 在大约 5% 的情况下，存在双重脉络膜前动脉，需要在夹闭过程中考虑到。
- 在夹闭之前，重要的是将后交通动脉和脉络膜前动脉显露在颈动脉 – 动眼神经三角内，以防止无意中夹闭这两根重要的动脉。
- 需要广泛地分离解剖外侧裂，以显露颈内动脉末段和脉络膜前动脉，为夹闭提供足够的视野显露。

关键点（Pivot Points）

- 如果术中 MEP/SEP 波在夹闭后发生变化，应立即调整夹闭位置，以防止脉络膜前动脉闭塞。
- 动脉瘤夹闭后罕有复发，明显低于栓塞治疗。建议 3～5 年内进行血管造影随访，以检查复发和新动脉瘤。

【术后管理】

未破裂动脉瘤患者通常在手术当天早上入院。手术后在重症监护病房过夜，然后在普通病房住 1～2 晚。如果没有并发症，手术伤口愈合良好，血管造影或 CT 血管成像证实动脉瘤完全夹闭时，患者可以出院（图 9-3）。皮钉或缝线可在手术后 10 天拆除，第一次门诊复查定于术后 6 周。计划在手术后 3～5 年，进行长期的经导管血管造影随访，以排除罕见的动脉瘤复发或在别处形成新的动脉瘤（图 9-3）。

问题（Questions）

1. 如果在夹闭过程中将脉络膜前动脉阻断，患者会有哪些症状？

2. 手术过程中如何避免并发症？

【并发症及处理】

除了感染和术后出血等一般术后并发症外，动脉瘤夹闭过程中的并发症风险包括术中动脉瘤破裂、脑内动脉或静脉意外损伤/闭塞引起的卒中和动脉瘤夹闭不全。

脉络膜前动脉瘤的位置特别复杂，因为阻断或损伤脉络膜前动脉可能导致脉络膜前动脉梗死，并产生灾难性后果，包括对侧偏瘫，对侧感觉减退，以及由于内囊后肢、丘脑和外侧膝状体部分损伤而导致的同向偏盲。如果梗死位于优势半球，脉络膜前动脉梗死也可能导致失语症。吲哚菁绿血管造影和 MEP/SEP 监测是在手术早期发现可能的脉络膜前动脉闭塞的重要辅助手段，可及时采取纠正措施，如调整夹子位置或扩血管药物冲洗。术后发现与脉络膜前动脉闭塞相关的神经功能缺损，应立即再次手术探查和调整夹子位置。脉络膜前动脉梗死的症状可能随着时间的推移而改善，因为内囊后肢也接受来自大脑中动脉的豆纹动脉的血供。然而，可能需要数周或数月的恢复时间。

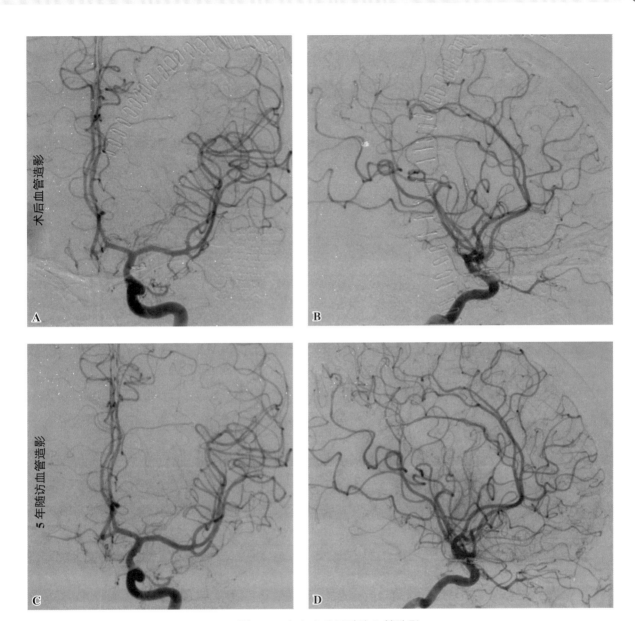

▲ 图 9-3　患者术后及随访血管造影

A 和 B. 术后直接行血管造影；C 和 D. 5 年随访血管造影。A 和 C 为正位，B 和 D 为侧位。动脉瘤夹闭完全且载瘤动脉通畅。5 年随访血管造影显示病情稳定，无动脉瘤复发或任何新动脉瘤

问题（Questions）

1. 动脉瘤夹闭和动脉瘤弹簧圈栓塞的复发率有差别吗？

2. 该处动脉瘤是常见的还是罕见的？

并发症处理要点（Oral Boards Review—Complications Pearls）

- 术中监测（MEP 和 SEP）和吲哚菁绿血管造影对脉络膜前动脉进行仔细的围术期评估有助于预防脉络膜前动脉梗死。
- 动脉瘤夹闭不全可能需要重新手术。因此，术后在院期间的血管造影十分必要，以排除任何动脉瘤残留。

【医学证据与预期结果】

动脉瘤的显微外科夹闭和血管内栓塞均有效。然而，动脉瘤夹闭的复发率低于栓塞，血管内治疗脉络膜前动脉动脉瘤可能会造成脉络膜前动脉闭塞。

拓展阅读

[1] André A, Boch AL, Di Maria F, et al. Complication risk factors in anterior choroidal artery aneurysm treatment. *Clin Neuroradiol*. 2018;28(3):345–356. doi:10.1007/ s00062–017–0575–y.

[2] Bekelis K, Gottlieb DJ, Su Y, et al. Comparison of clipping and coiling in elderly patients with unruptured cerebral aneurysms. *J Neurosurg*. 2017;126(3):811–818.

[3] Chalouhi N, Bovenzi CD, Thakkar V, et al. Long–term catheter angiography after aneurysm coil therapy: Results of 209 patients and predictors of delayed recurrence and retreatment. *J Neurosurg*. 2014;121:1102–1106.

[4] Davies JM, Lawton MT. Advances in open microsurgery for cerebral aneurysms. *Neurosurgery*. 2014;74(Suppl 1):S7–S16.

[5] Jang CK, Park KY, Lee JW, et al. Microsurgical treatment of unruptured anterior choroidal artery aneurysms: Incidence of and risk factors for procedure–related complications. *World Neurosurg*. 2018;119:e679–e685. doi:10.1016/ j.wneu.2018.07.241.

[6] Srinivasan VM, Ghali MGZ, Cherian J, et al. Flow diversion for anterior choroidal artery (AChA) aneurysms: A multi–institutional experience. *J Neurointerv Surg*. 2018;10(7):634–637. doi:10.1136/ neurintsurg–2017–013466.

表现为头痛的大脑中动脉巨大动脉瘤
Giant Aneurysm of the Middle Cerebral Artery Presenting with Headache

Robert T. Wicks　Robert F. Spetzler　**著**

薛绛宇　**译**

【病例摘要】

患者，女，32 岁，因过去 1 周时轻时重的剧烈头痛到急诊就诊。患者叙述症状出现在 1 周前，当时患者经历了一生中最严重的头痛，那时没有就医。患者否认恶心、呕吐及畏光。仅有的既往病史是惊恐发作病史。否认家族性血管疾病史。患者清醒，明显焦虑，其他神经系统完整，没有任何功能障碍和颈背部僵硬。

头部 CT 平扫没有出血的阳性发现，随后进行的腰椎穿刺显示脑脊液黄变，提示先前发生过蛛网膜下腔出血。CT 血管造影显示右侧大脑中动脉巨大梭形动脉瘤（图 10-1）。

问题（Questions）

1. 还能额外从 CT 血管成像获取哪些信息？什么时候做六支血管诊断性脑血管造影？

2. 大脑中巨大动脉瘤三种形态学分型是什么？动脉瘤的形态如何对治疗策略产生影响？

3. 对于大脑中动脉巨大动脉瘤的治疗，不管是血管内手术还是显微外科手术，有哪些方法可用？

【病情评估与计划】

要获取全面的病史和详细的体格检查，以便对患者进行恰当的手术干预，CT 血管成像需要较高的图像质量，以便观察动脉瘤的形态和分支血管。需全面评估颈内及颈外动脉以便需进行搭桥时选择，如果 CT 血管成像能够提供充足的信息，DSA 就不是必需的。

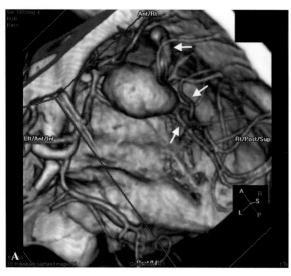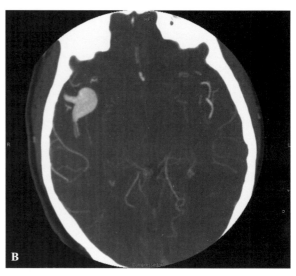

▲ 图 10-1　患者 CT 血管成像图

A. CT 血管成像显示大脑中动脉梭形动脉瘤合并分支梭形扩张，以及远端 2 个分支（白箭）；B. CT 血管成像轴位显示梭形大脑中动脉瘤远端部分，大脑中动脉扩张段和一个主要分支及 2 个小分支

疾病诊断要点（Oral Boards Review—Diagnostic Pearls）

- 需要详细的术前计划，判断哪些受累分支通过夹闭塑形可以保留，评估哪些搭桥手术是必需的。

- 了解颞浅动脉的解剖，血管直径是否能满足搭桥的需要，颞浅动脉额支与顶支大小是否满足双支搭桥的需要。

- 当对巨大动脉瘤进行显微外科手术时通常需要考虑能够进行哪种高流量的搭桥。如果需要桡动脉作为桥血管，要提前准备摆好合适的体位及前臂做好取血管准备。

- 为处理复杂巨大动脉瘤而转诊至手术量较大的医学中心时，应该考虑到这个医学中心的脑血管外科开放手术经验。

问题（Questions）

1. 如果需要搭桥手术，颞浅动脉是否有足够的管径？如果需要双搭桥颞浅动脉额支和顶支是否都存在而且有足够的管径？

2. 显微外科手术前需要进行哪些准备？关于摆体位方面还需要做哪些预防措施？

3. 当入射血流完全被阻断或载瘤血管被重建后动脉瘤的占位效应是否能充分地减少？或者是否有瘤内部分血栓化，需要超声吸引器进行瘤内减容？

【确定治疗方案】

巨大动脉瘤定义为直径＞ 2.5cm 的动脉瘤，ISUIA 发现，巨大动脉瘤占所有动脉瘤的 4.7%。大脑中巨大动脉瘤占大脑中动脉瘤的 3%～5%。大脑中巨大动脉瘤虽然罕见，但是如不进行治疗预后较差。一项研究报道 2 年死亡率为 68%、5 年死亡率为 85%。ISUIA 研究中前循环未破裂巨大动脉瘤亚组，5 年累计破裂率为 40%。

大脑中巨大动脉瘤有三种形态，即囊性、梭形、蛇形。囊性动脉瘤最常见，它是由大脑中分叉小的囊性动脉瘤逐渐扩张而成，典型的位于大脑中动脉分叉处。随着动脉扩张，瘤颈常累及分支动脉，使搭桥手术成为必要。相反，梭形动脉瘤由长节段的动脉硬化血管不断加重形成。这类动脉瘤没有真正的瘤颈，常常累及主要的分支，需要复杂的重建和血管搭桥手术。巨大蛇形动脉瘤瘤腔内大部分血栓化，留下较小的蛇形通道。这类动脉瘤有包绕的无血管的血栓部分，会引起占位效应，跟周围水肿有关。巨大蛇形动脉瘤极少发生出血或破裂。需要进行瘤内减容以减轻占位效应。

大脑中动脉巨大动脉瘤有两种治疗方式：开放手术和血管内治疗。外科手术治疗巨大动脉瘤可追溯到 1793 年，苏格兰外科医生 John Hunter 第一次通过结扎载瘤动脉治疗腘动脉动脉瘤，以后这一术式就以其名字命名为"亨特结扎"。动脉瘤合作研究显示，急性结扎颈内动脉后缺血并发症发生率为 59%，颈总动脉结扎后并发症发生率为 32%。动脉渐进性闭塞并发症发生率稍低。20 世纪后期随着显微神经外科及神经麻醉的发展，动脉瘤夹闭塑形和颅内外搭桥技术得到很大进步。最初的显微外科手术病例显示出显著改善的结果，死亡率为 5%～22%，61%～87% 的患者结果良好或非常好，这些结果证明了技术的进步。一项研究表明，外科手术 74% 的患者结果非常好，致残率为 12%、死亡率为 9%。关于破裂和未破裂巨大动脉瘤更近的一个队列研究显示相似的结果，手术相关神经致残率为 9%、死亡率为 13%。一项关于手术治疗大脑中动脉大型或巨大梭形动脉瘤的回顾性研究中无死亡病例，MRS 评分＜ 2 分的患者达到 90%。考虑到自然预后不佳的巨大脑动脉瘤有相对满意的手术效果，提倡对这些复杂病变进行积极的手术干预。

大脑中巨大动脉瘤位于血管远端，瘤颈多累及分支血管，血管内治疗多为次要选择。颅内巨大动脉瘤血管内治疗早期最大的病例序列结果显示最后随访时致残率达 26%、死亡率为 29%，其中 64% 的动脉瘤闭塞率达到 95%，36% 的动脉瘤闭塞率达到 100%。2007 年一项文献 Meta 研究显示，所有巨大动脉瘤进行栓塞或球扩支架辅助栓塞动脉瘤闭塞率约为 57%，平均死亡率为 7.7%，主要致残率为 17.2%。巨大大脑中动脉瘤的治疗更具挑战性。因为累及多分支动脉，使用 Onyx 等液态栓塞剂是不可行的。Pipeline 栓塞装置出现后，最初被用来治疗远端巨大动脉瘤，但有 1 例为大脑中巨大病变，联合使用 Pipeline 栓塞装置及弹簧圈，瘤内按照动脉瘤栓塞要求填塞的弹簧圈的尺寸不幸使 Pipeline 栓塞装置发生塌陷。虽然使用 Pipeline 栓塞装置后不需要致密填塞动脉瘤，但是在近端大脑中区域的病变会遇到其他困难，包括很多的穿支血管其在释放 Pipeline 栓塞装置后可能出现血栓形成而导致其闭塞，以及大脑中动脉远端有多支大分支。尽管如此，一项研究报道了 10 例 Pipeline 栓塞装置治疗的复杂大脑动脉瘤，其中 5 例为大动脉瘤，3 例巨大型动脉瘤，1 例致残，无死亡病例。单独巨大的大脑中动脉动脉瘤的结果并不清楚，尽管该系列中描述的所有巨大动脉瘤都是梭形性质的。总之，5 例大脑中动脉 M_1 段动脉瘤患者中有 3 例成功闭塞，3 例大脑中动脉分叉动脉瘤中有 1 例在随访 7～12 个月时闭塞。Pipeline 栓塞装置治疗大型或巨大的动脉瘤，迟发动脉瘤破裂仍然是一个会出现的问题。

问题（Questions）

1. 何种血管内治疗是可行的？在什么情况下应用？

2. 这个患者应该选取什么手术方法，做什么准备？

3. 如果载瘤动脉必须被闭塞，没有一个分支血管可以被保护，应该考虑哪些特殊的步骤？

【手术过程】

计划用颞浅动脉 – 大脑中动脉旁路和显微手术夹闭血管重塑来重建血管。患者仰卧，如果术中需要神经造影，头部需要使用可透视射线的三点式头架固定以备术中需要神经血管造影。头部旋转约 45°，略拉伸。患者的右颈进行手术准备，除了右前臂准备的桡动脉移植，还有右腹股沟准备以备术中的血管造影。采用多普勒定位颞浅动脉顶支。解剖颞浅动脉额支不是必需的，皮肤切口在发际内沿颞浅动脉走行。

手术入路为改良的两片式眶 – 颧入路。对颞浅动脉游离约 7cm，且要保证动脉通畅。颞肌切开，游离肌皮瓣，翻向前方。眶顶部解剖游离出眶骨膜。翼点开颅皮瓣按常规方式翻开，然后使用矢状切割锯进行以下切割：①沿眼眶内侧通过眶顶后立即向眶上神经的外侧；②沿额颧缝的外侧；③穿过眶顶连接到 McCarty 锁孔。骨刀用来游离改良的眶 – 颧骨瓣。

在用高速钻头磨平翼嵴后，弧形打开硬膜，向前翻，然后打开近端外侧裂。确认 M_2 近端及动脉瘤。然后确认 M_1，显露近端控制点。然后把动脉瘤从周围的血管和脑组织中解剖出来。它由一个大球部和大的流出分支组成。在动脉瘤的远端，发现了另外两个小流出分支，然后进行术中吲哚菁绿造影，以确定哪些是动脉瘤的流入和流出分支（图 10-2）。

从吲哚菁绿的研究中可以清楚地看出，通过夹闭塑形动脉瘤的近端可以保留一个动脉瘤流出分支。颞叶由近端动脉瘤的大脑中动脉分支供血。术中做出决定：颞浅动脉到额叶 M_3 动脉的旁路手术是必要的；准备颞浅动脉：临时夹夹闭远端，并离断远端末端；清除颞浅动脉末端所有软组织，然后使用两根连续的 10-0 Prolene 缝合线将颞浅动脉吻合到 M_3。在动脉瘤的近端放置一个直夹，以重建深部流入道和一个流出分支。最后进行吲哚菁绿造影，显示通过动脉瘤夹重塑后远端流出分支显影良好，动脉瘤未见显影。可以看到颞浅动脉 – 大脑中动脉旁路和整个皮质血流良好。

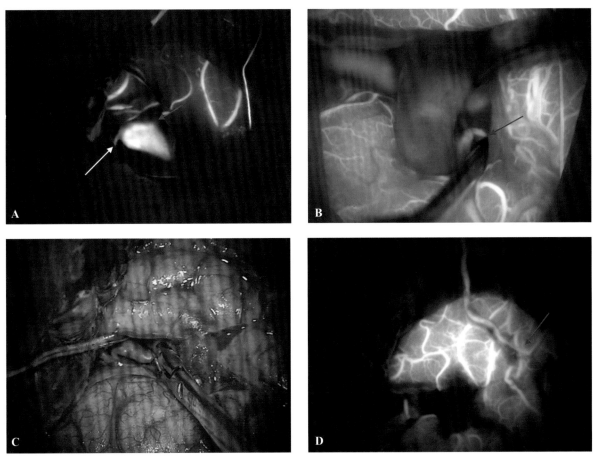

▲ 图 10-2　术中影像图

A. 最初的术中吲哚菁绿造影显示巨大梭形大脑中动脉动脉瘤的大脑中动脉近端流入道（白箭）和近端主要流出道（红箭）；B. 最初的术中吲哚菁绿影像学显示巨大梭形动脉瘤远端流出（红箭）进入两个相邻的分支动脉；C. 术中照片：夹闭结扎大脑中动脉巨大梭形动脉瘤的近端，同时维持近端主要大脑中动脉分支的灌注；D. 最后术中吲哚菁绿影像学显示颞浅动脉至 M_3 分部旁路通畅（红箭）

治疗方案要点（Oral Boards Review—Management Pearls）

- 血管内治疗往往不能提供足够的手段来有效治疗巨大的大脑中动脉动脉瘤。
- 准备高流量搭桥。考虑准备前臂以备需要桡动脉做桥血管，如果计划进行桡动脉移植，在计划解剖之前，用超声评估桡动脉以确认通畅。
- 如果担心严重脑水肿或术前出血，手术中应尽早考虑全静脉麻醉。
- 推荐使用脑电图（electroencephalogram, EEG）、SSEP 和运动诱发电位进行神经监测。脑电图在临时阻断期间确认麻醉暴发抑制（anesthetic burst suppression）有用。
- 将心脏复律垫置于胸部，以备术中动脉瘤过早破裂时，需要术中应用腺苷以获得暂时心脏停搏。
- 在开颅之前，多花时间来确保颞浅动脉被保护了。然后，在开颅之前解剖出颞浅动脉准备搭桥。解剖颞浅动脉，准备旁路，然后进行开颅手术，最好保持颞浅动脉的连续性，直到进行搭桥手术。载瘤动脉闭塞后需考虑是否可能需要双支搭桥，以充分恢复动脉分支血流。如果是这样的话，准备解剖颞浅动脉的顶叶和额叶分支，有足够的长度用于旁路，一般约 7cm。
- 准备包裹材料如棉片，以备不可能同时完全夹闭动脉又保持所有分支血管通畅时应用。

关键点（Pivot Points）

- 如果大脑中动脉巨大动脉瘤累及 M_1 段近端，而非位于分叉处，则可能需要对动脉瘤远端的大脑中动脉进行高流量搭桥。
- 如果动脉瘤位于大脑中动脉分叉处，重建时需要牺牲两个主要的分支血管，可能需要考虑颞浅动脉双搭桥。
- 如果动脉瘤内有大量血栓形成，并引起症状性的占位效应或周围水肿，在完成确定的夹闭血管塑形之前，需要先剪开动脉瘤并减压（用超声波吸引器）。

【术后管理】

在大脑中动脉巨大动脉瘤患者的管理中，术后初期至关重要，尤其是搭桥的患者。收缩压一般控制在 100~140mmHg，以维持桥血管的灌注，同时防止患者术后出血。搭桥患者，术后当日即开始服用每天 325mg 阿司匹林。搭桥术后应即刻行脑血管造影（图 10-3），并推荐术后 6 个月、2 年分别复查脑血管造影。如果发现动脉瘤残留，需要严密观察或再次行手术或者血

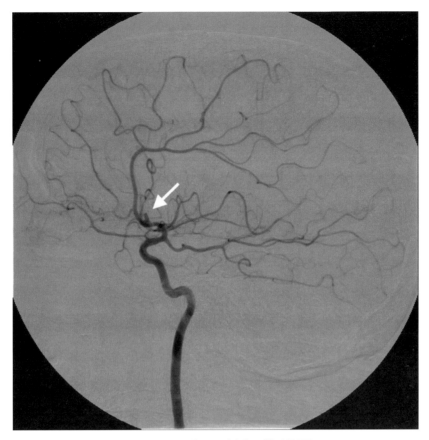

▲ 图 10-3　术后即刻脑血管造影图

图示右侧颈内动脉侧位像，大脑中动脉巨大梭形动脉瘤动脉瘤夹（箭）近端有少量残留，这部分残留是必要的，以便保持第一主要分支的通畅

管内治疗，如本例（图 10-4）。

【并发症及处理】

通过精细的显微外科技术和对如动脉瘤早期破裂、分支闭塞、动脉瘤不完全消除、临时阻断延长导致缺血、桥血管闭塞等可能发生的最常见并发症的充分考虑，大脑中动脉巨大动脉瘤外科手术后很多最可怕的并发症都能预防。在临时阻断时，有必要应用 SSEP 和 EEG 监测，为动脉瘤过早破裂做好准备。心脏复律器需放置在心前区以备使用腺苷进行心脏停搏。临时阻断需慎重考虑，且应尽量缩短阻断时间以避免缺血性并发症。结合术前的影像学资料，如果闭塞大脑中动脉近端可能性很大，术前应做好高流量搭桥的准备。术前需应用超声评估桡动脉，以确保其是通畅的。频繁或长期住院患者，可能因反复置管而继发桡动脉闭塞。作为替代方案，可考虑隐静脉移植。如果大脑中动脉巨大动脉瘤位于大脑中动脉分叉处的更远端，颞浅动脉 - 大脑中动脉搭桥就足够了。在我们一系列不能夹闭、必须行颅内外血管搭桥的大脑中动脉巨大

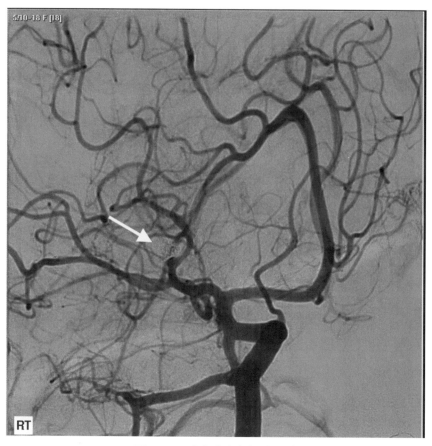

▲ 图 10-4 动脉瘤残留部分的随访

动脉瘤残留部分严密随访，2 年后对动脉瘤残余部分进行了确切的栓塞。右侧颈内动脉斜位造影。残留部分被确切栓塞（箭）所有分支得以保留

动脉瘤中，75% 的动脉瘤（16 例中的 12 例）被成功闭塞。其他有少量残留的病例接受了后来的再次治疗。管理策略和三个梗死患者相关，但没发生围术期死亡。另一系列外科手术治疗巨大动脉瘤的研究报道，再出血率为 3%，再次治疗率为 1%。如果在这些复杂的手术过程中采取适当的步骤，可能减少并发症的发生，取得成功的治疗效果。

并发症处理要点（Oral Boards Review—Complications Pearls）

- 在临时阻断期间，术中监测 EEG 和 SSEP 有助于建立暴发抑制和预防缺血性损伤。限制临时夹闭时间不超过 8～10min，有助于降低永久性缺血性损伤的风险。
- 如果必须牺牲 M_1，高流量搭桥或者双支颞浅动脉搭桥可能是必需的。
- 如果进行了搭桥手术，术后即开始抗血小板治疗。
- 术后期间，严密监测血压对于预防术后出血十分关键。

【医学证据与预期结果】

一些系列研究显示，对于未破裂的动脉瘤，大脑中动脉巨大动脉瘤和其他大脑中动脉动脉瘤治疗与管理上有相似的结果。在 750 例未破裂大脑中动脉动脉瘤中，26 例是巨大动脉瘤。整个系列中，没有死亡病例，只有 1 例发生了治疗相关的深静脉血栓并发症。在一组包含破裂和未破裂的大型或巨大大脑中动脉梭形动脉瘤中，20 例中有 19 例（95%）完全闭塞，18 例（90%）预后良好，仅 1 例术后恶化。

拓展阅读

[1] Eller JL, Dumont TM, Sorkin GC, et al. Endovascular therapies for middle cerebral artery aneurysms. In: Spetzler RF, Kalani MYS, Nakaji P, eds. *Neurovascular Surgery*. 2nd ed. New York: Thieme; 2015:569–583.

[2] Jahromi BS, Mocco J, Bang JA, et al. Clinical and angiographic outcome after endovascular management of giant intracranial aneurysms. *Neurosurgery*. 2008;63(4):662–674.

[3] Kalani MY, Zabramski JM, Hu YC, Spetzler RF. Extracranial–intracranial bypass and vessel occlusion for the treatment of unclippable giant middle cerebral artery aneurysms. *Neurosurgery*. 2013;72(3):428–435.

[4] Lawton MT, Spetzler RF. Surgical management of giant intracranial aneurysms: Experience with 171 patients. *Clin Neurosurg*. 1995;42:245–266.

[5] Mizoi K, Yoshimoto T. Permissible temporary occlusion time in aneurysm surgery as evaluated by evoked potential monitoring. *Neurosurgery*. 1993;33(3):434–440.

[6] Morley TP, Barr HW. Giant intracranial aneurysms: Diagnosis, course, and management. *Clin Neurosurg*. 1969;16:73–94.

[7] Nussbaum ES, Madison MT, Goddard JK, Lassig JP, Kallmes KM, Nussbaum LA. Microsurgical treatment of unruptured middle cerebral artery aneurysms: A large, contemporary experience. *J Neurosurg*. 2018 June 22.

[8] Peerless S, Wallace M, Drake C. Giant intracranial aneurysms. In: Youmans J, ed. *Neurological Surgery: A Comprehensive Reference Guide to the Diagnosis and Management of Neurological Problems*. Philadelphia: Saunders; 1990:1742–1763.

[9] Reynolds MR, Osbun JW, Cawley CM, Barrow DL. Giant aneurysms of the anterior circulation. In: Rangel–Castilla L, Nakaji P, Siddiqui AH, Spetzler RF, Levy E, eds. *Decision Making in Neurovascular Disease*. New York: Thieme; 2018:203–211.

[10] Sharma BS, Gupta A, Ahmad FU, Suri A, Mehta VS. Surgical management of giant intracranial aneurysms. *Clin Neurol Neurosurg*. 2008;110(7):674–681.

[11] Siddiqui AH, Kan P, Abla AA, Hopkins LN, Levy EI. Complications after treatment with pipeline embolization for giant distal intracranial aneurysms with or without coil embolization. *Neurosurgery*. 2012;71(2):E509–E513.

[12] Spetzler RF, Carter LP. Revascularization and aneurysm surgery: Current status. *Neurosurgery*. 1985;16(1):111–116.

[13] Sughrue ME, Saloner D, Rayz VL, Lawton MT. Giant intracranial aneurysms: Evolution of management in a contemporary surgical series. *Neurosurgery*. 2011;69(6):1261–1270.

[14] Wiebers DO, Whisnant JP, Huston J, 3rd, et al. Unruptured intracranial aneurysms: Natural history, clinical outcome, and risks of surgical and endovascular treatment. *Lancet*. 2003;362(9378):103–110.

[15] Xu F, Xu B, Huang L, Xiong J, Gu Y, Lawton MT. Surgical treatment of large or giant fusiform middle cerebral artery aneurysms: A case series. *World Neurosurg*. 2018;115:e252–e262.

破裂的胼周动脉瘤
Ruptured Pericallosal Artery Aneurysm

Kristine Ravina　Jonathan J. Russin　Steven L. Giannotta　著

薛绛宇　译

【病例摘要】

　　患者，女，41 岁，4 天前出现颈部、下背部和头部疼痛不适，且症状在进行脊柱按摩后加重。该患者无重要既往病史并否认头部外伤史。神经系统体格检查发现患者嗜睡、颈强，定向力正常，眼球活动正常，无视物障碍和其他脑神经损伤症状。四肢肌力和肌张力正常，腱反射对称。颅脑 CT 平扫显示扣带回、胼胝体和额部脑沟蛛网膜下腔出血，合并交通性脑积水（图 11-1）。

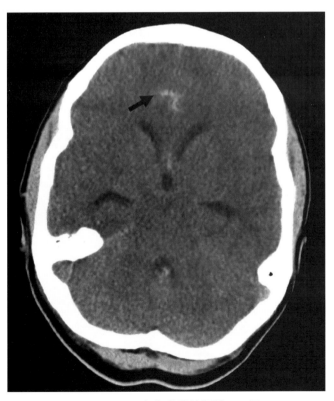

▲ 图 11-1　患者术前的颅脑 CT 图

图示交通性脑积水和 SAH（箭）

问题（Questions）

1. 该疾病需要与哪些疾病进行鉴别诊断？

2. 该患者进行外科手术之前，还需要进行哪些影像学检查？

3. 最初的影像学检查哪些特征可以提示病变部位？

【病情评估与计划】

怀疑存在血管病变，进行了 CT 血管成像检查。CTA 提示大脑前动脉 A_3 段或胼周动脉可见一个囊状动脉瘤（2.8mm × 2.6mm），可以看到这个动脉瘤由左侧胼缘动脉起始端发出（图 11-2 和图 11-3A）。根据传统的大脑前动脉解剖分类，A_2 段起始于前交通动脉，在胼胝体嘴部和膝部交界处过渡为 A_3 段。A_3 段围绕着膝部，并止于膝部上方动脉急转向后处。A_4 和 A_5 段沿着胼胝体的上方走行，两者的典型临界点位于冠状缝处。85% 的大脑前动脉远端动脉瘤起源于 A_3 段。远端大脑前动脉动脉瘤破裂通常会引起胼胝体膝部和体部上方的蛛网膜下腔出血，并可能进一步扩展到邻近脑沟中，如图 11-1 所示。

尽管前交通动脉动脉瘤或者大脑前动脉近端动脉瘤典型表现有纵裂或中脑周围的蛛网膜下腔出血，但它们仍被包含在鉴别诊断中。尽管在当前提供的病例中可能性不大，但鉴别诊断也应包括其他血管性病变，例如额部动静脉畸形破裂出血、外伤性假性动脉瘤破裂出血、非动脉瘤性蛛网膜下腔出血或可逆性脑血管收缩综合征。大脑前动脉动脉瘤破裂出血通常会在脑内和（或）破入脑室，且可能与脑积水有关，如本病例。大脑前动脉远端动脉瘤通常不伴有脑神经

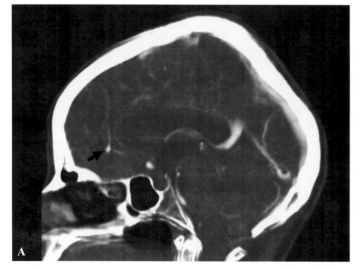
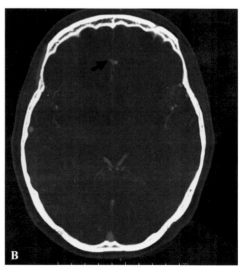

▲ 图 11-2　患者的 CT 血管成像

图示左侧大脑前动脉 A_3 段动脉瘤（箭）由胼缘动脉起始端发出：矢状位（A）和轴位（B）

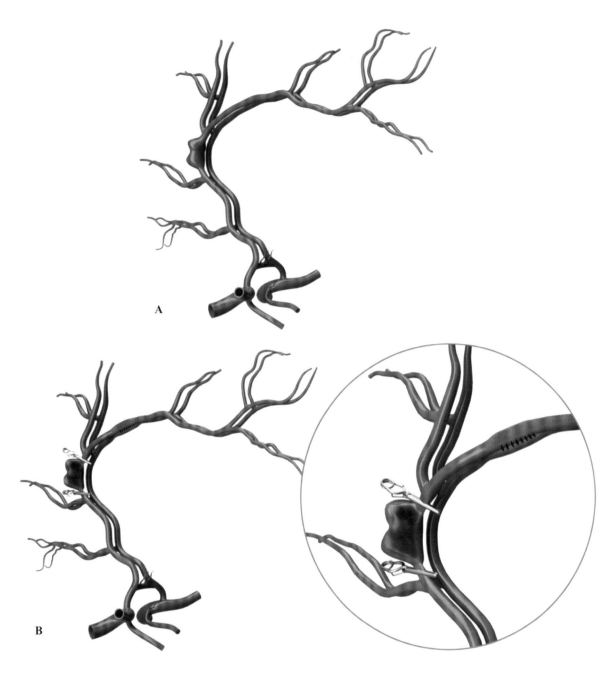

▲ 图 11-3 本病例示意图
图示左大脑前动脉 A_3 段动脉瘤（A）和夹闭式显微外科治疗和侧对侧微血管旁路术（B）

损害，如前交通动脉巨大动脉瘤占位效应所致的视觉障碍。如果患者没有典型的伴有颈强和背痛的突发"雷击样"头痛的症状，且最初的影像学不能确定蛛网膜下腔出血时，我们也应考虑到脑膜炎的可能性。

头部 CT 平扫对蛛网膜下腔出血非常敏感，而且有助于蛛网膜下腔、脑实质和脑室出血以及脑积水的早期诊断。CT 血管成像是一种快速、无创且相对安全的进一步的影像检查方式，如果患者临床表现和最初非对比度 CT 提示血管性疾病时，应行 CT 血管成像检查。CT 血管成像还可行三维重建，这有助于对血管疾病及其与周围结构的关系进行立体检查。

血管成像的金标准是至少两个角度（正位和侧位）的全脑血管数字减影血管造影，必要时也要进行三维重建。导管血管造影能为动脉瘤形态、血流动力学和侧支循环提供详细、高分辨率的信息，而且能排除其他任何血管性疾病。如果需要做血管重建，导管血管造影也能评估颅外循环情况。

疾病诊断要点（Oral Boards Review—Diagnostic Pearls）

- 大脑前动脉假性动脉瘤

  - 外伤性假性动脉瘤：大脑前动脉远端邻近大脑镰使得它极易形成假性动脉瘤，即使是轻微的闭合性颅脑损伤，常见于儿童。在典型的交通事故中，大脑相对于大脑镰的加速减速运动可能引起动脉壁损伤，导致假性动脉瘤形成。头部贯通伤和颅骨骨折也能引起动脉损伤。

  - 医源性假性动脉瘤：外科手术，如额叶和颅底肿瘤切除，特别是经内镜、经蝶骨入路，可合并医源性动脉损伤。一些肿瘤，特别是颅咽管瘤，容易有囊性结构与毗邻血管粘连，在切除过程中可能导致假性动脉瘤形成。在这些情况下，动脉损伤通常发生于大脑前动脉近端或颈内动脉末段。

  - 诊断假性动脉瘤：由于反复出血，假性动脉瘤的自然史与极高死亡率有关。这些血管损伤在颅内多发出血的颅脑损伤病例中容易被忽视。假性动脉瘤缺乏瘤颈或瘤壁，不一定位于血管分叉处，可能以伤后数周甚至数年后的迟发性、反复出血发病。在担心发生创伤性假性动脉瘤的病例中，行 CT 血管成像检查并详细阅片尤为重要。当临床高度怀疑创伤性假性动脉瘤，而 CT 血管成像结果阴性时，应行导管血管造影。此外，如果伤后最初的检查结果为阴性，伤后 7 天、3 个月应随访复查 CT 血管成像或导管血管造影。无论发病机制如何，假性动脉瘤应尽早处理，以防发生致命性的再出血。

- 假阴性影像

  - 如果初步的 CT 检查排除了颅内占位性病变和蛛网膜下腔出血，而临床病史提示动脉瘤破裂，可行腰椎穿刺术或脑磁共振检查。如果腰椎穿刺术发现血性或黄色脑脊液，需进一步行导管血管造影检查。

  - CT 提示蛛网膜下腔出血而血管造影结果阴性是大脑前动脉交通段的特征性表现。造影阴性的蛛网膜下腔出血，发病后 1 周应再次行 6 根血管造影，尤其要关注可疑血管节段。如果 1 周后随访血管造影结果阴性，推荐 3 个月后再次随访造影。

问题（Questions）

1. 这些影像学结果如何影响外科手术方案？

2. 本病例考虑血管重建吗？

3. 外科手术方案的关键点是什么？

【确定治疗方案】

与其他 Willis 环动脉瘤相比，大脑前动脉远端动脉瘤在较小（＜ 7mm）时就易破裂。因此，对于一个身体健康的大脑前动脉远端未破裂小动脉瘤患者，应建议处理，而其他解剖位置则可以观察。在某些情况下，大脑前动脉远端动脉瘤的血管内治疗也有可能，但载瘤动脉较细且动脉瘤通常为宽颈对血管内治疗不利。

根据动脉瘤形态，载瘤动脉有重建或夹闭动脉瘤段的风险时，需要考虑血管重建（图 11-3B）。沿胼胝体走行的 A_3/A_4 远段是大脑前动脉远端原位搭桥侧 – 侧吻合的理想选择。在这个病例中，在探查过动脉瘤并且决定夹闭重塑时，可能对载瘤动脉不利或者有动脉瘤腔残留进行了 A_3-A_3 搭桥。

大脑前动脉远端动脉瘤通常选择额部纵裂入路开颅手术，此手术入路大脑镰下缘的双侧 A_3 段均可显露。动脉瘤在大脑前动脉上的具体位置决定了骨瓣的定位。动脉瘤越靠近端，开颅位置越靠前。在处理大脑前动脉近段动脉瘤时，正确的入路角度可以避免胼胝体膝部妨碍手术医师看动脉瘤近端的大脑前动脉。计划侧 – 侧吻合搭桥时，手术需要显露充足的范围，为动脉瘤远端吻合提供足够的空间。

问题（Questions）

1. 对于 A_3 段动脉瘤什么入路是最佳选择？为什么？

2. 纵裂入路的技术缺陷是什么？如何避免？

3. 哪些影像学和术中发现提示需要血管重建？该位置不同类型的搭桥优缺点是什么？

【手术过程】

按常规流程，患者全麻诱导后，给予抗生素、利尿及抗癫痫药物应用。推荐术中应用体感和运动诱发电位监测及脑电图监测。所有的大脑前动脉远端动脉瘤均应考虑行脑脊液分流，这有助于减少解剖纵裂时的牵拉。根据预计的血管重建需要，摆放患者体位。计划夹闭的病例，取仰卧位，头部正中或稍屈曲。如果计划 A_3-A_3 搭桥，患者仰卧位，垫起一侧肩部，根据动脉瘤转动头部。大脑镰几乎水平。在微血管吻合过程中，需保持轻微倾斜，以利于冲洗的液体流动。最终的体位调整为头顶稍屈曲。固定头架后，推荐通过升高手术台抬高头部高于心脏约20cm，以减少静脉血流汇入术野。该病例不计划搭桥，取仰卧位，头部正中位置，稍屈曲。

通过术前 CT 血管成像辅助下神经导航，有助于患者体位的摆放和手术的设计。取半冠状切口，起于左侧耳屏前约 1cm，跨中线，至对侧发际线最前点。或者，也可以取标准冠状切口或双角切口，虽然较小的切口、牵拉头皮也能获得较为满意的显露，例如该病例。皮瓣向下翻至近眶缘，不切开颞肌筋膜和肌肉。在正中线一侧钻孔，骨瓣设计 2/3 在冠状缝前方和 1/3 在后方。骨窗必须足够大，允许双侧 A_3 段侧 – 侧吻合搭桥以及 A_3 段近端动脉瘤的夹闭。以上矢状窦侧为基底，C 形剪开硬脑膜，翻至对侧，缝线固定。打开硬脑膜时，务必小心，切勿损伤任何桥静脉，然后显微镜下解剖入纵裂。

沿大脑镰向下解剖至胼胝体和大脑前动脉（图 11-4A）。谨慎操作避免过度牵拉，以免导致脑梗死和术中动脉瘤破裂。可用通过放置卷起的棉片协助解剖纵裂。打开硬脑膜后，可释放脑脊液，一次 10～15ml，共 30～50ml，以降低颅压。

在大脑镰下缘，扣带回通常是粘连在一起的，解剖界面便在扣带回之间。需谨慎操作避免损伤或牵拉扣带回，以免术后出现无动性缄默。虽然发现胼周的大脑前动脉有时位于扣带沟内，但一般直接位于更深的胼胝体的上方。胼胝体通常呈白色，且为横向纤维束，以此可以识别。一旦明确双侧 A_3 段（图 11-4B），沿胼胝体体部和膝部便可定位动脉瘤。胼缘动脉、胼胝体膝部以及术前其他的解剖特征都可作为重要的解剖标志。首要目标是确保显露近端载瘤动脉 A_3 段的临时阻断通道。如果利尿药应用和脑脊液的释放降低颅压不满意时，可清除局部血肿辅助降颅压。

我们发现该病例动脉瘤所处的 A_3 段呈圆形扩张，且发育不良，无法进行单纯的动脉瘤颈部夹闭。如果考虑夹闭重建，需要残留相当一部分动脉瘤以重建载瘤动脉。最终决定在动脉瘤远端行 A_3-A_3 侧 – 侧吻合后孤立动脉瘤段。

双侧 A_3 段走行于胼胝体远端，需要周边切开约 1.5cm 为侧 – 侧吻合提供充足的空间。此刻，需要通过调整麻醉药品剂量诱导抑制脑电活动，进行神经保护。将微网纱布放在切开的血管下面，以便血管吻合时看得更清晰（图 11-4C）。在纵裂深部放置连续显微吸引装置，临时阻断夹置于双侧 A_3 吻合点的近端和远端。动脉切开长度一般为血管直径的 3倍，用 10-0 缝合线行侧侧吻合。连续缝合时从管腔内缝合后壁，从管腔外缝合前壁（图 11-4D）。吻合结束（图 11-5A）后，取出临时阻断夹，通过吲哚菁绿造影和微型多普勒评

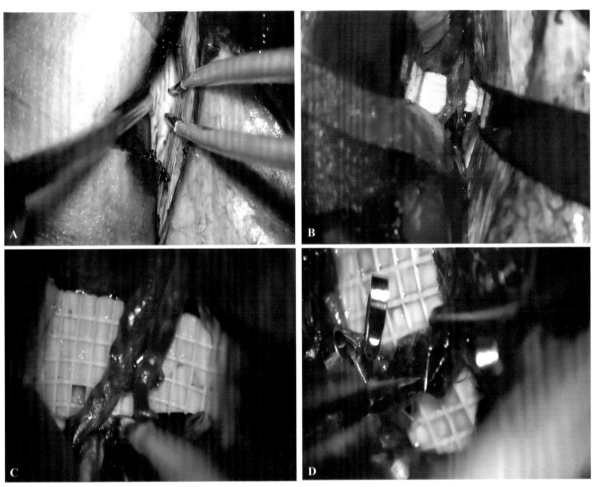

▲ 11-4 术中图像

图示纵裂入路（A）、分离双侧 A₃ 段（B）、侧 - 侧血管吻合（C 和 D）

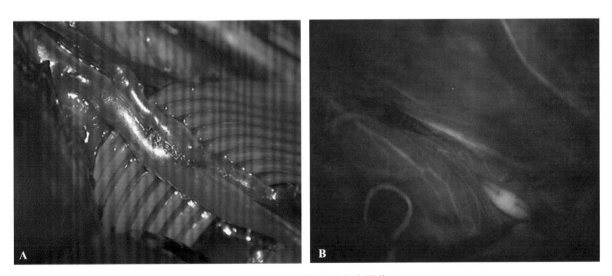

▲ 11-5 吻合结束后术中图像

图示双侧 A₃ 侧 - 侧吻合完成（A），吲哚菁绿证实血管通畅（B）

估桥血管开放情况（图 11-5B）。一旦完成搭桥并确认其通畅，需要再次检查动脉瘤段，然后用永久性动脉瘤夹夹闭动脉瘤近端和远端。

在可能直接夹闭动脉瘤的病例中，建议在进行最终的动脉瘤解剖时进行近端临时阻断。搭桥术后仅远端夹闭通常会导致自发性动脉瘤血栓形成，在巨大、发育不良、梭形动脉瘤的情况下可以考虑，通过相同的显露途径不能进行近端入路时，也可以考虑采用这种方式。

动脉瘤孤立后，停止脑电图的脉冲抑制，并进行体感和运动诱发电位检查。术野细致止血，并进行硬脑膜水密缝合，然后用连接片复位骨瓣。

治疗方案要点（Oral Boards Review—Management Pearls）

- 仔细的术前入路设计和血管解剖分析是纵裂内深部狭窄空间手术成功的关键，尤其是在动脉瘤破裂伴有大量血肿和弥漫性脑肿胀时。
- 在硬脑膜打开和进入纵裂时，应注意避免桥静脉损伤。
- 应避免频繁使用牵开器，以防止缺血性并发症和术中动脉瘤破裂。正确使用双极、吸引器、显微剪刀和棉片，可在纵裂操作区两端放置棉片卷。
- 在处理动脉瘤时，如果无法避免造成载瘤动脉严重损害或闭塞载瘤动脉，则需要动脉远段的血管重建。虽然技术上具有挑战性，但 A_3-A_3 血管吻合是一种便捷的选择，可避免颅内外端侧搭桥的局限性。

关键点（Pivot Points）

- 由于动脉瘤和载瘤动脉的硬化情况、分支动脉的邻近结构，可能使临时和（或）永久性夹闭的位置复杂化，因此术前应通过影像资料仔细核查。也可考虑和计划其他相应策略，如动脉瘤仅远端夹闭或动脉瘤孤立并远端血运重建。
- 通过脑室外引流或腰椎引流释放脑脊液，同时辅以利尿药和甘露醇治疗，来缓解术中脑组织张力，这对于破裂动脉瘤的治疗尤为重要。
- 整个手术过程中，尤其在进行血运重建时，应用电生理和脑电图进行监测，并进行多点监测和反馈。

【术后管理】

在本病例中，我们术后安排了 CT 和 CT 血管成像的检查来评估桥血管的通畅情况和确保动脉瘤完全闭塞（图 11-6A）。在复杂的血管重建手术后血管情况的评估，尽管 CT 血管成像检查已经足够，但导管造影检查更好。

发病后约 14 天，动脉瘤性蛛网膜下腔出血患者仍要继续留在重症监护病房进行血管痉挛监测。血管痉挛的监测包括一系列的神经系统检查、血清钠的严密监测，以及每日经颅多普勒超声检查。所有蛛网膜下腔出血患者在发病后的 21 天内，需要每 4h 口服 60mg 尼莫地平口服液。术后 24h 需要继续用标准的预防性应用抗生素如头孢唑林。术后抗癫痫药物的应用需要维持长达 2 个月或 3 个月。

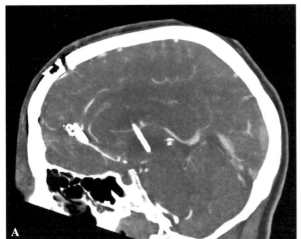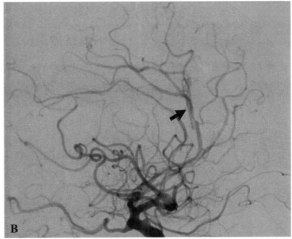

▲ 图 11-6　患者术后 CT 血管成像和导管血管造影
A. 患者术后 CT 血管成像显示左侧被孤立的 A_3 段动脉瘤；B. 右侧颈动脉导管血管造影显示通过 A_3-A_3 搭桥对侧大脑前动脉远端充盈良好（箭），没有证据表明血管痉挛

【并发症及处理】

与近端病变相比，纵裂入路、大脑前动脉远端离断会出现一些相关的特有并发症。牵拉损伤和桥静脉的损伤可能导致术后皮质静脉性梗死。大脑前动脉的小分支或穿支损伤可能导致大脑前动脉分布区域的额叶梗死。扣带回的牵拉或缺血性损伤可引起术后无运动性缄默症，但这通常是暂时性的。其他的并发症可能包括双下肢无力以及行为和认知功能障碍，这可能与辅助运动区和边缘结构的双侧缺血或占位效应损伤有关。精细的手术技术、全面的术前计划以及正确的手术方法有助于最大限度地降低风险。

如果术中搭桥失败，可以考虑用桡动脉移植从同侧颞浅动脉进行颅内外搭桥手术。若术后搭桥失败，只有当患者有症状且影像学证据表明灌注不足，尚未导致完全梗死时，才应考虑再次行颅内外搭桥手术。

如果发现患者临床症状加重或经颅多普勒检查提示血流速度增加，应急查头部 CT 排除急性病变，例如脑积水或颅内出血，并行 CT 血管成像或导管血管造影，以评估是否存在影像学血管痉挛。一旦怀疑有血管痉挛时，我们应用血管加压药治疗，或者必要时进行导管血管造影，并动脉内给予血管扩张药物或进行血管成形术。

该患者在术后第 1 天出现新的神经系统症状，而导管血管造影没有血管痉挛的证据（图 11-6B）。颅脑 MRI 显示沿胼胝体后部和双侧扣带回前部存在弥散相高信号影，这可能与牵开器的使用有关（图 11-7）。患者的神经系统症状在术后治疗的过程中得到改善，并且在术后第 5 天四肢肌力完全恢复正常。术后第 9 天进行了 CT 平扫检查，未发现新的梗死灶，且蛛网膜下腔出血完全吸收。术后第 10 天患者神经功能完好出院。在 1 个月的随访中，患者独立生活，无神经功能缺损。

并发症处理要点（Oral Boards Review—Complications Pearls）

- 术前影像学检查和手术计划制订，以及精细的手术技术，可以最大限度地减少技术并发症。

- 动脉瘤破裂的患者术后应留在重症监护病房进行血管痉挛监测。连续的神经系统检查和经颅多普勒超声检查是监测早期血管痉挛的重要工具。升血压治疗是一线治疗，然而动脉内血管扩张药应用和血管成形术对于耐药或严重血管痉挛的患者是次选手段。

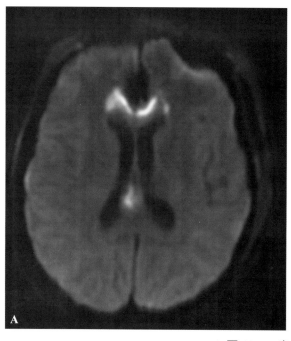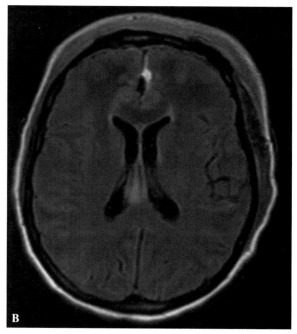

▲ 图 11-7　患者术后颅脑 MRI

MRI 弥散加权相（A）和 T_2 序列（B）影像显示与术中牵拉有关的缺血性改变

【医学证据与预期结果】

大脑前动脉远端动脉瘤占所有颅内动脉瘤的2%～9%，并且更常见于脑出血和多发动脉瘤。大脑前动脉远端动脉瘤破裂的显微外科治疗已经被报道有良好的效果。与其他部位的破裂动脉瘤相比，其死亡风险更低。预后不良相关的独立危险因素包括高龄、Hunt 和 Hess 分级差、治疗前再次出血、脑内出血、脑室内出血和术前严重的脑积水。

目前还没有前瞻性对照试验来比较大脑前动脉远端动脉瘤的血管内治疗和显微外科治疗。尽管应该根据具体情况对个体化治疗进行评估，最好是在多学科团队中进行评估，但显微外科治疗仍然是这些动脉瘤的一种治疗选择。血管内通路和治疗设备的快速发展可能会在不久的将来影响这些疾病的治疗。

拓展阅读

[1] Lee JW, Lee KC, Kim YB, Huh SK. Surgery for distal anterior cerebral artery aneurysms. *Surg Neurol*. 2008;70(2):153–159.

[2] Lee SH, Jung Y, Ryu JW, Choi SK, Kwun BD. Surgical revascularization for the treatment of complex anterior cerebral artery aneurysms: Experience and illustrative review. *World Neurosurg*. 2018;111:e507–e518.

[3] Lehecka M, Dashti R, Hernesniemi J, et al. Microneurosurgical management of aneurysms at A_3 segment of anterior cerebral artery. *Surg Neurol*. 2008;70(2):135–152.

[4] Lehecka M, Lehto H, Niemela M, et al. Distal anterior cerebral artery aneurysms: Treatment and outcome analysis of 501 patients. *Neurosurgery*. 2008;62(3):590–601.

[5] Lehecka M, Porras M, Dashti R, Niemela M, Hernesniemi JA. Anatomic features of distal anterior cerebral artery aneurysms: A detailed angiographic analysis of 101 patients. *Neurosurgery*. 2008;63(2):219–228.

偶然发现的中型基底动脉尖端动脉瘤

Incidental Medium–Sized Basilar Tip Aneurysm

Ethan A.Winkler W. Caleb Rutledge Alex Lu Adib A. Abla 著

段光明 译

病例 12

【病例摘要】

患者，女，47岁，因头痛就诊于神经外科。MRA 和 CT 血管成像显示基底动脉尖端有一 2mm 的动脉瘤。患者目前是一名吸烟者，家族中祖父母两人死于脑动脉瘤破裂和蛛网膜下腔出血。神经系统查体无明显阳性体征。在详细评估动脉瘤破裂的自然风险后，建议患者戒烟，并密切影像学随访。然而，患者继续头痛，4 个月后回到诊室再次行 CT 血管成像检查显示动脉瘤增大。动脉瘤测量直径为 5mm，体积增加了约 2 倍（图 12-1）。无突然发作严重头痛的先兆出血或蛛网膜下腔出血。神经系统查体仍无明显异常。

问题（Questions）

1. 对于偶然发现的未破裂动脉瘤来说，以多久的间隔进行随访？首选何种影像学检查？

2. 对偶发未破裂的基底动脉瘤何时应考虑采取治疗？

3. 有哪些治疗方式？如何确定最佳治疗策略？

【病情评估与计划】

未破裂脑动脉瘤的影像学评估方式有很多，包括 CT 血管成像、MRA 和传统的经导管 DSA。虽然常规血管造影是金标准，但 CT 血管成像和 MRA 的技术改进使得其敏感性总体高于 90%，因动脉瘤的大小和位置而异。如果临床症状提示破裂，如极剧烈的头痛，精神萎靡和（或）局灶性神经功能障碍，而 CT 平扫阴性，为了确认潜在的蛛网膜下腔出血，再进行腰椎穿

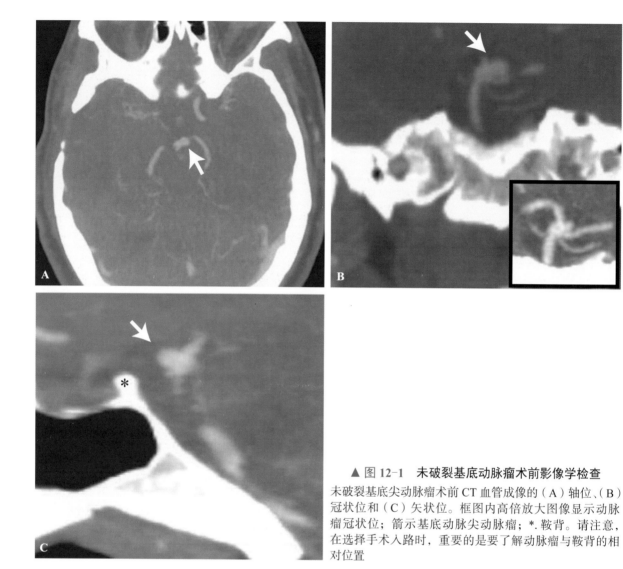

▲ 图 12-1　未破裂基底动脉瘤术前影像学检查
未破裂基底尖动脉瘤术前 CT 血管成像的（A）轴位、（B）冠状位和（C）矢状位。框图内高倍放大图像显示动脉瘤冠状位；箭示基底动脉尖动脉瘤；*. 鞍背。请注意，在选择手术入路时，重要的是要了解动脉瘤与鞍背的相对位置

刺是很必要的。平扫结果还提供了关于动脉瘤局部血栓形成和（或）载瘤动脉钙化的额外信息，这些信息可能影响治疗决策。

　　对于未破裂动脉瘤治疗与否必须综合考虑动脉瘤破裂，导致神经功能损害的风险以及治疗本身导致神经功能缺失的风险。为了评估破裂的风险，需要患者详尽的病史和仔细检查动脉瘤的大小、位置和形态。在 ISUIA 中，后循环动脉瘤（包括基底动脉尖端动脉瘤）的 5 年累计破裂率分别为：7～12mm 的动脉瘤破裂率 14.5%、13～24mm 的动脉瘤破裂率 18.4%、≥ 25mm 的动脉瘤破裂率 50%。对于 ≤ 7mm 的动脉瘤，破裂率取决于患者既往是否有蛛网膜下腔出血（没有蛛网膜下腔出血为 2.5%；既往有蛛网膜下腔出血为 3.4%）。这些统计数据包括后循环多个部位的动脉瘤，基底动脉尖端的动脉瘤的破裂概率更大。尽管有这种预测模型，小动脉瘤（< 10mm）仍占蛛网膜下腔出血的大多数，动脉瘤增大 > 2mm 或动脉瘤形态的变化（如有子

囊）可能提示动脉瘤不稳定，并主张干预。PHASES 评分系统，包括种族背景、高血压、年龄、动脉瘤大小、既往有无蛛网膜下腔出血和动脉瘤部位，可从总分中估算 5 年累计破裂风险。

疾病诊断要点（Oral Boards Review—Diagnostic Pearls）

- 详细的病史和认真阅读血管造影对于评估颅内动脉瘤十分必要。
  - PHASES 评分提供 5 年累计破裂风险估计。
  - 动脉瘤增大 > 2mm 或有子囊表明动脉瘤不稳定，应积极干预。
- 应考虑以下动脉瘤形态参数，以帮助治疗决策。
  - 瘤颈宽度。
  - 瘤体 – 瘤颈比：动脉瘤瘤体的最大宽度除以动脉瘤颈宽度的比率。
  - 长宽比：动脉瘤最大高度除以动脉瘤颈的宽度的比率。
  - 其他定性考虑：梭形动脉瘤、部分血栓形成、动脉瘤或载瘤动脉血管钙化、动脉瘤顶发出的穿支血管或变异分支。

问题（Questions）

1. 哪些因素会增加偶然发现的动脉瘤破裂的风险？
2. 动脉瘤的影像学随访出现哪些变化应该重新考虑干预？

【确定治疗方案】

一旦决定治疗动脉瘤，需要仔细考虑患者的人口学和动脉瘤的形态，以选择适当的治疗方式。包括 ISUIA 和 ISAT 在内的几项重要研究表明，与显微外科治疗颅内动脉瘤相比，血管内弹簧圈栓塞治疗具有更好的临床效果。对于后循环动脉瘤（如基底动脉尖动脉瘤），栓塞治疗更有优势，如在 Barrow 破裂动脉瘤试验 6 年的持续随访中，经血管内栓塞治疗的后循环动脉瘤比前循环动脉瘤的患者有更好的临床效果。尽管经过仔细的患者选择，血管内治疗和显微外科治疗可能有同等的治疗效果。但许多中心现在倾向于血管内治疗方式而不是显微手术。

最常见的血管内治疗方案包括放置可解脱弹簧圈以诱导动脉瘤血栓形成。在宽颈动脉瘤（> 4mm 或瘤体 – 瘤颈比为 1.5～2.0）中，球囊重塑和放置一个或多个支架通常是防止弹簧圈突入载瘤动脉和（或）邻近大脑后动脉（posterior cerebral arteries，PCAs）的重要治疗辅助手段。

在动脉瘤破裂时，球囊辅助弹簧圈栓塞是可取的，因为支架放置需要双重抗血小板治疗（最常见的是阿司匹林和氯吡格雷）以保持支架通畅。在未破裂动脉瘤和没有双抗血小板治疗禁忌证的患者中，采用一个或多个支架辅助弹簧圈栓塞通常是首选，有较低的动脉瘤复发率和再治疗率。常见的支架放置技术方案包括：单一支架从大脑后动脉近端释放至基底动脉上干；水平支架跨越基底动脉近端从一侧大脑后动脉到另一侧大脑后动脉（通过后交通动脉放置）；两个支架共同构成 Y 形结构，每个支架从一侧大脑后动脉近端释放到基底动脉上干。理想的支架技术必须因人而异，同时考虑到动脉瘤颈与双侧大脑后动脉起始部之间关系，每个大脑后动脉相对于其基底动脉起始部的角度、血管直径、穿支血管解剖关系，以及大脑后动脉 P_1–P_2 段是否存在后交通动脉及其管径。即使动脉瘤完全闭塞，弹簧圈栓塞仍更有可能导致动脉瘤复发而需要重新治疗，基底动脉尖端动脉瘤与其他部位动脉瘤相比，复发风险更高。长期大宗病例随访数据显示：弹簧圈栓塞的基底动脉瘤中 26% 需要重新治疗。在治疗后第 1 年内，再治疗率最高，之后动脉瘤仍可复发，每年的再治疗率约为 2.6%。

尽管基底动脉瘤治疗向血管内治疗转变，但对于恰当选择的基底动脉尖端动脉瘤来说，显微外科夹闭仍然是安全持久的治疗方法。宽颈动脉瘤或复杂结构的动脉瘤，较小的瘤顶 - 瘤颈比和较小的长宽比（动脉瘤高度与颈部宽度的比值）都不太有利于血管内干预，开颅夹闭可能更加有利。同样，大型或巨型动脉瘤、部分血栓形成的或由动脉瘤顶处发出变异分支血管的动脉瘤，可以更适宜通过显微外科手术治疗。除了动脉瘤的形态外，患者的基础疾病、年龄和再治疗的可能性是考虑治疗方式时的重要因素。虽然血管内干预的风险很小，但随着每一次治疗和血管造影，风险是积累的，并且研究一直显示开颅夹闭的疗效更为持久。

问题（Questions）

1. 哪些动脉瘤形态学参数有利于使用球囊辅助或支架辅助弹簧圈栓塞治疗？

2. 哪些患者或哪些动脉瘤特征应该倾向显微外科夹闭？

3. 在显微外科夹闭的手术入路选择上，重点考虑哪些解剖因素？

【手术过程】

在全麻下进行基底动脉尖动脉瘤的显微外科夹闭，要保证通畅的静脉通道，以方便在术中破裂时快速输血。为了确保患者的安全，应进行神经电生理监测，包括运动诱发电位和体感诱发电位，并需要神经电生理人员和麻醉人员的协调努力，使患者在动脉瘤操作之前处于"爆发抑制"状态，以尽量减少任何潜在缺血性事件的有害后果。

最佳手术入路的选择取决于基底动脉尖动脉瘤相对于鞍背的位置、动脉瘤指向和外科医生的经验。对于大多数基底动脉尖端动脉瘤，它们处于或接近鞍背水平（如本病例），对于高位的（鞍背以上）动脉瘤，首选眶颧 – 侧裂入路（除非动脉瘤完全位于第三脑室）。对于低位的（鞍背以下）动脉瘤，首选颞下入路。

患者仰卧，在同侧肩下垫一软垫，尽可能选择非优势（通常是右侧）侧入路。头部固定在Mayfield 头架上，然后向对侧肩旋转 15°～20°，头后仰约 20°，使颧突成为最高点。从颧弓根部至近中线在发际线后做一个弧形切口。使用筋膜间入路保护面神经的额支，将头皮颞肌向前牵拉，完成显露后使用"两片法"完成眶颧入路。第一步的额颞部开颅以标准的方式进行。第二步是将眶颧单元用摆锯离断，通常按照以下固定步骤完成：①颧弓根；②颧骨体；③从眶下裂切开；④眶顶内侧；⑤眶顶后部；⑥眶外侧壁。离断这些骨块后小心磨除蝶骨小翼至眶上裂，打开硬脑膜。

打开侧裂后分开额叶和颞叶。然后，沿颅中窝底和前颞极分离切断蛛网膜和桥静脉进一步游离颞叶，进一步解剖颈动脉和打开脚池游离颞叶，并将颞叶向后外侧牵拉。然后确定到基底动脉顶端的三个手术路径：①颈动脉上三角；②视神经 – 颈动脉三角；③颈动脉 – 动眼神经三角。通过颈动脉 – 动眼神经三角向内侧牵拉颈内动脉可以很好地显露术野，被广泛使用。逐步解剖出载瘤动脉的远端和近端，安全地控制血流。首先，确定并追踪到 PCoA 的起始部。在后床突的后方和动眼神经内侧打开 Liliequist 膜，识别大脑后动脉的 P_1 段。为了更好地显露可进一步向内侧牵拉颈内动脉，后交通动脉可以在其与大脑后动脉的 P_1–P_2 交界处的汇合处离断（图 12-2）。

一旦显露基底动脉顶端，必须建立对基底动脉近端血流的控制。对于低位基底动脉尖，可能需要切除后床突或经海绵窦显露。腺苷使心脏停搏，可以与基底动脉近端控制一起使用，也可以作为一种单独的方法，使动脉瘤短暂减压。在获得近端和远端控制后，必须花费耐心和时间解剖游离穿支动脉，以备夹闭动脉瘤颈。使用临时夹闭和（或）术中使用腺苷，动脉瘤张力下降后就可以牵开，便于游离穿支动脉。只有在辨认并完全游离穿支血管后，外科医生才能进行夹闭（图 12-3A）。

最佳的夹闭技术取决于动脉瘤的形态，重点是穿支动脉和载瘤动脉的保护，这可能需要使用开窗夹和（或）多个动脉瘤夹重叠使用的方法。动脉瘤夹放置后应立即用术中吲哚菁绿血管造影确认。如有诱发电位等术中神经电生理监测的改变，或穿支动脉或载瘤动脉大脑后动脉的不显影或血流缓慢，需要立即重新调整夹子位置。如果怀疑动脉瘤没有完全夹闭，术中应行血管造影以确认。

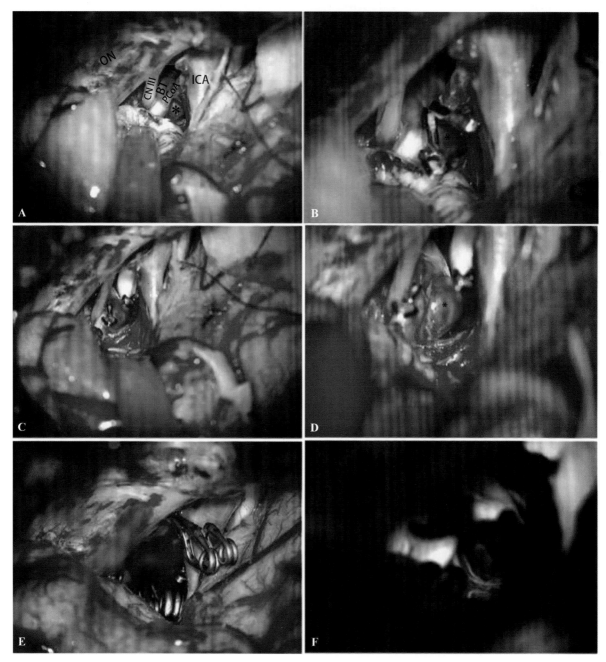

▲ 图 12-2　基底动脉尖动脉瘤夹闭术手术入路的术中照片

A. 在眶颧 – 翼点开颅术和蛛网膜下腔解剖之后，通过视神经 – 颈动脉三角对基底动脉尖动脉瘤初步观察（*）。BT. 基底动脉主干；CN Ⅲ . 第三脑神经；ICA. 颈内动脉；ON. 视神经；PCoA. 后交通动脉。B 至 D. 为了便于手术的深入，在大脑后动脉的 P_1-P_2 交界处离断后交通动脉。B 和 C. 由于后交通动脉粗大，采用动静脉畸形迷你夹阻断近端和远端。D. 离断后交通动脉后，颈内动脉的活动性更大，这更加有利于动脉瘤显露，并有利于更好地解剖丘脑穿支动脉。E. 复杂的动脉瘤最终采用多个动脉瘤直夹重叠放置的"栅栏"式夹闭技术。F. 术中吲哚菁绿血管造影证实动脉瘤夹闭完全。重要的是，吲哚菁绿证实了大脑后动脉、小脑上动脉和丘脑穿支动脉的通畅。如果在吲哚菁绿过程中这些动脉血流缓慢或闭塞，外科医生应立即调整夹闭位置，有利于减少并发症

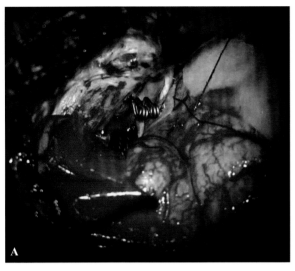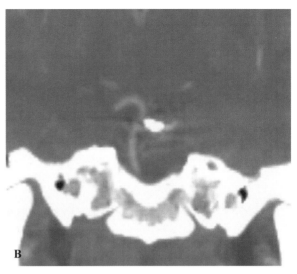

▲ 图 12-3 术中照片和术后 CT 血管成像证实基底动脉尖动脉瘤夹闭完全

A.高倍镜下最终确认夹闭基底动脉尖动脉瘤。B.术后 CT 血管成像显示基底动脉尖动脉瘤无残余充盈，双侧大脑后动脉的血流通畅。动脉瘤夹造成的伪影随着技术的改进而减少，在合适的患者中，CT 血管成像可以代替传统的经导管血管造影，用来随访患者

治疗方案要点（Oral Boards Review—Management Pearls）

- 广泛分离侧裂的蛛网膜、邻近脑池，游离颞叶是显露基底动脉尖的必要步骤。
- 识别和解剖近端大脑后动脉发出的丘脑穿支动脉是避免缺血并发症的关键。临时阻断和（或）术中腺苷应用可以降低动脉瘤张力，以便于更完整地显露和解剖穿支动脉，使夹闭操作更为安全。
- 早期控制近端和远端的血流，做好动脉瘤意外破裂的准备。如果没有足够的控制，甚至临时阻断后仍有出血，可以使用腺苷。
- 完成夹闭后立即用吲哚菁绿血管造影确认。

关键点（Pivot Points）

- 如果临床上有蛛网膜下腔出血或先兆出血，如极严重头痛，患者应急诊入院，以便及时进行检查、血压控制和干预。
- 如果临床和影像学检查提示有动脉瘤顶引起的占位效应，如脑神经损害，或患者年龄在40 岁以下，考虑显微外科治疗。
- 如果基底动脉尖动脉瘤位于鞍背上方或下方，应考虑采用眶颧-翼点入路之外的其他入路。

【术后管理】

显微外科手术完成后，患者应在重症监护病房密切监测 1~2 天。患者应静脉内给予等渗液，以保持良好的水化避免低血压。短期地塞米松治疗（< 48h）有助于减少牵拉性水肿。如果没有明显的轴外或脑实质出血，不需要常规预防性应用抗癫痫药物。鼓励早期活动，采用气压治疗，尽量减少深静脉血栓或肺栓塞的发生，在手术后 48h 内开始预防性用药。患者接受 24h 抗生素治疗，以减少手术部位感染的风险。

常规行血管造影或 CT 血管成像证实动脉瘤夹闭完全（图 12-3B）。在治疗后的 3~5 年内，采用 DSA 或 CT 血管成像以监测动脉瘤残余以及有无新发动脉瘤。由于血管内治疗复发率较高，在治疗后 3~6 个月首次进行血管造影或 CT 血管成像检查，如果未发现复发，则在治疗后 12~24 个月和 3~5 年再次进行复查。然而，这些都是一般性的指导意见，影像学复查往往需要个体化。

【并发症及处理】

基底动脉尖端动脉瘤的显微外科手术需要在狭窄的手术野中进行。即使是精细解剖，术中动脉瘤破裂也可能随时发生。在对动脉瘤进行操作前，近端和远端血流控制是动脉瘤手术的原则。如果动脉瘤发生破裂，外科医生最重要的是保持冷静，有效地与麻醉师沟通，以确保开始输血并控制好血压。按照一系列精心安排的步骤，外科医生应填塞出血部位，吸除术区出血，应用临时夹控制出血，并牢靠夹闭动脉瘤。如果近端或远端的血流控制尚未有效建立，静脉注射腺苷可提供短暂的循环停止，使外科医生能在较短的时间内看清楚破口完成夹闭。之后，立刻确认动脉瘤夹位置，如有必要，重新调整。

除了术中破裂外，基底动脉尖端动脉瘤的外科治疗并发症包括无意中阻断大脑后动脉或丘脑穿支动脉导致缺血性脑卒中，以及外科操作引起的动眼神经麻痹。因此，在手术时（即使以术中破裂为代价），也应高度重视丘脑穿支动脉的识别和解剖，为夹闭提供安全的通道。应用吲哚菁绿血管造影确认各血管通畅，以便在灌注受损时立即重新调整动脉瘤夹。如果术后临床表现怀疑缺血，如新发的局灶性功能缺损和（或）麻醉后不能立刻苏醒，患者应立即进行影像学检查，评估和排除大的颅内血肿和大面积脑梗死。如果不能确定，MRI 可能显示孤立的穿支动脉梗死。

并发症处理要点（Oral Boards Review—Complications Pearls）

- 近端或远端临时夹闭之前，患者应在处于"爆发抑制"，以尽量减少缺血造成有害影响。
- 蛛网膜下腔的解剖应首先有助于早期近端和远端血流控制，后者有帮助减轻动脉瘤术中破裂的风险。在对动脉瘤做操作之前，应选择使用临时阻断。术中腺苷应用可提供短暂的循环停止，对采用临时阻断后仍持续出血者，可提供相对好的视野。
- 在动脉瘤夹放置前，应仔细识别和解剖丘脑穿支动脉，以防止其闭塞，并应通过术中吲哚菁绿血管造影确认。术后出现新的局灶性功能缺损或精神萎靡，应行头颅影像学检查，并提升血压。

【医学证据与预期结果】

对于有经验的外科医师，显微手术夹闭基底动脉尖动脉瘤仍是一个常用的治疗方法，对不适宜血管内治疗的患者尤其如此。近期几个大中心的数据显示：超过 75% 的患者神经功能预后良好（格拉斯哥预后量表），超过 95% 的患者动脉瘤完全闭塞，死亡率＜ 10%，治疗效果随着治疗经验的增加而改善，在当今接受双重训练的血管神经外科医生的时代，在合适的患者中显微外科治疗仍然是可行选择。

拓展阅读

[1] Bender MT, Wendt H, Monarch T, et al. Small aneurysms account for the majority and increasing percentage of aneurysmal subarachnoid hemorrhage: A 25–year, single institution study. *Neurosurgery*. 2017;83(4):692–699.

[2] Chalouhi N, Jabbour P, Gonzalez LF, et al. Safety and efficacy of endovascular treatment of basilar tip aneurysms by coiling with and without stent assistance: A review of 235 cases. *Neurosurgery*. 2012;71(4):785–794.

[3] Greving JP, Wermer MJ, Brown RD Jr, et al. Development of the PHASES score for prediction of risk of rupture of intracranial aneurysms: A pooled analysis of six prospective cohort studies. *Lancet Neurol*. 2014;13(1):59–66.

[4] Krisht AF, Krayenbuhl N, Sercl D, Bikmaz K, Kadri PA. Results of microsurgical clipping of 50 high complexity basilar apex aneurysms. *Neurosurgery*. 2007;60(2):242–250.

[5] Sekhar LN, Tariq F, Morton RP, et al. Basilar tip aneurysms: A microsurgical and endovascular contemporary series of 100 patients. *Neurosurgery*. 2013;72(2):284–298.

破裂的基底动脉尖大型宽颈动脉瘤
Wide-Necked Large Ruptured Basilar Tip Aneurysm

Jacob F. Baranoski   Colin J. Przybylowski   Tyler S. Cole   Rami O. Almefty
Dale Ding   Felipe C. Albuquerque   Andrew F. Ducruet   著

段光明 译

【病例摘要】

患者，女，57 岁，既往无特殊不适，突发剧烈头痛后家属发现呼之不应。急送当地急诊科就诊，给予气管插管。脑部 CT 提示脑室出血（intraventricular hemorrhage，IVH），第四脑室铸型伴有脑积水（图 13-1），患者被转送至三级中心进一步治疗。患者入院时，GCS 评分为 4 级，双侧瞳孔等大，对光反射减弱。查体时疼痛刺激后过伸状态、咽反射存在和用呼吸机进行过度呼吸。

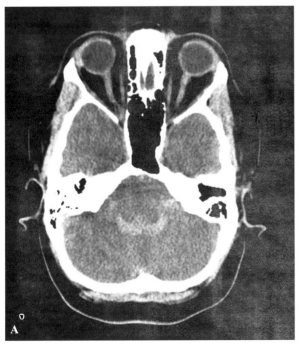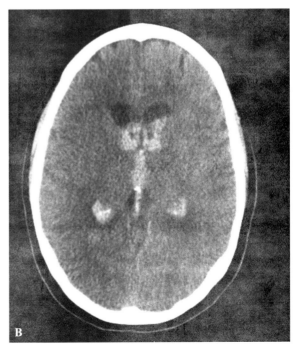

▲ 图 13-1 头部 CT 平扫
A. 基底池蛛网膜下腔出血；B. 双侧侧脑室和第三脑室出血，早期脑积水

问题（Questions）

1. 最有可能的诊断是什么？

2. 最合适的影像学检查是什么？

3. 进一步影像检查最佳时机是什么？是否应该在进一步检查之前进行任何干预？

【病情评估与计划】

脑 CT 显示原发性脑室出血，无明显脑实质或蛛网膜下腔出血。原发性脑室出血的鉴别诊断包括：①血管性病变破裂；②脑室内肿瘤；③自发性出血，多见于未控制的高血压和（或）服用抗血小板或抗凝药物患者。

下一步患者要行 CT 血管成像检查，以查找颅内动脉瘤或血管畸形。明确诊断的愿望必须与维持患者生命体征平稳相权衡，包括治疗急性脑积水。在当前病例中，患者已经有颅内压增高（intracranial pressure，ICP）的影像学和生理性证据，即将发生脑疝。因此，在 CT 血管成像检查之前，先放置右侧脑室额角外引流，并给予 1g/kg 甘露醇。这个在 CT 血管成像之前放置脑室外引流的决定，要随患者不同而变。早期脑室外引流放置可以帮助治疗颅内压增高；然而，CT 血管成像检查可能有助于避开脑室外引流放置路径中的潜在血管病变［如动静脉畸形（arteriovenous malformation，AVM）］。

在本例中，脑室外引流放置后，CT 血管成像提示一个基底动脉尖巨大型宽颈动脉瘤和一个左侧大脑中动脉小型动脉瘤（图 13-2）。

此时可进行的辅助诊断和干预包括实验室检查（如果尚未完成）和控制血压以避免高血压。抗癫痫药物可用于预防癫痫发作。

疾病诊断要点（Oral Boards Review—Diagnostic Pearls）

- 原发性与继发性脑室出血
  - 原发性：出血几乎完全局限在脑室系统中，几乎没有向脑实质或向脑池的蔓延出血。
  - 继发性：存在较多的脑室以外出血（如脑实质或蛛网膜下腔），随后一部分血液流入脑室系统。
- 原发性脑室出血的原因
  - 血管性疾病破裂：①动脉瘤，尤其是起源于小脑后下动脉或基底动脉尖端的动脉瘤；②脑室内或脑室周围的动静脉畸形；③室管膜下海绵状血管畸形。

> 脑室内肿瘤：①室管膜瘤；②脉络丛病变；③脑室内转移瘤；④邻近的脑实质肿瘤。

> 自发性出血：常与不受控制的高血压和（或）抗血小板或抗凝药物使用有关。

- 对于大量脑室内出血导致梗阻性脑积水的患者，应该怀疑和强调急性颅内压增高以及即将发生的脑疝。

- 动脉瘤破裂的患者中 15%～35% 是多发颅内动脉瘤。

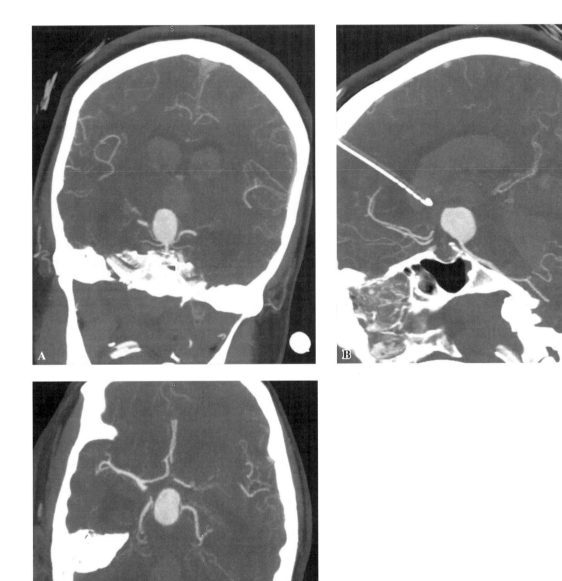

▲ 图 13-2 头部 CT 血管成像

冠状位（A）、矢状位（B）和轴位（C）显示一个破裂的基底动脉尖端宽颈动脉瘤，累及双侧大脑后动脉 P_1 段起始部

- 巨大动脉瘤（≥25mm）只占所有颅内动脉瘤的3%～5%，女性比例较高（2∶1）。最常见的症状与动脉瘤产生的占位效应（头痛和脑神经疾病）有关。大约25%的患者因颅内出血后被诊断，约5%的患者可能出现癫痫发作。

问题（Questions）

1. 这些临床和影像学发现对治疗计划有怎样的影响？
2. 对该患者进行干预的最佳时机是什么？
3. 应考虑哪些治疗方案？

【确定治疗方案】

破裂的巨大基底动脉尖动脉瘤是一类特殊的且高风险的颅内动脉瘤。无论破裂与否，巨大动脉瘤的自然史和治疗的结果都不如较小的动脉瘤好。因此，应考虑所有可行的显微外科和血管内治疗方案，参考基础疾病，制定最终治疗方案。我们推荐这类病例应尽可能到血管内治疗和显微外科技术都有丰富经验的中心进行治疗。

显微手术方案包括夹闭重建或基底动脉远端闭塞，根据后交通动脉的大小决定是否需要搭桥。血管内治疗方案包括单纯弹簧圈栓塞和支架或球囊辅助弹簧圈栓塞，或使用血流导向装置。虽然支架和血流导向装置在破裂的动脉瘤中使用已有描述，但使用这些材料后需要双重抗血小板治疗，其潜在影响目前仍然限制了它们在破裂动脉瘤中的广泛使用。

在该病例中，CT血管成像提示一个基底动脉尖大型宽颈动脉瘤和一个左侧大脑中动脉小型动脉瘤。根据出血的位置和这两处病变的相对大小和自然史，更有可能的是巨大的基底动脉尖动脉瘤破裂，因此，应优先治疗这一病变。

关键点是仔细研究动脉瘤的解剖特征及其与载瘤动脉的关系。血管内治疗手术难度和并发症与某些特征（如瘤颈大小、瘤顶大小、位置、载瘤动脉夹角和破裂状态）有关。对于宽颈动脉瘤（即瘤顶颈比＜2∶1或颈部宽度≥4mm），可采用支架辅助和球囊辅助弹簧圈栓塞等已被证明是安全和有效的技术，此类辅助技术有助于提高治愈率和减少复发。

在破裂的情况下，巨大的基底动脉尖动脉瘤的治疗的基本目标应该是闭塞瘤顶，以降低再破裂的风险，同时保持载瘤动脉和分支血管的通畅。意外发现的大脑中动脉动脉瘤可在患者神经功能和临床稳定后延期治疗。

问题（Questions）

1. 用什么血管内材料或技术来辅助栓塞动脉瘤？

2. 为什么本例患者的前循环评估很重要？

3. 如果术中发生动脉瘤的再次破裂，该怎么办？

【手术过程】

一般来说，绝大多数基底动脉尖动脉瘤破裂首选血管内治疗，大多数中心都坚持这一原则。手术在全麻下进行，如果条件允许，术中使用体感诱发电位和听觉诱发电位等神经电生理监测。在这类病例中，神经电生理监测有助于提醒外科医生局部脑血流的变化，特别是使用球囊辅助治疗者。

大多数病例采用股动脉通路，对双侧颈内动脉和优势椎动脉（vertebral artery，VA）进行了诊断性血管造影，了解动脉瘤特征和评估侧支循环。对椎动脉进行 3D 旋转脑血管造影，以获得清晰的包含有动脉瘤瘤颈、瘤顶和载瘤动脉的关系的高倍工作角度影像（图 13-3）。识别所有穿支血管、大脑后动脉和小脑上动脉的起始部，椎动脉的直径以及颈内动脉血流通过后交通动脉对后循环的代偿，这些对于该类病例至关重要。如果治疗方案为闭塞基底动脉远端，后交通动脉的大小就至关重要。

在导管进入颅内之前静脉使用肝素进行抗凝，剂量为 70U/kg（追加肝素以使 ACT 维持在 200~250s），准备好鱼精蛋白便于术中动脉瘤破裂时快速中和肝素。一些血管外科医生直到填入第一个弹簧圈（通常称为成篮圈）再进行全身肝素化。

选择工作位置，将指引导管置入优势侧颈段椎动脉远端。在微导丝导引下将栓塞微导管超选置入动脉瘤瘤顶处。如果使用球囊辅助，将球囊跨过动脉瘤瘤颈，之后再将栓塞微导管放置在动脉瘤瘤顶。通常，栓塞微导管的头端放置在刚过动脉瘤中点位置，以避免在导管插入过程中穿破动脉瘤。

然后放置首个成篮弹簧圈，为后续弹簧圈放置创建框架。成篮圈应该覆盖动脉瘤的瘤顶和瘤颈，这是手术过程中的关键步骤，从而减少使用球囊或支架辅助。连续进行血管造影，继续放置填充圈以增加填塞密度，并促进动脉瘤内血栓形成。一旦弹簧圈脱出或突出，将球囊跨过动脉瘤瘤颈处，扩张后可重塑瘤颈及保护正常血管。必须考虑使用球囊的风险，包括血管破裂和血栓栓塞的并发症。支架也可以用来防止弹簧圈突出到载瘤动脉，但是这项技术因术后需要

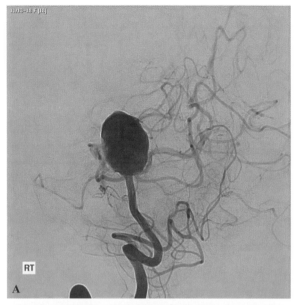

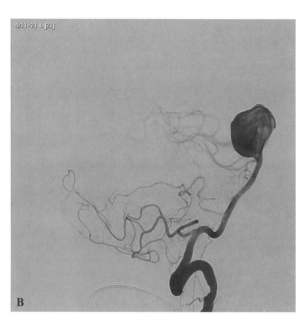

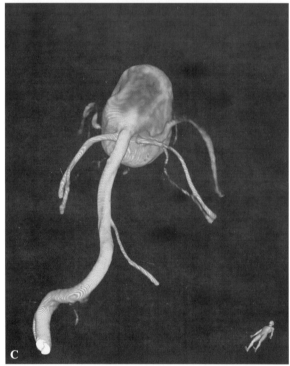

▲ 图 13-3　右侧椎动脉的诊断性脑血管造影和三维旋转血管造影

正位（A）、侧位的诊断性脑血管造影（B）和三维旋转血管造影（C）显示了基底动脉尖宽颈动脉瘤的解剖细节

双抗血小板治疗，增加了破裂动脉瘤治疗的潜在风险。

弹簧圈栓塞后应即刻进行血管造影，以评估动脉瘤栓塞的程度、载瘤动脉是否通畅和远端有无血栓形成（图 13-4）。

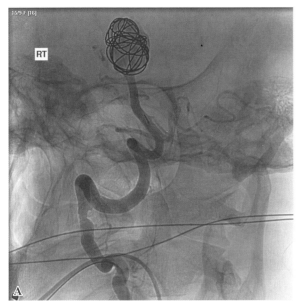
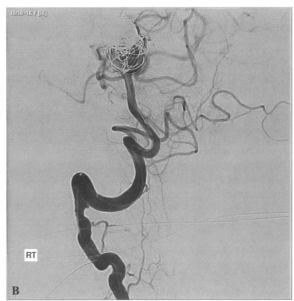
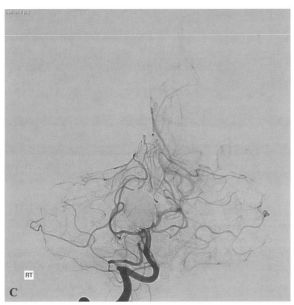

▲ 图 13-4　患者弹簧圈栓塞后即刻血管造影图

A. 成篮弹簧圈置于动脉瘤瘤顶；B. 在整个弹簧圈栓塞过程中，间断进行血管造影；C. 最后的影像，以评估剩余的瘤顶以及载瘤动脉和分支血管的通畅性

治疗方案要点（Oral Boards Review—Management Pearls）

- 要重点了解颈内动脉通过后交通动脉对后循环的代偿情况，特别是考虑将基底动脉远端闭塞时。
- 微导管、微丝和弹簧圈都有可能刺破动脉瘤壁。应注意将导管定位在最佳位置进行治疗，避免微导管与动脉瘤壁接触。

- 对于宽颈动脉瘤，使用球囊或支架辅助栓塞技术有助于取得良好的治疗效果。在动脉瘤破裂的情况下，支架辅助栓塞有可能因与双抗血小板治疗同时脑室引流存在潜在风险。

关键点（Pivot Points）

- 高位的大型基底动脉尖动脉瘤可因压迫第三脑室后部和中脑导水管而引起梗阻性脑积水。这些患者需要行脑脊液分流术，手术时机应根据动脉瘤破裂状态以及治疗策略而定。
- 如果发现未破裂的巨大基底动脉尖动脉瘤，可以考虑其他治疗方案，包括支架辅助栓塞，使用血流导向装置、开颅夹闭术或动脉瘤孤立同时高流量搭桥术。

【术后管理】

治疗后，应将患者转入重症监护病房。术后检查股动脉穿刺点和足背动脉搏动是否存在血肿和缺血。如果担心腹膜后出血，则应监测术后血红蛋白水平。蛛网膜下腔出血后20%～30%的患者出现症状性血管痉挛，应积极治疗，以减少迟发性脑缺血的风险。可在出血后第7天复查血管造影，以评估血管痉挛和动脉瘤栓塞情况，尽管有些中心仍依赖于连续的神经查体和经颅多普勒超声检查。如果担心出现载瘤动脉狭窄或远端血栓形成，术后可行磁共振检查评估有无脑梗死。在神经查体中出现任何突然的意外变化或颅内压变化都应该急查脑CT和CT血管成像（了解有无脑积水、动脉瘤再破裂或血管痉挛），尽管由于弹簧圈伪影的存在，动脉瘤附近血管的显影可能受到限制。

【并发症及处理】

颅内动脉瘤的血管内治疗最常见和最主要的并发症是手术过程中的破裂和血栓栓塞，后者可能是弹簧圈逃逸或突出到载瘤动脉所致。除了手术和血管造影，识别并发症的其他方法包括检查血流动力学和神经电生理监测的资料。需要与麻醉人员进行良好的沟通，并密切监测生命体征、颅内压、脑室外引流量和神经电生理监测（如果使用）。

术中动脉瘤破裂可发生在微导管超选或弹簧圈放置过程中，通过观察对比剂外溢或颅内压的突然增加以及Cushing反应（血压升高和心动过缓）来识别。需要对弹簧圈位置有清醒的认识，并构建动脉瘤、载瘤动脉和弹簧圈之间的三维解剖关系，才能及时发现动脉瘤破裂出血。

当术中动脉瘤发生破裂时，需要立即识别和行动。使用鱼精蛋白中和肝素。如果可能的话，尽量快速栓塞破裂的动脉瘤。如果可能的话，在动脉瘤弹簧圈栓塞过程中临时充盈球囊，迅速实现近端控制。尽管过度充盈的球囊有可能导致载瘤动脉或分支血管破裂，但快速控制术中动脉瘤破裂仍是球囊辅助栓塞的一个主要优势。如果破裂的动脉瘤不能充分栓塞，可考虑紧急手术夹闭或闭塞载瘤动脉。

血栓栓塞的诊断依赖于每次造影上对远端血管的观察，注意载瘤动脉和分支血管直径的改变。小的血栓栓塞可能表现为血管内透亮区，通常位于弹簧圈和载瘤动脉接触的界面以及球囊或微导管远端的血管处。

对血栓栓塞并发症的处理包括动脉内或术中使用抗凝或抗血小板药物，如追加肝素、阿昔单抗和依替巴肽治疗，罕见情况下需要使用机械取栓。这些药物最好在动脉瘤填塞完成后使用。大多数弹簧圈轻度脱出或突出可以在术后使用阿司匹林。罕见情况下，弹簧圈会逃逸到远端分支血管，可以使用抓捕器或可回收支架将其取出。

并发症处理要点（Oral Boards Review—Complications Pearls）

- 动脉瘤再破裂、载瘤动脉狭窄 / 弹簧圈脱出和远端血栓形成都是血管内治疗潜在的严重并发症。
- 如果发生术中再破裂，应紧急用鱼精蛋白中和肝素。如果使用球囊，充盈球囊即可防止进一步出血，同时迅速栓塞动脉瘤。
- 如果在解脱弹簧圈后才被发现已经脱出，在瘤颈部充盈球囊或释放支架将弹簧圈推回并固定在动脉瘤内。这些策略可能允许安全地填塞更多的弹簧圈或释放支架进一步确保弹簧圈位于动脉瘤内。另外，如果弹簧圈明显地逃逸到载瘤动脉，可尝试用取出装置将弹簧圈取出。

【医学证据与预期结果】

鉴于大型或巨大的基底动脉尖动脉瘤相对罕见，所以治疗该类疾病高质量的长期随访数据比较少。如果不治疗，基底动脉尖巨大或宽颈动脉瘤由于有高破裂风险和因占位效应对丘脑和脑干等邻近的关键神经结构的影响，其整体预后较差。与其他部位的动脉瘤相比，这类病变开颅夹闭围术期的并发症风险明显增加，这是由于它们的位置较深和有脑干穿支。基底动脉尖动脉瘤常规的血管内弹簧圈栓塞治疗具有较高的动脉瘤复发风险，但总的来说，它比开颅手术治疗有更好的安全性。

一项研究报道了 44 例行血管内弹簧圈栓塞的大型和巨大型基底动脉尖动脉瘤，随访了 12 年。研究发现，一过性和永久性并发症发生率分别为 4.6% 和 2.3%。经长期的血管造影随访，31 例患者中有 19 例（61%）因动脉瘤复发需要重新治疗。

同样，另一项研究表明，在血管内治疗的基底动脉尖动脉瘤中，大型动脉瘤（直径＞ 11mm）是治疗后复发的独立危险因素，9 个直径＞ 14mm 的动脉瘤有 8 个动脉瘤在血管造影随访中复发。

血流导向装置和动脉瘤瘤颈重建装置的出现可能会提高巨大型基底动脉尖动脉瘤的栓塞率。一项关于破裂的巨大型动脉瘤分期治疗的研究显示，一期使用弹簧圈栓塞，二期使用血流导向装置，完全栓塞率为 58%，尽管基底动脉尖动脉瘤仅是研究队列的一部分。

拓展阅读

[1] Brinjikji W, Piano M, Fang S, et al. Treatment of ruptured complex and large/ giant ruptured cerebral aneurysms by acute coiling followed by staged flow diversion. *J Neurosurg*. 2016;125(1):120–127.

[2] Ding D, Liu, KC. Management strategies for intraprocedural coil migration during endovascular treatment of intracranial aneurysms. *J Neurointerv Surg*. 2014;6(6):428–431.

[3] Pierot L, Cognard C, Anxionnat R, Ricolfi F; CLARITY Investigators. Remodeling technique for endovascular treatment of ruptured intracranial aneurysms had a higher rate of adequate postoperative occlusion than did conventional coil embolization with comparable safety. *Radiology*. 2011;258(2):546–553.

[4] Spiotta AM, Derdeyn CP, Tateshima S, et al. Results of the ANSWER trial using the PulseRider for the treatment of broad–necked, bifurcation aneurysms. *Neurosurgery*. 2017;81(1):56–65.

[5] Tjahjadi M, Kim T, Ojar D, et al. Long–term review of selected basilar–tip aneurysm endovascular techniques in a single institution. *Interdisciplinary Neurosurg*. 2017;8:50–56.

[6] Yang H, Sun Y, Jiang Y, et al. Comparison of stent–assisted coiling vs. coiling alone in 563 intracranial aneurysms: Safety and efficacy at a high–volume center. *Neurosurgery*. 2015;77(2):241–247.

表现为脑神经病变的颈内动脉海绵窦段巨大动脉瘤

Giant Cavernous–Segment Internal Carotid Artery Aneurysm Presenting with Cranial Neuropathy

病例 14

Jacob F. Baranoski　Tyler S. Cole　Colin J. Przybylowski　Rami O. Almefty
Dale Ding　Andrew F. Ducruet　Felipe C. Albuquerque　著
李　立　邵秋季　译

【病例摘要】

患者，女，79 岁，既往体健，因头痛、头晕和复视 1 个月至初级保健医生处就诊。患者没有颅内病变的个人或家族史。体格检查发现患者左外展神经麻痹。头部增强 MRI 显示患者左侧海绵窦区有一大的形状不规则、均匀强化的肿块，向外侧延伸。病变无脑膜尾征或源于脑神经，未向鞍区或鞍上间隙延伸。

问题（Questions）

1. 最有可能的诊断是什么？鉴别诊断还应考虑其他哪些病因？

2. 下一个最合适的检查手段是什么？

3. 其余影像检查的适当时机是何时？

【病情评估与计划】

鉴别诊断包括颈内动脉海绵窦段动脉瘤（cavernous carotid aneurysm，CCA）、海绵窦脑膜瘤或神经鞘瘤。颅内 CT 血管成像证实诊断为左侧颈内动脉大动脉瘤。颅内动脉瘤可表现为脑神经病变症状，可能由于海绵窦内占位压迫脑神经或血流动力学的刺激所致。CCA 占所有颅内动脉瘤的 2%～9%，是一类较特别的动脉瘤，虽然是颅内动脉瘤，但主要是位于硬膜外。CCA

破裂很少见，但一旦破裂，它可以引起颈动脉海绵窦瘘和由于蝶窦的侵蚀而造成潜在的致命性鼻出血。罕见的是，部分CCA可突破入硬膜内生长，其破裂可导致蛛网膜下腔出血。

诊断性脑血管造影能更好地描述该病变，从而制定治疗方案（图14-1）。

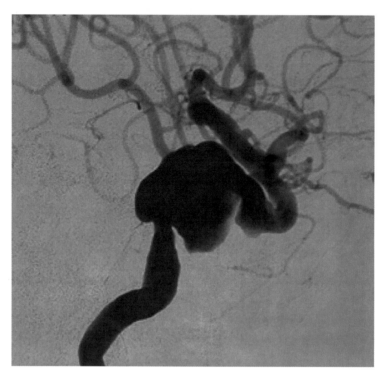

▲ 图 14-1　脑血管造影（侧位）
图示颈内动脉海绵窦段不规则巨大动脉瘤

疾病诊断要点（Oral Boards Review—Diagnostic Pearls）

• CCA 有时可误诊为脑膜瘤或神经鞘瘤。如假定为肿瘤，在计划行肿瘤手术切除前，排除动脉瘤是很重要的。

• 颅内动脉瘤，尤其是CCA，由于瘤本身的占位效应或血流动力学效应，可伴有脑神经病变。

问题（Questions）

1. 怎样的临床和影像学表现才需要手术干预？

2. 怎样选择外科手术干预？

3. 怎样选择血管内介入治疗？

【确定治疗方案】

考虑到其相对良性的自然病史和较低的颅内出血风险，CCA 是否应该治疗存在一定争议。一般来说，对于引起脑神经病变或破裂的 CCA 需进行治疗。对于无症状的 CCA，外科医生可以根据解剖和影像学检查，推断病变是否有硬膜内成分，以确定是否手术干预。其他需要手术干预的因素有侵袭蝶骨的无症状性 CCA 或动脉瘤体积随时间增大。

对于有症状的动脉瘤，如本例所示，手术干预是必要的。治疗方法包括外科手术（动脉瘤夹闭或闭塞颈内动脉，根据代偿情况选择是否同时行远端的血管搭桥）和血管内治疗（闭塞载瘤动脉、弹簧圈栓塞、支架辅助弹簧圈栓塞和密网支架植入血流导向）。

外科手术的并发症发生率及死亡率极高，可高达 30% 以上。大型 CCA 的外科治疗可能需要闭塞近端颈内动脉，并同期行远端高流量搭桥。由于 CCA 外科治疗较血管内治疗的难度大，手术风险高，如今这种方式已很少被采用。

对于靠近后交通动脉的大型或巨大型颈内动脉瘤，血流导向治疗与外科手术及传统的血管内治疗方法相比，具有良好的安全性及有效性，目前已被绝大多数中心作为首选的治疗手段。最新研究表明，采用密网支架血流导向治疗后的患者脑神经症状改善率高，但部分患者尽管动脉瘤已经完全闭塞，仍会遗留相关脑神经症状。

问题（Questions）

1. 治疗该部位动脉瘤应该采取哪些装置或技术？

2. 如果使用血流导向治疗，术前用药如何选择？

【手术过程】

该患者采用血流导向结合弹簧圈填塞治疗。术前 1～2 周接受双抗血小板治疗（阿司匹林 325mg/d，氯吡格雷 75mg/d，1 次 / d），并于手术前行抗血小板功能检测。对于未计划植入支架且术前未服用双抗血小板药物的患者，在支架植入后立即给予阿昔单抗（0.125mg/kg）团注，术后立即给患者服用阿司匹林（口服 650mg 或纳肛 600mg）和氯吡格雷（口服 300mg）。所有患者术后均行双抗血小板治疗至少 6 个月。根据初次随访血管造影结果（通常在术后 6 个月进行），大多数患者长期继续服用阿司匹林 81mg/d 或 325mg/d。

经股动脉入路，指引导管置于颈内动脉颅外段末端。置入股动脉鞘后，患者行全身肝素化，静脉给予负荷量为70U/kg，而后调整用量使目标激活凝血时间 > 250s。根据三维旋转血管造影选择合适的工作位角度。与弹簧圈栓塞不同，在血流导向治疗中，在确定释放血流导向装置的角度后，动脉瘤本身可忽略。此时最宜角度应充分显示血流导向在载瘤动脉的近端锚定区与远端锚定区。一般来说，侧位投影用于显示近端锚定区，而前后位投影用于显示远端锚定区。血流导向规格的选择至关重要，如支架直径太小，则无法保证良好的贴壁性，如支架直径太大，则因支架释放后支架网孔扩大而导致对动脉瘤的血流导向作用减小。血流导向长度的选择，以动脉瘤瘤颈两端各保持约5mm的距离为宜。支架越长越为坚硬，更难通过微导管推送和在血管内打开。如果近远端锚定区的载瘤动脉两端直径相差较大，可考虑双支架桥接植入。在此情况下，优先释放远端较小的血流导向，然后将近端较大直径的血流导向与远端血流导向套叠释放。

微导丝指引微导管置于大脑中动脉 M_1 段。如结合弹簧圈填塞，则应当将栓塞导管先置于瘤腔内，毕竟血流导向网孔小，栓塞导管无法通过。血流导向由远端向近端释放，接近至动脉瘤瘤颈位置时，更好地推送支架，使瘤颈处金属覆盖率更高，从而使支架对瘤腔起到血流导向作用。当支架释放到瘤颈近端时，将支架剩余部分完全释放。如果结合弹簧圈填塞，则选用大直径弹簧圈对瘤腔进行疏松填塞（图14-2）。支架植入后，微导管沿着支架输送导丝至支架远端，如有需要，有助于进一步球囊扩张或进行第二枚支架的套叠。如未能回收输送导丝，则不得不重新从支架内部通过至血管远端，这有可能导致支架移位。

支架植入后，应行血管造影评估支架贴壁性、动脉瘤内对比剂滞留情况、载瘤动脉通畅性及是否有远端血栓形成。最终结果满意后取出导管系统，并使用闭合器对股动脉穿刺部位进行封堵。

治疗方案要点（Oral Boards Review—Management Pearls）

- 对于大型CCA，除了使用血流导向治疗外，手术医生还可以结合弹簧圈填塞。
- 在术前准备时，计划采用血流导向治疗的患者应行双重抗血小板治疗，且评估抗血小板治疗是否充分。
- 对阿司匹林无反应的患者可改用西洛他唑100mg，每日2次，双嘧达莫75mg，每天3次。对氯吡格雷无反应的患者改用普拉格雷每日10mg或替卡格雷90mg，每天2次。

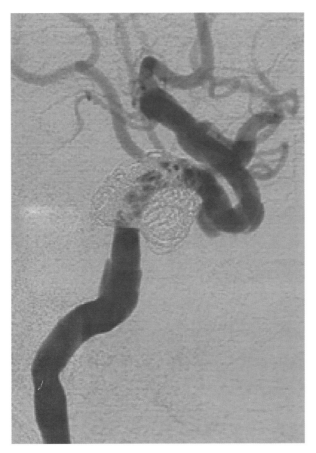

▲ 图 14-2　密网支架结合弹簧圈栓塞后脑血管造影图
图示（侧位）动脉瘤完全栓塞，载瘤动脉通畅

关键点（Pivot Points）

- 对于无症状性的大型 CCA，可进行保守治疗。持续的影像学随访可以用来评估动脉瘤的生长情况。

- 当血流导向治疗后颈内动脉管径明显缩小，或者有支架内或远端血栓形成的迹象时，立即识别至关重要。神经介入医师必须准备好相应的补救策略，包括动脉内溶栓、机械取栓术或球囊扩张。

- 对于直径≥ 10mm 的动脉瘤，在放置血流导向过程中，结合弹簧圈填塞可促进动脉瘤内血栓形成。

【术后管理】

治疗结束后，将患者置于监护室观察，术后疗程简单，无特殊不适第 2 天即可出院回家。

院外继续服用双抗血小板药物。术后监测股动脉穿刺部位的血管搏动情况，观察是否有血肿或缺血。术后应监测血红蛋白水平，如果有腹膜后血肿，应进行腹部和盆腔 CT 检查。通常在术后第 6 个月时进行第一次血管造影随访。如果血管造影显示动脉瘤缩小或完全性闭塞，支架内载瘤血管无明显狭窄，则停止服用氯吡格雷，继续长期口服阿司匹林单抗治疗。

【并发症及处理】

血栓事件是 CCA 采用血流导向治疗最常见的并发症，其严重程度从颈内动脉急性闭塞、远端皮质动脉的微小栓塞至继发于支架血栓的分支血管闭塞等情况不等。血栓事件可通过血管造影观察远端的血流情况，尤其是密网支架所覆盖的分支血管，注意支架结构的变化，通过瘤腔内血栓或载瘤动脉血流是否延迟来判断。其他识别并发症的方法包括临床体征检查和神经电生理监测。血管内治疗过程中通过神经电生理监测发现局部脑血流变化也被证明有助于脑缺血的早期识别。在发生非闭塞性血栓事件或血小板聚集时，可另外使用肝素和（或）其他的抗血小板药物以阻止血管内血栓增多。大血管急性闭塞较为罕见，对于这种情况可行机械取栓术。

支架移位和疝入囊腔是血流导向治疗一个严重的并发症，可通过合理选择血流导向的规格和精确释放支架来避免。对于大型或巨大型动脉瘤，可行多支架桥接。如发生支架疝入瘤腔，通过微导丝配合微导管到达支架远端，则可进一步桥接植入第二枚支架，将疝入的支架远端部分锚定到动脉瘤远端。如无法通过，这种情况则很可能会引起载瘤动脉闭塞，此时是否需进一步行外科血管重建与高流量搭桥，取决于侧支代偿的情况。

动脉瘤术后延迟破裂和同侧远端的颅内出血并发症较为少见。上述两种并发症的潜在机制尚不完全清楚。一项采用 Pipeline 血流导向装置治疗颅内动脉瘤的前瞻性登记研究（Intre Pipeline 栓塞装置）对 793 例患者共 906 个动脉瘤进行分析，结果显示同侧脑实质出血 20 例（2.5%），动脉瘤延迟破裂 5 例（0.6%）。

另外一常见的延迟并发症是动脉瘤复发。通常在常规造影随访中发现，此时患者可能症状会复发或出现新的脑神经病变。如治疗后较长时间动脉瘤瘤腔仍有显著残留或复发情况，可进行第二次血流导向治疗。目前，关于血流导向治疗后完全闭塞的患者尚无报道显示其有复发的情况，此时动脉瘤的闭塞已被证实为持久性闭塞。

并发症处理要点（Oral Boards Review—Complications Pearls）

- 动脉瘤延迟破裂、支架内血栓形成、远端血管栓塞和脑实质出血都是大型或巨大型 CCA 血管内介入治疗后的潜在严重并发症。血栓栓塞并发症可通过使用抗血小板药物（如阿昔单抗）进行动脉内溶栓治疗，或在大血管急性闭塞后行机械取栓术。

- 血流导向治疗后迟发性动脉瘤破裂并不常见，结合弹簧圈填塞以促进动脉瘤内血栓形成可能有助于降低此种并发症发生率。仔细检查血流导向与载瘤动脉的贴壁情况，良好的贴壁性可促进动脉瘤闭塞并预防血栓栓塞并发症。支架植入后贴壁不佳可通过支架内球囊扩张进行后处理。

- 对于 CCA，动脉瘤复发较为常见。可通过常规影像学随访发现，也可因症状复发或产生新的神经系统症状而就诊。随访 1 年后未能完全闭塞的 CCA 患者，应考虑再行血流导向治疗。

【医学证据与预期结果】

患者的外展神经麻痹和复视在治疗后很快完全消失，在 19 个月的随访中，神经功能未出现异常。6 个月随访时血管造影显示动脉瘤几乎完全闭塞。

与外科手术或介入闭塞载瘤动脉相比，血流导向已成为症状性 CCA 的首选治疗方法，症状可明显改善。一项多中心队列研究显示，72% 的 CCA 引起的动眼神经麻痹患者在血流导向治疗后症状得到明显改善。尽管一些研究表明，通过闭塞近端颈内动脉可能会有更高的症状改善率，但即使在患者球囊闭塞试验阳性的情况下，闭塞载瘤动脉仍有缺血事件出现的风险。

拓展阅读

[1] Kim KS, Fraser JF, Grupke S, Cook AM. Management of antiplatelet therapy in patients undergoing neuroendovascular procedures. *J Neurosurg*. 2018;129(4):890–905.

[2] Matouk CC, Kaderali Z, terBrugge KG, Willinsky RA. Long-term clinical and imaging followup of complex intracranial aneurysms treated by endovascular parent vessel occlusion. *AJNR Am J Neuroradiol*. 2012;33(10):1991–1997.

[3] Moon K, Albuquerque FC, Ducruet AF, Crowley RW, McDougall CG. Resolution of cranial neuropathies following treatment of intracranial aneurysms with the Pipeline embolization device. *J Neurosurg*. 2014;121(5):1085–1092.

[4] Park MS, Kilburg C, Taussky P, et al. Pipeline embolization device with or without adjunctive coil embolization:

Analysis of complications from the IntrePED registry. *AJNR Am J Neuroradiol*. 2016;37(6):1127–1131.

[5] Park MS, Nanaszko M, Sanborn MR, Moon K, Albuquerque FC, McDougall CG. Retreatment rates after treatment with the Pipeline embolization device alone versus Pipeline and coil embolization of cerebral aneurysms: A single–center experience. *J Neurosurg*. 2016;125(1):137–144.

[6] Szikora I, Marosfoi M, Salomvary B, Berentei Z, Gubucz I. Resolution of mass effect and compression symptoms following endoluminal flow diversion for the treatment of intracranial aneurysms. *AJNR Am J Neuroradiol*. 2013;34(5):935–939.

[7] van Rooij WJ, Sluzewski M. Unruptured large and giant carotid artery aneurysms presenting with cranial nerve palsy: Comparison of clinical recovery after selective aneurysm coiling and therapeutic carotid artery occlusion. *AJNR Am J Neuroradiol*. 2008;29(5):997–1002.

症状性颈段颈动脉狭窄
Symptomatic Cervical Carotid Artery Stenosis

David Dornbos III　Brandon Burnsed　Adam Arthur　著

薛绛宇　译

【病例摘要】

患者，男，68 岁，非洲裔美国人，既往有高血压病史，主因突发性双侧上肢抖动 2h 就诊于急诊，随后意识模糊，左侧面部下垂，左侧偏瘫。神经病学检查显示仅能够确认身体和空间方位，有严重构音障碍和意识模糊，左侧半身感觉减退，伴随左侧上肢和下肢的忽视，轻度左侧肢体瘫痪。患者的（美国）国家健康研究所卒中量表（National Institutes of Health Stroke Score，NIHSS）评分 6 分。

问题（Questions）

1. 可能的诊断是什么？

2. 为进一步诊断，哪些是最恰当的影像学手段？

3. 在当前情况下，哪些治疗方法最恰当？

【病情评估与计划】

虽然患者的表现可能是癫痫发作，但患者持续存在肢体瘫痪和意识模糊，考虑为短暂性脑缺血发作（transient ischemic attack，TIA）、脑卒中或发作后麻痹（Todd 麻痹）的可能性增加了。脑卒中症状常模仿其他疾病，包括癫痫、复杂偏头痛、肿瘤、代谢紊乱、败血症和晕厥。癫痫、复杂偏头痛和晕厥常可通过临床病史和体格检查排除。复杂性偏头痛患者常有典型的偏头痛病史，且急性发作偏瘫症状经常伴有严重的头痛、闪烁的暗点和（或）先兆。与晕厥相关的症状常和椎 – 基底动脉卒中的症状重叠，但明确没有脑干缺血相关的脑神经问题。尿失禁、败血症或代谢紊乱（如高血糖或者低血糖，其他如电解质紊乱或肝性脑病）可以通过颅脑影像和血液检查诊断。

该患者最初表现可疑癫痫发作，继之以突发偏瘫、面部下垂和意识模糊，考虑为急性脑卒中。持续性的偏瘫确认脑卒中 /TIA 或癫痫发作后麻痹。通过颅脑影像（头部 CT），如图 15-1 所示，排除肿瘤、颅内出血或完全性卒中。起始治疗经静脉给予组织纤溶酶原激活物。

尽管多数研究显示经静脉给予组织纤溶酶原激活物治疗脑卒中症状（如癫痫）能够减少不良后遗症，但仍然存在少数却严重的风险，如颅内出血。鉴于在症状发作 3～4.5h 内紧急给予组织纤溶酶原激活物治疗急性缺血性卒中的紧迫性，虽然并不总是能够绝对确认缺血性卒中病因，但积极的早期经静脉给予组织纤溶酶原激活物对于这些患者是有必要的。

头颈部 CT 血管成像可被用来评估大血管闭塞、颅内动脉粥样硬化和颈部疾病。该患者检查显示右侧颈内动脉起始部 90% 狭窄，没有发现颅内动脉粥样硬化或大血管闭塞，如图 15-2 所示，明确了脑部疾病后立即查 EEG 没有癫痫的证据。该患者静脉给予组织纤溶酶原激活物治疗后意识模糊和偏瘫完全缓解，确认了缺血性脑卒中或 TIA 的诊断。

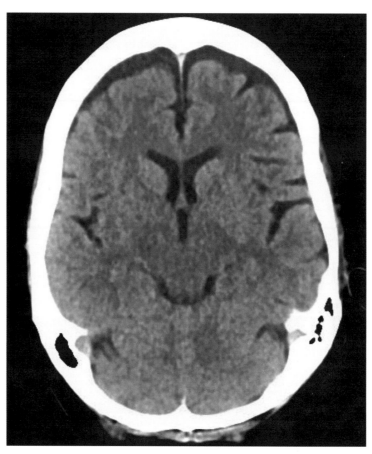

▲ 图 15-1　患者头部 CT
图中没有显示完全性缺血性脑卒中或颅内出血的证据

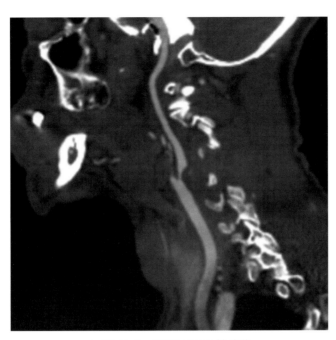

▲ 图 15-2　颈部 CT 血管成像
确定颈动脉分叉处颈内动脉狭窄 90%

疾病诊断要点（Oral Boards Review—Diagnostic Pearls）

- 除颅脑影像外，病史和体格检查常可充分辨别缺血性卒中和卒中相似疾病的诊断。
  - 缺血性脑卒中 /TIA：患者可能有 TIA 或先前卒中的病史，常有相关并发症（高血压、高血脂、心房颤动和冠状动脉粥样硬化性心脏病），发病突然没有先兆。神经功能缺失取决于血管病变区域。
  - 癫痫：尽管癫痫发作后常见癫痫后麻痹，但大多数患者表现为刻板的运动和感觉障碍。不幸的是，类似的运动症状缺失既不能排除癫痫，也不能通过症状来确立诊断。癫痫诊断确立在 EEG 检查上，接近 10% 的脑卒中患者表现为有癫痫。
  - 复杂性偏头痛：偏头痛可能伴随偏瘫或椎 – 基底动脉症状(共济失调、意识水平下降、眩晕等)。患者常有偏头痛的个人史或家族史，这些发作常伴随着头痛和（或）闪烁的暗点。
  - 晕厥：晕厥症状可能类似于椎 – 基底动脉缺血，包括意识丧失和眩晕。如果缺少脑神经发现，更支持诊断晕厥而不是与脑干缺血。
  - 肿瘤：尽管经常表现为亚急性或者进展性症状，颅内肿瘤的病程可以表现为脑卒中样的症状，如在癫痫发作、瘤内出血或瘤内卒中时。颅脑影像可确立诊断。
- 对于一个症状考虑为脑卒中 /TIA 或癫痫的患者，最初的诊断检查包括颅脑影像（CT 或 MR）、血管成像（头颈 CT 血管成像或 MRA），可能还要 EEG。

问题（Questions）

1. 这些放射影像结果是如何影响进一步手术决策的？

2. 对这些患者的最佳干预时机是什么时候？

【确定治疗方案】

血管影像所见的严重颈动脉狭窄被明确为患者症状的原因，确实没有癫痫和 EEG 显示致痫性放电。这些患者，症状性颈动脉狭窄的治疗相对简单，虽然关于治疗的时机和确切性质存在一些争议。

通过北美颈动脉内膜切除试验，症状性颈动脉狭窄的治疗指征已经建立，这个试验中，TIA 或非致残性卒中和同侧高度狭窄（≥70%）的患者，从颈动脉内膜切除术（carotid endarterectomy，CEA）中明显获益。CEA 与最好的药物治疗相比，这些患者的 2 年的卒中绝对风险减少 17%，死亡率减少 7%。在 90%～99% 狭窄的患者中，致死率和致残率大大改善。

基于几个严重颈动脉狭窄 CEA 随机实验的评估结果，症状发作 14 天内手术者比延迟手术者获益更大。就此，美国心脏协会建议对于严重颈动脉狭窄的血管重建术最好在缺血性事件的 14 天内。

血管重建术既可以做 CEA，也可以做颈动脉支架（carotid artery stenting，CAS）。虽然近来的几个实验，包括颈动脉重建的 CEA 和支架对比试验，显示 CEA 和 CAS 的综合结果没有区别，现行指南只推荐 CAS 用于 CEA 高风险并且大于 70% 狭窄的患者。患者可以根据许多解剖特点和并发症被归类为 CEA 高风险。高风险解剖特点包括对侧颈动脉闭塞或症状性双侧颈动脉狭窄、双侧喉神经麻痹、既往颈部放射治疗、外科难以到达的颈动脉分叉或 CEA 后再狭窄。可以排除 CEA 的并发症有不稳定心绞痛、6 周以内的心肌梗死、充血性心力衰竭、左心室射血分数小于 30%、肾衰竭、慢性阻塞性肺病。

那些没有并发症、没有排斥 CEA 的解剖变异、超声心动图显示左心室射血分数为 60%、心功能正常的患者，推荐 CEA。

问题（Questions）

1. 患者没有并发症和超声心动图异常的意义是什么？

2. 有什么辅助方法能够用来发现潜在的术中缺血性并发症？

【手术过程】

麻醉，可以全麻、区域麻醉、局部局麻，切口可以横切口（通常沿着颈部中段的皮肤纹理，始于下颌角后 2cm，切口延伸至距离中线 1cm 位置）或者纵切口（切口沿着胸锁乳突肌的前缘）。

经典是术前患者口服阿司匹林 325mg/d，术后继续使用，虽然一些外科医生喜欢围术期增加氯吡格雷。术中监测包括经颅多普勒或脑电图，取决于术者的喜好。通常患者全麻后，取仰卧位，头部轻微转向术者的对侧。使用肩带辅助轻微拉伸可以增加显露。

纵行切口沿着胸锁乳突肌前缘。向下穿过颈阔肌，在胸锁乳头肌前边缘内侧可以辨认出来一个平面，接着向下打开并钝性分离。可能遇到一个较大的横行的感觉神经，为便于显露，可以被牺牲掉，术者应小心不要伤及腮腺，包括颈动脉的神经血管束很容易被辨认和触诊。锐性分离方法可以用来打开颈部筋膜，然后钝性分离。显露情况见图 15-3，包括颈总动脉（common carotid artery，CCA）、颈动脉分叉、颈外动脉（external carotid artery，ECA）和颈内动脉，远端显露应该延伸超过斑块，常常会达到舌下神经水平。通常，术者可以触到或看到斑块远端正常的动脉，显露区的长度应该达到方便放置血管约束带和远端颈内动脉夹的程度。

解剖过程中可能遇到的重要组织结构包括面总静脉、肩胛舌骨肌、舌下神经。面总静脉是颈静脉前方的一个分支，经常刚好位于颈动脉分叉的表面，应缝合结扎并分开以便于显露。肩胛舌骨肌标志着显露的下界常可完整保留。走行在颈内、颈外动脉表面，舌下神经必须被辨认和保护，整个手术过程中最小化神经伤害。迷走神经和它的喉上神经分支位于颈静脉和颈动脉的深部，当需要分离颈动脉深部组织的时候应小心避免碰到这些结构。迷走神经的喉上神经分支损伤

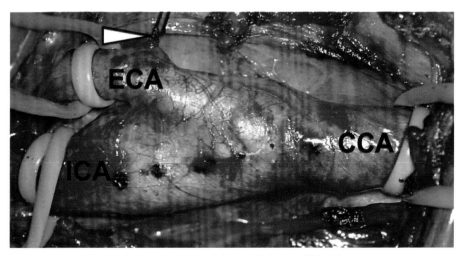

▲ 图 15-3　颈动脉分叉的相关血管解剖

图示包括颈总动脉、颈外动脉、颈内动脉和甲状腺上动脉（箭头）；CCA. 颈总动脉；ECA. 颈外动脉；ICA. 颈内动脉

可导致严重的术后吞咽困难。一旦显露颈总动脉、颈内动脉、颈外动脉的长度充分，血管约束带可以环置于颈外动脉和颈内动脉。然后静脉给患者5000U肝素，注意力转到动脉切开上来。

临时动脉瘤夹常被置于甲状腺上动脉，该分支起源于颈外动脉的近端或颈总动脉的远端。进一步颈动脉阻断前，让麻醉师稍稍提升血压（收缩压160～180mmHg）。夹闭颈动脉系统，从夹闭颈内动脉开始，然后颈总动脉，然后颈外动脉。按照该顺序夹闭动脉确保潜在的栓子碎片进入颈外动脉循环。使用11号手术刀，沿颈总动脉纵轴中间线切开，用Pott剪刀向上延伸到颈内动脉，切口直到正常内膜为止。如果夹闭导致术中缺血检测出现明显变化，可以放置转流管。

从颈总动脉近端开始环周剥离斑块。重要的是，沿斑块主体底部开始分离和在动脉切开的近心端锐性截断斑块。使用Penfield 4号剥离子环周向上剥离斑块，上至颈外动脉起始部位，用止血钳轻柔地从颈外动脉拉出来。最后，往远端分离至颈内动脉。仔细检查内膜要求使所有残留的碎片或斑块物质被取出来。特别注意远端，不能有台阶或内膜漂浮片，这会显著提高夹层的风险。如果斑块没有到达光滑的末端，可以锐性切断，然后缝线钉合，虽然充分显露远端时，极少有这种需要。如果需要缝线钉合，慎重些常需要使用补片来避免远端残余狭窄的可能。

用6-0 Prolene缝线初步关闭颈动脉切口，从颈内动脉远端开始，往近端缝合，直到剩下一半或1/3切口。第二遍缝线合从颈总动脉近心段开始往远端缝合。或者，颈动脉切口内缝入补片，用自体大隐静脉或人工材料（如Dacron）。缝线应间距1mm，离切口边缘1mm。在完全关闭前，应暂时取下颈内动脉的夹子，使血液反流，然后再次夹上颈内动脉。随后暂时取下颈总动脉夹子，再夹上。这种操作可以排出所有残留在管腔内空气或手术碎片。缝好最后几针，先去除颈外动脉，再去除颈总动脉的夹子，最后打好线结。颈内动脉的夹子最后去除。

治疗方案要点（Oral Boards Review—Management Pearls）

- 必须特别注意颈动脉内膜剥脱的远端位置，因为残余内膜漂浮片或台阶可能会变成动脉夹层，成为术后血栓栓塞的原因。
- 经颅多普勒、EEG和其他辅助方法可以用来监测潜在的术中缺血并发症。

关键点（Pivot Points）

- 症状性颈动脉狭窄患者，狭窄度70%以上，14天内的早期手术干预能够降低缺血事件复发的风险。
- 术中监测发生关于皮质缺血的明显变化，如果在阻断血流后立即发生，应该迅速终止手术或放置颈动脉转流管来保证术中脑灌注。

【术后管理】

术后监测（包括遥测及血压监测）应在重症监护室实施。严格血压管理很重要，典型的控制目标是比基线血压减少 20%，以免脑高灌注。

术后抗感染仅使用 24h。术后当晚鼓励早期活动、下床行走，几乎所有患者术后次日可以出院。

【并发症及处理】

之前提到，颈内动脉血流增加可导致脑高灌注。持续高水平的血压需要积极控制，通过静脉给予 β 受体拮抗药（拉贝洛尔）或血管扩张药（肼屈嗪）。

术后神经状态下降，要着重考虑栓子栓塞事件。早期术后神经状态缺失或下降要求立即响应（处理）。传统上，这些患者被重新送到手术室，立刻手术探查内膜剥脱位置。最近，更乐于采用脑血管造影来取代手术探查，如果需要取栓的话。同时可以进行脑螺旋 CT 检查来评估脑出血。

颈部血肿是另一种重要的 CEA 术后并发症，虽然罕见，但威胁到患者的呼吸道，导致外科及麻醉急症。如果可行，立即返回手术室，在可控的情况下清醒纤维支气管镜气管插管是首选。如果呈现气道压迫和（或）喘鸣，立即打开创口是必要的，即使是在床边。一旦气道被保护，就可以开始手术探查血肿和动脉切口。

> **并发症处理要点**（Oral Boards Review—Complications Pearls）
> - 术后严格控制血压可以避免脑高灌注和潜在的继发颅内出血。
> - 早期和严重的术后神经功能下降应该得到解决，立即返回手术室或介入手术室。
> - 术后颈部血肿是神经外科和麻醉科急症，挽救呼吸道极其重要。少数情况下，在床边打开创口是必需且救命的操作。

【医学证据与预期结果】

如前所述，大量随机对照实验提供过硬的证据支持 CEA 治疗症状性颈动脉狭窄（＞70%）。颈动脉支架的结果与之相似，但稍差一点，这就是为什么目前把它留给 CEA 高危患者。

CEA 相关手术风险比较低。在几个主要的临床试验中 CEA 围术期卒中风险是 5.8%～7.0%，围术期死亡率＜ 1%。脑神经缺失最常见的症状是暂时性声带麻痹和吞咽困难，可见于大约 1% 的患者，但罕有永久性的。总之，CEA 为症状性重度颈动脉狭窄提供了一个有力的治疗方法，具有较低的致残率和致死率，能够大幅度降低随后的卒中和死亡风险。

拓展阅读

[1] Barnett HJ, Taylor DW, Eliaszie M, et al. Benefit of carotid endarterectomy in patients with symptomatic moderate or severe stenosis: North American Symptomatic Carotid Endarterectomy Trial Collaborators. *N Engl J Med*. 1998;339(20):1415–1425.

[2] De Rango P, Brown MM, Chaturvedi S, et al. Summary of evidence on early carotid intervention for recently symptomatic stenosis based on meta–analysis of current risks. *Stroke*. 2015;46(12):3423–3436.

[3] Ecker RD, Pichelmann MA, Meissner I, et al. Durability of carotid endarterectomy. *Stroke*. 2003;34:2941–2944.

[4] Erdur H, Scheitz JF, Ebinger M, et al. In–hospital stroke recurrence and stroke after transient ischemic attack: Frequency and risk factors. *Stroke*. 2015;46(4):1031–1037.

[5] Mantese VA, Timaran CH, Chiu D, et al. The Carotid Revascularization Endarterectomy versus Stenting Trial (CREST): Stenting versus endarterectomy for carotid disease. *Stroke*. 2010;41(10 Suppl):S31–S34.

[6] Randomised trial of endarterectomy for recently symptomatic carotid stenosis: Final results of the MRC European Carotid Surgery Trial (ECST). *Lancet*. 1998;351:1379–1387.

[7] Reznik M, Kamel H, Gialdini G, et al. Timing of carotid revascularization procedures after ischemic stroke. *Stroke*. 2017;48(1):225–228.

无症状颈动脉狭窄
Asymptomatic Cervical Carotid Stenosis

Kunal Vakharia　Sabareesh K. Natarajan　Hussain Shallwani　Elad I. Levy　著

李钊硕　译

【病例摘要】

患者，男，77岁，有严重的高血压病、高脂血症和冠状动脉旁路移植术病史，在体检中听诊时发现右侧颈动脉杂音。患者之前的治疗包括改变生活方式，阿司匹林和他汀类药物治疗。患者没有相关的症状，没有缺血性或出血性卒中的病史，也没有 TIA 的迹象。由患者的初级保健医生安排的多普勒超声检查显示，右侧颈内动脉有 70%～99% 的狭窄。随后的颈动脉 MRI 和 MRA 显示右侧颈内动脉近端 95%～99% 的狭窄。患者被转诊给我们进行进一步的评估和管理。

问题（Questions）

1. 评估无症状性颈动脉狭窄的合适影像学方法是什么？

2. 最好的治疗方法是什么？什么时候是合适的？

3. 什么时候需要外科手术干预？需要治疗的程度是多少？

【病情评估与计划】

颈动脉狭窄通常在体检时偶然发现，在颈部听诊时发现颈动脉杂音，或在评估 TIA 的过程中发现。在初级医疗环境中最常使用的方法是双侧颈动脉超声成像。根据颈总动脉或颈内动脉的位置，可以从超声成像中估计狭窄的百分比。超声成像测量的收缩期和舒张期血流速度，有助于临床医生判断狭窄的百分比的准确性和 CTA 的准确性，也可以有助于我们了解斑块形态及病变位置和范围。诊断性颅脑 DSA 是评估颈动脉疾病和颈动脉斑块真正性质的"金标准"。虽然 CT 血管成像的准确率接近 90%，MRA 的准确率接近 DSA 的 80%，但诊断性血管造影可以进行动态成像，还可以同时比较颈外动脉和颈内动脉的循环。此患者在 DSA 上有 90.7% 的狭窄（图 16-1）。在很难确定卒中的确切原因和颈动脉斑块形成血栓可能性的情况下，MRA 可以帮助显示血管管腔内斑块的形态，并显示斑块的不规则。不规则的斑块倾向于表明产生血栓的风险更高。

除了确定狭窄的百分比外，在评估和建议患者时，临床上了解治疗的必要性及风险和益处是至关重要的。无症状颈动脉粥样硬化研究（Asymptomatic Carotid Atherosclerosis Study，ACAS）和无症状颈动脉手术试验（Asymptomatic Carotid Surgery Trial，ACST）发现，狭窄 > 60%～70% 的患者在内科和外科（CEA）的 5 年卒中发生率分别为 11%～11.8% 和 5.1%～6.4%。自这些试验开始以来，药物治疗的效果随着他汀类药物和抗血小板药物的使用而显著提高，没有 I 类证据证明卒中发生率与当前最好的药物治疗有关。除了关于 CEA 治疗无症状性颈动脉狭窄的文献外，关于颈动脉血管成形术和 CAS 的文献和兴趣也在不断增加，该研究正在四臂平行的颈动脉血管重建和无症状性颈动脉狭窄医疗管理试验（Carotid Revascularization and Medical Management for Asymptomatic Carotid Stenosis Trial，CREST-2）中进行评估。这项研究是关于最佳药物治疗与 CEA 治疗和最佳药物治疗与 CAS 之间的综合 30 天卒中和死亡结果的比较。了解这一风险状况对于这些患者未来的手术计划和管理非常重要。此外，关于认知

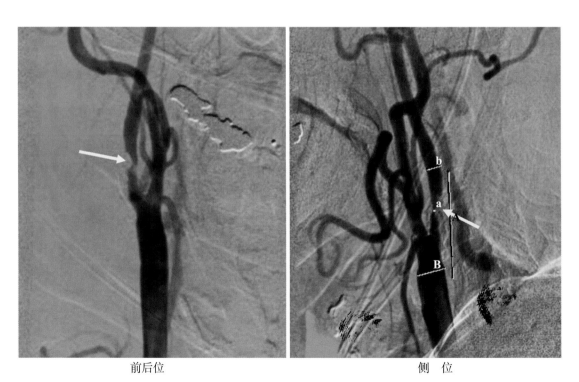

前后位 　　　　　　　　　 侧 位

▲ 图 16-1　DSA 图像
前后位和侧位图证实右侧颈内动脉近端 90.7% 狭窄（箭）

功能减退及其与无症状颈动脉疾病的关系，以及手术或血管内血运重建是否能改善认知功能减退的文献越来越多。

　　对于手术计划，详细了解动、静脉解剖及其与骨性标志的关系是很重要的。了解颈总动脉分叉的位置及其与下颌角的关系，以及其相对于颈椎的骨性标志，可以更容易地在术中显露。在本病例中，病变位于 C₄ 椎体水平（图 16-2）。此外，颅脑影像学在术前计划中非常重要，了解 Willis 环有助于区分狭窄同侧半球的血供来源，从而在实施颈动脉内膜切除术时更好地了解夹闭期间潜在的侧支通路。如果有孤立的大脑中动脉供血自颈内动脉而没有足够的侧支，应该有更高的警惕和为可能的术中分流做准备。

疾病诊断要点（Oral Boards Review—Diagnostic Pearls）

- 体格检查和常规多普勒超声检查有助于筛查潜在的无症状颈动脉狭窄。
- MRA 和 CT 血管成像是了解血管解剖和帮助术前计划的良好的辅助检查手段，但其准确性仅为脑血管造影的 80% 和 90%。
- 脑血管造影有助于阐明颈动脉病变的许多不同解剖方面的问题，包括：①骨质标志和狭窄位置；②狭窄程度和动脉血流受限；③串联病变；④ Willis 环的交叉充盈和通畅；⑤颈内动脉迂曲与颈总动脉的关系。

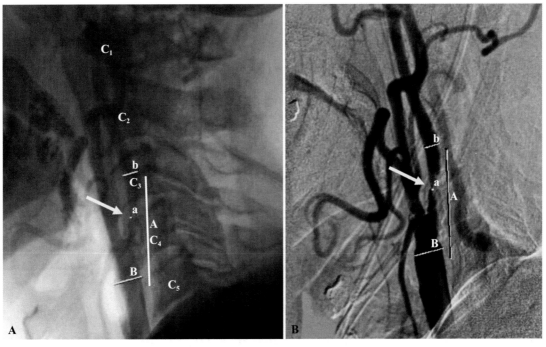

▲ 图 16-2　DSA 图像
A. 侧位未显影（部位）；B. 侧位显影（部位）。图示病变位于颈内动脉近端 C₄ 椎体水平（箭）

问题（Questions）

1. 哪些其他关键的影像学特征会增加围术期卒中的风险？

2. 哪些研究可以帮助区分斑块形态和斑块生成血栓的可能性？

3. 哪些影像学特征可以帮助确定术中分流的可能需要？

【确定治疗方案】

确诊后应开始最佳内科治疗，包括抗血小板治疗、他汀类药物治疗和生活方式改变，根据狭窄的程度和部位，CEA 和 CAS 可作为血运重建的补充治疗手段。目前在美国，CEA 是研究最多的治疗方式，也是被广泛接受的治疗方式。框 16-1 和框 16-2 显示 CEA 的高危特征，而不是许多授权的 CAS 来代替显微外科血运重建技术。

框 16-1　美国 FDA 颈动脉内膜切除术高危候选标准

严重的内科并发症
- Ⅲ级或Ⅳ级充血性心力衰竭
- 左心室射血分数< 30%
- 近期心肌梗死（> 24h 和< 30d）
- 不稳定心绞痛
- 加拿大心血管学会Ⅲ级或Ⅳ级，同时要求冠状动脉血管重建
- 异常负荷试验
- 严重肺部疾病
- 慢性氧疗
- 静息最低动脉氧分压（PaO$_2$）< 60mmHg
- 基线红细胞压积>正常的 50%
- 第二次或一氧化碳肺弥散时的用力呼气量，容量<正常的 500%
- > 80 岁

显著的解剖异常
- 对侧颈动脉闭塞
- 对侧喉麻痹
- 头部或颈部以前的辐射
- 既往颈动脉内膜切除术伴复发性狭窄
- 手术难以触及高位颈椎病变（C$_2$ 椎体以上的高位颈椎病变或锁骨下的颈总动脉病变）
- 严重串联病变
- 喉切除术或气管造口术
- 关节炎或其他疾病导致头部无法伸展

改编自 the US Centers for Medicare and Medicaid Services（https：//www.cms.gov/medicare-coverage-database/details /nca-decision-memo.aspx?NCAId=157&ver=29&NcaName=Carotid+Artery+Stenting+（1st+Recon）&bc=BEAAAAAAEAAA&&fromdb=true）.

CREST 是一项比较 CAS 和 CEA 在重度颈动脉狭窄患者中的安全性和有效性的随机试验。无症状的患者要求血管造影狭窄> 60%，超声狭窄> 70%，如果超声狭窄 50%～60%，则要求 CTA 或 MRA > 80%。在中位随访时间为 2 年的 2502 名患者中，CAS 组和 CEA 组的主要

卒中终点、心肌梗死或死亡率的 4 年估计率没有统计学差异（分别为 7.2% 和 6.8%，P=0.51）。在无症状患者中，CAS 组和 CEA 组的 4 年卒中或死亡率分别为 4.5% 和 2.7%（P=0.07）。在死亡（0.7% vs. 0.3%，P=0.18）、卒中（4.1% vs. 2.3%，P=0.01）和心肌梗死（1.1% vs. 2.3%，P=0.03）方面，CAS 组和 CEA 组的围术期终点各部分的比率不同。

框 16-2　医疗保险和医疗补助服务中心的高风险标准

对于颈动脉内膜切除术，有显著并存情况

- Ⅲ级或Ⅳ级充血性心力衰竭
- 左心室射血分数 < 30%
- 不稳定心绞痛
- 对侧颈动脉闭塞
- 近期心肌梗死
- 既往颈动脉内膜切除术伴复发性狭窄
- 以前对颈部的放射治疗

解剖的风险因素

- 复发性狭窄，和（或）
- 以前的根治性颈部清扫术

改编自 the US Centers for Medicare and Medicaid Services（https: //www.cms.gov/medicare-coverage-database/details/nca-decision-memo.aspx?NCAId=157&ver=29&NcaName=Carotid+Artery+Stenting+（1st+Recon）&bc=BEAAAAAAEAAA&&fromdb=true）。

此例患者没有高危特征，如病变延伸到 C_2 以上，颈部继发于脂肪组织和其他解剖限制，既往颈部手术（即喉切除或气管切开）或放射治疗，或其他重要的内科并发症。考虑到低洼的分叉处和细长而灵活的颈部，该患者选择 CEA。

【手术过程】

目前的患者接受了常规的术前评估，包括初级保健医生的医疗证明。患者每天服用 81mg 阿司匹林，并在手术前继续服用。CEA 常规在气管插管全麻下进行。重要的是在麻醉诱导期间避免明显的低血压，以防止手术前的低灌注。

常规进行神经监测、体感诱发电位和连续 EEG 检查。一条动脉路径是针对严格的血压管理设置的。患者仰卧，头部略向颈部，下巴伸展，并向病变的对侧轻微旋转。皮肤折痕被用来计划一个横向切口，以便进行合适的美容缝合。切口从横穿胸锁乳突肌的中线开始标记，这样 1/3 的切口在肌肉上，2/3 的切口在内侧。然后，准备进行皮肤消毒，常规铺孔巾。抗生素在手术前使用。皮肤切口是在胸锁乳突肌的内侧边界上进行的，同时要注意胸锁乳突肌上的耳大神经，因为切断该神经可能会导致术后颌骨和耳朵麻木。颈阔肌在切口上方和下方均被切开和剥离，以便充分显露。确定了颈阔肌的内侧边界，并对其内侧筋膜进行了锐性解剖。二腹肌近端露出，舌骨肌远端露出。这通向颈动脉鞘。面部总静脉经常穿过手术区域的中部，可以不用担心进行结扎和分割。颈旁动脉行于颈内动脉表面，到达舌下神经，以便术中识别并保留该神经。甲状腺上动脉是颈外动脉的第一支，识别颈外动脉的位置，斑块之外的颈内动脉显露程度通过对颈内动脉的轻柔触诊来确定。

此时，颈总动脉、颈外动脉和颈内动脉被小心显露，给予肝素（5000U）。在每条血管周围放置血管环，诱导爆发抑制，使收缩压升高到患者基线水平之上20mmHg。夹闭顺序为颈内动脉、颈总动脉、颈外动脉。动脉切开术开始于颈总动脉，使用11号刀片，然后用Potts剪刀延伸到颈内动脉。使用Penfield 4号刀从颈总动脉近端的两侧切开斑块，用Potts剪刀将斑块的近侧端分割，将斑块朝向颈外动脉口进行解剖，并对颈外动脉口进行外翻动脉内膜切除术。切口向远端进入颈内动脉，理想的情况是将斑块的头端整块切除。内腔用肝素化的生理盐水冲洗，去除任何漂浮的碎片或内膜瓣，动脉切开的一期闭合采用普理林6-0缝线。在动脉修复完成之前，颈内动脉回流大约10s，缝合完成。夹子的释放顺序为颈外动脉、颈总动脉和颈内动脉。多普勒成像被用来评估通过颈内动脉远端、修复的动脉切开术，以及血管的近端和远端的适当血流，以确保没有游离皮瓣闭塞或限制血流。在所有夹子被移除后，患者的血压降低到基线以下20mmHg。外科手术放置在超出动脉切开部位，并实现了细致的止血。颈阔肌以2-0的比分关闭。使用无菌纱布条和无菌敷料止血，表皮下4-0单晶硅封闭皮肤。

治疗方案要点（Oral Boards Review—Management Pearls）

- 显露于下颌角对于确认夹子是否放置在斑块的水平之上是很重要的。这对于定位和保留舌下神经也很重要。
- 分离舌骨肌可以在低位分叉过程中充分显露。
- 理想情况下，斑块去除应该从外侧边缘开始，并以圆周的方式进行。舌骨肌的分离允许在下分叉过程中充分显露。在斑块末端进行锐利的分解有助于防止斑块碎片残留在内膜层。
- 从内向外缝合的缝合线允许将斑块边缘附着在未受损伤的内膜上，以防止血流停滞。
- 当患者在夹闭后早期出现EEG改变的情况下，有时可以使用分流术。
- 警惕血管后缘的动脉粥样硬化网，这些可能会在手术完成后造成持续性狭窄。与跟踪缝线相同的方式的单一垂直缝线可用于保持和压平网的架子。

关键点（Pivot Points）

- 有内科并发症需要抗凝治疗的患者需要优化术前治疗，并在停止治疗前进行风险评估。
- 连续 EEG 的改变可以保证血压升高，有助于侧支循环，加速清除血小板和血管的关闭，并有可能使用分流术暂时恢复血流。
- 如果患者的侧支循环较差（如缺乏前后交通动脉），外科医生应该预见到需要分流。

【术后管理】

患者拔管，收缩压在接下来的 24h 内保持在基线以下 20mmHg。患者在重症监护病房过夜观察，每天服用 81mg 阿司匹林。

【并发症及处理】

美国心脏协会和美国卒中协会目前的指南已经为无症状的 CEA 患者建立了 3% 的围术期风险上限，假设其寿命超过 5 年，与 CEA 相关的常见并发症包括术后血肿形成、缺血性并发症、出血性并发症和脑神经损伤。术后血肿可能继发于错误的缝合线，血肿形成可能迅速发生，立即返回手术室并清除血肿是保护患者气道的关键。静脉出血可能会导致术后严重的血肿，如果血肿引起明显的占位效应，则可能需要进行手术探查。手术后的缺血性并发症往往继发于血栓碎片，导致栓塞卒中或颈动脉血栓形成和颈动脉闭塞。有症状的颈动脉闭塞应立即返回手术室进行血管探查和血栓切除，并从颈内动脉取出血栓。直接在血管内抽吸，使用 Fogarty 气囊穿越血栓，在颈动脉岩部或海绵窦段将气囊充气，缓慢取出至正常血管，有助于血栓清除。同样，应该小心，因为这种操作可能导致动脉夹层，并使患者容易发生颈动脉海绵窦瘘。严重狭窄病变或假性闭塞的出血性并发症更易发生。血运重建可以使一直处于低流量状态的血液回流到血管系统。高灌注综合征是公认的并发症，对这些患者进行密切的神经监测和血压控制是必要的。术后 24h 血压缓慢恢复正常可避免此类并发症。颅内神经损伤可发生，并与颈动脉的剥离和显露有关。这些损伤发生在 8%～10% 的病例中，包括同侧舌下神经损伤导致舌头偏向损伤一侧，喉返神经损伤导致单侧声带瘫痪，以及下颌缘神经损伤导致单侧嘴唇减压运动丧失。

并发症处理要点（Oral Boards Review—Complications Pearls）

- 术后迅速扩大的血肿需要在给患者插管前打开手术部位。气管偏曲会造成固定气道的困难，因此减压是第一步。
- 直接抽吸和分流管抽吸可用于再通颈动脉血栓性闭塞。使用 Fogarty 气囊通过血栓，然后从动脉切开术中缓慢取出气囊可用作抢救操作。

【医学证据与预期结果】

根据目前对无症状颈动脉狭窄自然历史的了解，存在将患者在内科和外科治疗之间进行分层的风险。管理风险，努力从医学上优化患者并对那些有显著狭窄的患者进行血运重建，可以显著降低卒中的风险，如 ACAS 和 ACST 所见。随着 CAS 的日益普及和易操作性，CREST 已经表明，CAS 和 CEA 是治疗颈动脉疾病的几乎模棱两可的疗法。外科治疗和内科治疗最好需要对解剖学上的细微差别有一个了解，并为所有可能的情况做好准备。此外，目前的研究如 CREST-2 将阐明无症状疾病中 CAS 与 CEA 的长期随访结果。本章中讨论的患者情况良好，术后第 1 天出院。自那以后，患者进行了 2 年的颈动脉多普勒随访，并持续表现良好。正在进行的研究探索检查无症状颈动脉疾病的颈动脉血运重建术与预防认知功能衰退之间的关系。要了解血运重建对认知的影响还需要进一步的研究。

致谢：感谢 Paul H. Dressel 对图片的处理，并感谢 W. Fawn Dorr 和 Debra J. Zimmer 协助整理手稿。

拓展阅读

[1] Antonopoulos CN, Kakisis JD, Sfyroeras GS, et al. The impact of carotid artery stenting on cognitive function in patients with extracranial carotid artery stenosis. *Ann Vasc Surg*. 2015;29:457–469.

[2] Brott TG, Hobson RW 2nd, Howard G, et al. Stenting versus endarterectomy for treatment of carotid–artery stenosis. *N Engl J Med*. 2010;363:11–23.

[3] Executive Committee for the Asymptomatic Carotid Atherosclerosis Study. Endarterectomy for asymptomatic carotid artery stenosis. *JAMA*. 1995;273:1421–1428.

[4] Halliday A, Mansfield A, Marro J, et al. Prevention of disabling and fatal strokes by successful carotid endarterectomy in patients without recent neurological symptoms: Randomised controlled trial. *Lancet*.

2004;363:1491–1502.

[5] Mantese VA, Timaran CH, Chiu D, et al. The Carotid Revascularization Endarterectomy Versus Stenting Trial (CREST): Stenting versus carotid endarterectomy for carotid disease. *Stroke*. 2010;41:S31–S34.

[6] Sacco RL, Adams R, Albers G, et al. Guidelines for prevention of stroke in patients with ischemic stroke or transient ischemic attack: A statement for healthcare professionals from the American Heart Association/American Stroke Association Council on Stroke: Co-sponsored by the Council on Cardiovascular Radiology and Intervention: The American Academy of Neurology affirms the value of this guideline. *Circulation*. 2006;113:e409–e449.

急性大脑中动脉闭塞
Acute Middle Cerebral Artery Occlusion

Phillip A. Bonney　Parampreet Singh　Benjamin Yim　William J. Mack　著
李钊硕　译

【病例摘要】

患者，女，80 岁，醒后出现左上肢无力及面部麻木感，右利手，既往有心房颤动病史。神经系统检查提示左下侧面肌瘫痪，左上肢旋前肌偏移（pronator drift），肌力减退（NIHSS 评分 9 分）。距最后正常时间为 9h。醒后 5h 行 CT 扫描（图 17-1）。

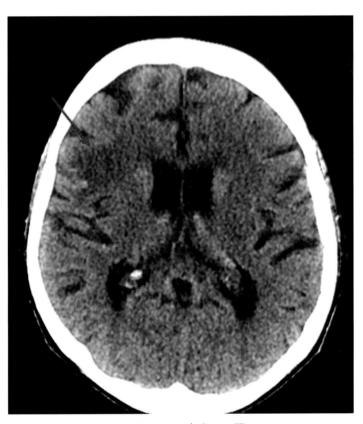

▲ 图 17-1　患者 CT 图
距最后正常时间 9h，醒后 5h 患者的 CT 扫描图，右额叶后叶出现低密度灶（箭），ASPECTS 评分 9 分

问题（Questions）

1. 可能性诊断是什么?

2. 需要哪些额外的影像学检查?

【病情评估与计划】

临床症状属于典型的急性缺血性脑卒中，可能由于大血管闭塞造成。患者突然发病，并存在多个卒中危险因素，表现为右侧大脑中动脉供血区域的卒中相关症状。CT 扫描排除颅内出血和其他大多数的占位性病变，让缺血性脑卒中的诊断更加明确。皮质出现细微缺血性改变，这更加验证了大血管闭塞的可能。

急性缺血性卒中常见于老年患者，特别是伴有心脏危险因素或动脉粥样硬化疾病的患者，是发达国家老年患者致残、致死的主要原因。大血管闭塞患者能够从静脉溶栓和机械取栓中获益，应该注重这些患者的早期筛选。

血管成像如 CTA 和 MRA，能够用于紧急评估患者是否适合机械取栓。CT 灌注成像鉴别患者是否能从机械取栓中获益，尤其对于发病时间超过 6h 的患者。

图 17-2 为 CT 血管成像，图 17-3 为 CT 灌注成像。

疾病诊断要点（Oral Boards Review—Diagnostic Pearls）

- 平扫 CT 对于排除颅内出血、确定早期缺血性改变范围具有重要意义。Alberta 卒中计划早期评分（Alberta Stroke Program Early CT Score，ASPECTS）是最初评估 CT 上缺血程度的常用工具。ASPECTS 评分将大脑中动脉供血区分为 10 个区域，每出现一处低密度灶减 1 分。早期脑梗死范围较大（ASPECTS ≤ 5）患者血栓切除术后症状明显改善的可能性小，并且再灌注后出血的可能性更高。

- 尽管大多数大脑中动脉远端闭塞和后循环闭塞患者通过机械取栓可以获益，但颈内动脉远端或 M_1 段闭塞是机械取栓的最佳适应证。

- 灌注成像是指导临床决策的重要辅助方法。这种方法常用于评估缺血核心区和存在梗死风险的低灌注区（"半暗带"）。灌注成像基于对比剂进出血管的速率，可应用自动化软件运算方法确定缺血核心区和低灌注区的体积。这些体积的差异（"错配"）即是缺血半暗带。存在明显错配的患者更可能从机械取栓中获益，尤其是在症状发生 6～24h 内的患者。

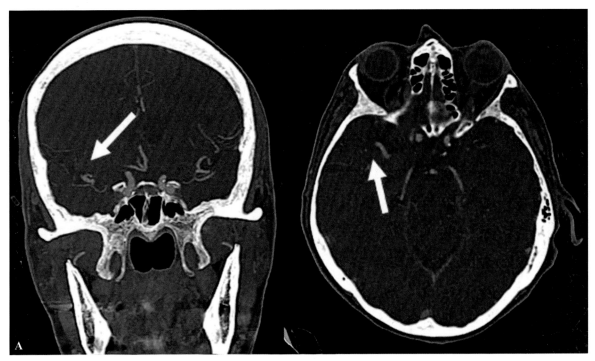

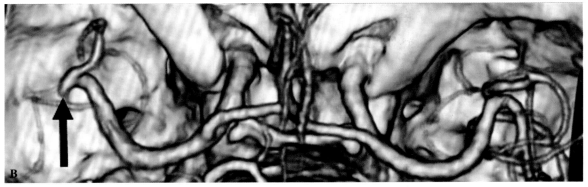

▲ 图 17-2　患者 CT 血管成像

显示右侧大脑中动脉颞前动脉以远闭塞（箭）；A. 冠状位（左）和轴位（右）重建，B. 三维重建

问题（Questions）

1. CT 血管成像上有哪些明显病变？

2. CT 灌注成像能够补充哪些信息？

【确定治疗方案】

必须结合临床和影像学检查结果制订个性化的治疗方案。通常，M_1 段闭塞且存在可挽救的脑组织的患者取栓治疗能够获益。初始平扫 CT 的 ASPECTS 评分或灌注成像证实缺血梗死核心较大的患者较少从取栓治疗中获益。不存在错配的患者没有缺血半暗带，卒中后相应脑组

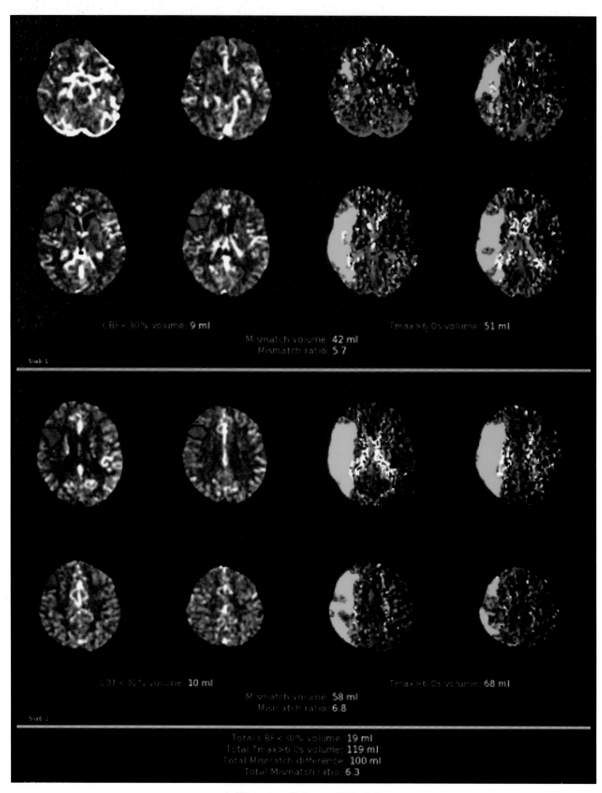

▲ 图 17-3　患者 CT 灌注成像

CT 灌注（iSchemaView RAPID 软件处理）显示缺血核心区（紫色）和低灌注区（绿色）之间存在较大的不匹配，导致出现大半影

织全部梗死，则患者不可能从机械取栓中获益。

机械取栓的患者最可能从很少或没有梗死核心区缺血风险区中获益。随着梗死核心的增加，无论是否接受血管内治疗，患者获得功能独立性的机会均会降低，但接受机械取栓的患者仍有很大的可能获得良好临床预后。同样，对于老年患者，尤其是 80 岁以上的老年患者，尽管这个年龄段的患者已经被证实能够从机械取栓中获益，但大血管闭塞的卒中后的良好预后率较低。

对于大血管闭塞血栓形成的患者，应首先评估 CT 血管成像。图 17-2 显示了右侧 M_1 段闭塞。同时也应该评估颈动脉是否存在严重狭窄。虽然这并不能排除机械取栓，但狭窄病变可能需要接受血管成形术（有或无支架植入），以便导管通过严重狭窄的节段。CT 血管成像也可以获得其他额外信息，如前交通动脉或后交通动脉是否开放，血管是否迂曲，颅内动脉是否狭窄。CT 灌注成像可用于评估梗死区域与存在梗死风险的半暗带区域之间的错配。本例患者额叶右下方存在一个较小的缺血核心。存在梗死风险的区域包含右侧大脑中动脉供血的大部分区域。缺血区与梗死区体积差异大，证明存在较大体积的潜在可挽救的脑组织。发病 6～24h 的患者可基于这些结果进行治疗。

问题（Questions）

1. 取栓治疗存在哪些禁忌证？

2. 机械取栓的方法有哪些？

【手术过程】

机械取栓没有绝对的禁忌证。重要的是，应用阿替普酶和其他凝血障碍性疾病不能用于排除介入治疗。虽然应该同时考虑肾功能不全的情况，但机械取栓后患者明显获益，因此即使肾功能不好的患者也应该进行介入治疗。

存在多种机械取栓方法，主要包括血栓回收装置、抽吸系统、血栓回收与抽吸联合系统和球囊辅助系统。大多术者在患者局麻下通过股动脉穿刺进行手术。诊断性血管造影最初是为了确认病变或证实病变的存在（如果无创性血管造影未发现明显病变）。最初的诊断性血管造影也有助于更好地识别主动脉弓的解剖结构，有助于选择过渡导管。术前未接受静脉应用阿替普酶的患者应考虑全身静脉肝素化。

最初的关键试验证实了应用支架回收技术对症状出现 6～8h 内卒中患者进行机械取栓的有效性。使用支架回收器通常涉及三轴导管系统。长鞘或球囊导引导管（通常为 8Fr）首先进入颈总动脉或颈内动脉。随后，多数术者将中间导管穿过长鞘随微导管和微导丝上行至颈内动脉。中间导管尽可能向远端推进（通常到达颈内动脉末端或 M_1 近端），以使微导管系统获得最大支撑，然后随微导丝穿过闭塞部位并置于闭塞部位远端。取出微导丝，通过微导管进行血管造影，以确定导管头端置于血栓远端。通过微导管放置并展开支架取回器，使支架取栓器跨越闭塞血栓的远端和近端。将装置置入约 5min，使之与血栓结合后取出装置。在取出过程中，可通过中间导管或导引导管（有或无近端球囊导管闭塞）进行抽吸，以防止远端栓塞。如果闭塞持续存在，重复以上操作。

脑梗死溶栓分级（thrombolysis in cerebral infarction，TICI）系统是基于远端血管造影区域血流恢复百分比来评估机械取栓成功与否。TICI 2B 或 TICI 3 级为充分再通，这意味着 > 50%（TICI 2B）或全部的（TICI 3）远端区域获得再通。本例中，使用支架回收器实现了 TICI 3 级再通（图 17-4）。

治疗方案要点（Oral Boards Review—Management Pearls）

- 时间在卒中管理中至关重要，护理质量实施系统的目标是尽量减少介入治疗开始的时间。然而，许多到院较晚的患者仍能从机械取栓中获益。虽然将距最后正常时间在 6~8h 内作为机械取栓的时间节点，但最近的随机临床实验已经将机械取栓时间窗延长至 16~24h。
- 可使用多种方法进行机械取栓，最常见的是使用支架回收装置或直接抽吸。困难病例可能需要多种技术来实现机械取栓。
- 接受机械取栓的患者应该镇静麻醉还是全身麻醉，仍存在着相当大的争议。早期研究表明，镇静麻醉可以改善预后，这可能由于患者缩短了再灌注时间且避免了血压过低，但最近的试验表明这两种方法并无差异，甚至全身麻醉可能存在潜在的获益。

关键点（Pivot Points）

- 很少因严重的股动脉或降主动脉血管疾病排除经股动脉入路。由于主动脉弓弯曲的解剖结构，塑形的中间导管可能无法到达颈总动脉。这些情况下，可能需要经桡动脉、肱动脉或直接经颈动脉入路。
- 严重的颈部颈动脉狭窄患者，在经同侧颅内颈内动脉入路前，可能需要行血管成形术（有或无支架植入）。在某些情况下，穿过 Willis 环的血管通路（如通过前交通或后交通动脉）是必要的。
- 如果最初尝试的机械取栓方法失败，尝试其他技术或方法可能是合理的。例如，若支架

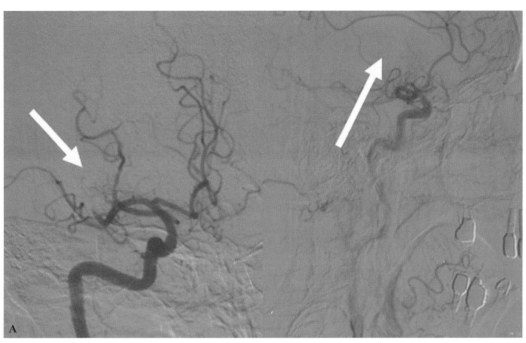

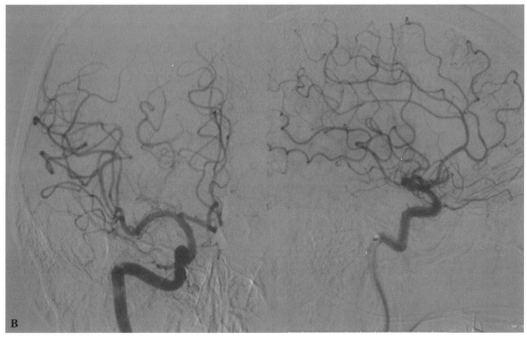

▲ 图 17-4 患者血管导管造影图

A. 机械取栓前导管造影显示右侧 MCA 颞前动脉以远闭塞（左，前后视图；右，侧视图）。箭示大脑中动脉分支缺失区域。B. 支架取栓后实现了 TICI 3 级再通（左，正位视图；右，侧位视图）。患者出院后返回敬老院，存在轻微的左面部麻木和左上肢无力（MRS 评分 2 分）

回收器三次尝试均再通失败，那么可以尝试应用直接抽吸、不同的支架回收器取栓或多种技术结合的方法。并发症的发生风险随着取栓次数的增加而增加。在难治性闭塞的病例中，持续干预后的风险大于获益，可能会导致患者获益减少。

【术后管理】

血栓切除术后可行 CT 扫描，以评估出血转化、缺血性脑梗死进展或其他变化。这可作为后续研究的基线。重要的是，标准 CT 可能无法区分颅内出血和机械取栓后脑实质或蛛网膜下腔的对比剂外渗；在这种情况下，双能 CT 扫描仪可以消除对比剂染色，以便更好地检测实际的出血，或者通过后续随访 CT 扫描来证实患者是否出血。

机械取栓后需要考虑抗血小板 / 抗凝和血压管理目标两个重要的因素。开始抗血小板治疗和（或）抗凝治疗的时间部分取决于术后梗死范围和是否存在出血转化。如果存在出血迹象或梗死面积较大，直至术后 7 天开始抗凝治疗的患者并不少见。若术后病情稳定，许多患者愿意术后立即开始应用阿司匹林和药物预防深静脉血栓。如果患者接受了静脉注射阿替普酶的治疗，应在 24h 内避免使用抗血小板药物。

对收缩压的首要考虑是防止低血压的发生和促进脑灌注，同时避免显著的高血压，高血压可能是急性脑梗死出血的危险因素。血压控制的目标根据基线血压、术后 CT 检查结果和医疗机构不同存在很大差异，常见的收缩压控制目标是 140～220mmHg，如果患者接受了阿替普酶治疗，则血压控制目标为 140～180mmHg。

【并发症及处理】

最可怕的手术相关并发症是颅内动脉穿孔，可能发生在微导丝上行通过闭塞部位或取栓支架置入的过程中。动脉穿孔的发病率较高，尤其是在接受阿替普酶和（或）肝素治疗的患者中。治疗策略包括在穿孔近端充盈球囊导管，等待数分钟以期凝块能填补破损血管。在无法控制的病例中，可能需要放弃穿孔血管。

血栓栓塞事件是最常见的并发症，可能发生于动脉夹层或血栓碎裂和远端栓塞。为了减少这种并发症的发生，通常取出取栓支架的同时需要手工抽吸或泵抽吸中间导管或导引导管。

其他并发症包括穿刺部位并发症，如股动脉假性动脉瘤、腹膜后血肿或远端缺血，严重者可导致肢体缺血坏死。这种情况可能需要血管外科会诊。

> **并发症处理要点**（Oral Boards Review—Complications Pearls）
> - 机械取栓最重要的并发症包括动脉损伤（穿孔和夹层）和血栓栓塞事件。机械取栓次数越多，发生颅内并发症的风险越大。使用抽吸导管和（或）球囊导管可以降低远端血栓

栓塞事件的发生风险。

- 术后影像学检查对评估出血转化具有重要意义，应根据梗死范围和颅内出血情况指导血压管理和抗血小板 / 抗凝药物的应用。

- 机械取栓后出现明显低血压的患者应及时评估是否存在腹膜后血肿，包括腹部和骨盆CT 检查，必要时请血管外科会诊。

【医学证据与预期结果】

自 2015 年以来，有 7 项顺利完成的随机对照试验证明了大血管闭塞患者可以从机械取栓中获益。这些研究中治疗效果显著，研究选择的病例中，需要治疗以达到功能独立的患者不足 3 名。这些研究发现症状发生 6h 内的患者有明确的功能获益，若 CT 灌注成像上出现不匹配，发病 24h 内的患者仍能获益。仍需进一步研究可使患者获益的其他适应证，包括大面积的缺血核心，大脑中动脉更远端闭塞，以及临床症状不严重的卒中。然而，应根据手术的安全性和机械取栓的有效性严格筛选患者，大多数医生不会在判断患者存在潜在的获益后拒绝治疗。

拓展阅读

[1] Albers GW, Marks MP, Kemp S, et al. Thrombectomy for stroke at 6 to 16 hours with selection by perfusion imaging. *N Engl J Med*. 2018;378(8):708–718. doi:10.1056/ NEJMoa1713973

[2] Campbell BCV, Mitchell PJ, Kleinig TJ, et al. Endovascular therapy for ischemic stroke with perfusion–imaging selection. *N Engl J Med*. 2015;372(11):1009–1018. doi:10.1056/NEJMoa1414792

[3] Jovin TG, Chamorro A, Cobo E, et al. Thrombectomy within 8 hours after symptom onset in ischemic stroke. *N Engl J Med*. 2015;372(24):2296–2306. doi:10.1056/ NEJMoa1503780

[4] McTaggart RA, Ansari SA, Goyal M, et al. Initial hospital management of patients with emergent large vessel occlusion (ELVO): Report of the Standards and Guidelines Committee of the Society of NeuroInterventional Surgery. *J Neurointerv Surg*. 2017;9(3):316–323. doi:10.1136/neurintsurg–2015–011984

[5] Nogueira RG, Jadhav AP, Haussen DC, et al. Thrombectomy 6 to 24 hours after stroke with a mismatch between deficit and infarct. *N Engl J Med*. 2018;378(1):11–21. doi:10.1056/NEJMoa1706442

症状性颅内动脉狭窄
Symptomatic Intracranial Arterial Stenosis

Rajeev D. Sen　Basavaraj Ghodke　Michael R. Levitt　Laligam N. Sekhar　著

李钊硕　译

【病例摘要】

患者，男，55 岁，右利手。在过去 6 个月内出现过短暂性的左侧肢体无力，表现为左侧上下肢无力，每次持续 30s 左右后自行缓解，经常在发作几次后进入一段时期的缓解状态。最近该患者再次出现左侧肢体痉挛现象，并伴有数秒钟的意识障碍。患者否认视力改变、言语及平衡障碍、头晕、头痛。该患者既往有 2 型糖尿病、高血压、高血脂病史并口服药物控制，无抽烟史，偶尔饮酒，无家族卒中病史。神经查体未见明显异常，脑神经正常，视力正常，眼底检查正常，四肢肌力正常，无共济失调。

问题（Questions）

1. 鉴别诊断是什么？

2. 最合适的影像学检查方式是什么？

3. 最恰当的影像学检查时间是什么时候？

【病情评估与计划】

神经外科医师怀疑该患者为 TIA，患者出现突然发作的、短暂的、局灶的神经功能缺损，可能的原因包括肿瘤、心理行为异常以及卒中，其中卒中是最常见的原因，大约占 95%，卒中又包括出血性卒中、缺血性卒中及静脉性卒中，约 85% 为缺血性卒中。

当怀疑患者 TIA 时，应该积极完善相关检查。大概 15% 的 TIA 在 3 个月之内发展为脑卒中，并可能导致永久性神经缺损症状，如失语和偏瘫。卒中的评估包括临床表现和影像学检查，临床评估的关键部分在于明确患者最后一次发现正常的时间、症状持续时间以及正确的神经查体。应该迅速进行一次头颅 CT 平扫，排除脑出血及其他造成此症状的占位性病变，即使症状自行缓解，常规的 MRI 也可以用来诊断弥散限制区域及梗死区（图 18-1）。头颈部血管的 CT 血管成像或 MRA 可以评估颅内外血管情况。

对于颅内动脉狭窄（intracranial arterial stenosis，IAS）的病例，如本例患者，主要影像学检查 MRA、CT 血管成像检查发现为血管的局限性狭窄或者充盈缺损等征象（图 18-2）。脑血管造影检查具有对血管狭窄诊断的最高的特异性和敏感性，可以进一步确认血管狭窄程度，脑

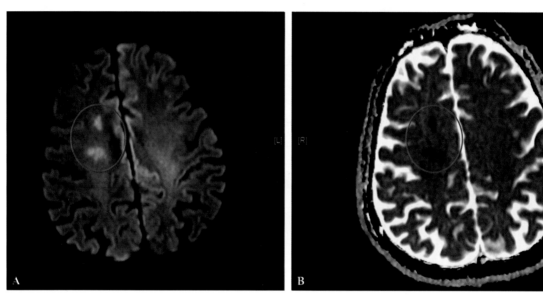

▲ 图 18-1　患者脑 MRI
图示弥散限制（A）与表观弥散系数（B）信号减弱相关，与缺血性脑梗死一致

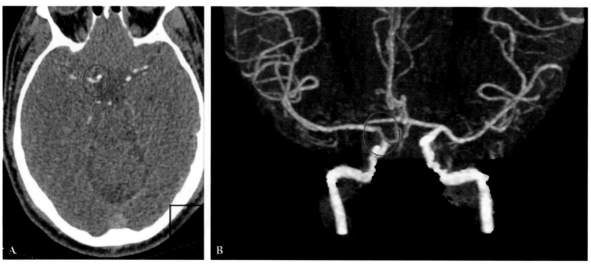

▲ 图 18-2　患者 CT 血管成像
图示床突上右侧颈内动脉在轴平面（A）和三维重建（B）上严重狭窄

血管造影检查还可以检测出特定类型的颅内动脉狭窄疾病，比如烟雾病等，其治疗方式和动脉粥样硬化性颅内动脉狭窄是存在差异的。尽管 DSA 为有创血管检查，但是在经验丰富的医师操作下其并发症 < 1%，DSA 还有另外一个优势，就是当患者需要行介入治疗时可以直接进行。

问题（Questions）

1. 临床表现和影像学检查是如何影响治疗决策的？

2. 这个患者最佳治疗时机是什么时候？

疾病诊断要点（Oral Boards Review—Diagnostic Pearls）

- 暂时性神经功能缺损可能有多种病因。
  - TIA：由缺血引起的突发性、暂时性、局灶性神经功能缺损。缺血往往在发病时达到顶峰，症状可能需要 60min 才能恢复。
  - 偏瘫性偏头痛：与短暂性脑缺血发作不同，偏瘫性偏头痛倾向于在几分钟到几小时内进行性发作。它通常伴有非局部的头痛，有时是模糊的先兆。
  - 癫痫发作：有与 TIA 相似的发作性和局灶性，但通常与恢复中的前驱症状和潜伏期有关，如 Todd 麻痹。
- 经颅多普勒超声可用于评估颅内血栓栓塞事件。虽然它的疗效主要取决于操作人员，但它可以对颅内动脉血流速度和微栓子进行快速和无创的检测。

【确定治疗方案】

对症状性颅内动脉狭窄进行积极药物治疗，如抗血小板治疗，控制相关危险因素，如高血压病、糖尿病、高脂血症及戒烟等。自该患者第一次发病起就进行了阿司匹林、氯吡格雷双联抗血小板药物治疗，他汀类药物降脂治疗以及二甲双胍降血糖治疗，但是在药物治疗优化血压、糖化血红蛋白、胆固醇 6 个月后，患者依然出现神经功能缺损症状，此时患者应该考虑手术治疗。

在随机对照研究——支架治疗与积极治疗在预防颅内狭窄复发性脑卒中的作用（stenting versus aggressive medical management for preventing recurrent stroke in intracranial stenosis, SAMMPRIS）中，对比了抗血小板药物治疗和支架植入治疗重度（70%）颅内大动脉狭窄性疾病的对比，结果发现药物治疗组再发卒中和死亡率显著较支架植入组低。但是对于药物治疗依然发病的颅内动脉狭窄患者，可能由于侧支代偿不足导致而血流动力学受损，支架治疗依然是个很重要的选择。支架植入对于药物治疗无效的不稳定斑块导致的血栓栓塞也具有重要意义。

颅内外的外科搭桥术也是治疗颅内动脉狭窄的一种重要方式。从 1967 年通过 Yasargil 教授开始流行，颅内外搭桥术用来改善血流。1985 年，在一项纳入 1377 例症状性颈内动脉和大脑中动脉狭窄的大型随机研究显示，外科治疗组和药物治疗组相比外科治疗组具有较高比例的早期卒中发病率及卒中再发率。这项研究得到了很多批评，因为该研究没有鉴别患者是血栓栓塞卒中还是血流动力学卒中。2001 年一项随机研究对比症状性颅内大血管动脉粥样硬化性闭塞行颅内外搭桥术联合药物治疗和单独药物治疗，结果显示，两组 2 年卒中风险相当，但是在外科治疗组中，30 天的卒中发生率显著提高（14.4% vs. 2%）。颅内外搭桥术为不耐受血管内治疗的患者（如烟雾病）提供了一种治疗选择，但不应该作为颅内动脉狭窄的首选治疗方式。

问题（Questions）

1. 症状性颅内动脉狭窄最佳的药物治疗包括哪些？

2. 哪些颅内动脉狭窄患者适合进行血管内治疗？

【手术过程】

颅内血管成形和支架植入通常在局麻或者是全麻下进行，常规进行股动脉穿刺，通常患者术前已经做好抗血小板药物治疗或者是术前进行负荷量的抗血小板药物治疗（紧急情况下）。手术在全身肝素化的情况下进行，并维持 ACT 在 250～350s，导引导管进入目标血管进行 3D 造影，找到合适的工作位置（图 18-3A），交换微导丝通过闭塞段，使用与扩张球囊进行扩张，球囊扩张直径在 80%～90% 血管直径大小。球囊的长度应和狭窄的长度相匹配，在本例中，2mm×9mm 的球囊 Getway 球囊在 8 个大气压的压力下扩张 1.5min（图 18-3B），然后使用交换导丝引入 Wingspan 支架覆盖狭窄部位进行释放（图 18-3C），术后造影检验是否有对比剂渗出、血管夹层、支架内血栓等并发症。

治疗方案要点（Oral Boards Review—Management Pearls）

- 医疗管理包括对可改变的危险因素的治疗。
  - 高血压：最严重和可治疗的危险因素。收缩压和舒张压都与卒中风险独立相关。
  - 戒烟。
  - 高脂血症：他汀类药物用于达到目标低密度脂蛋白水平 < 70mg/dl。

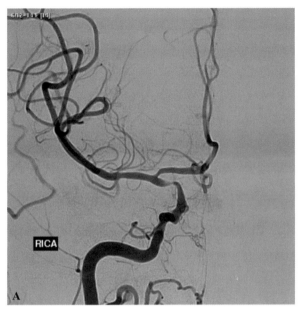
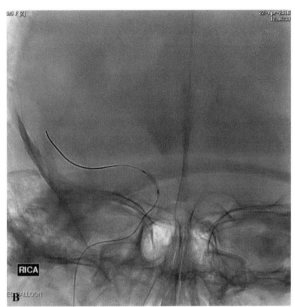
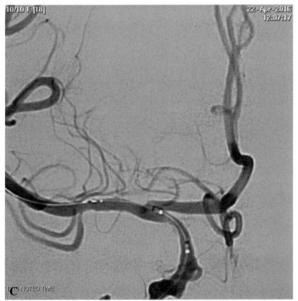

▲ 图 18-3 患者术前、术后血管造影图

A. 右侧颈内动脉的脑血管造影显示床突上狭窄；B. 进行球囊血管成形术；C. 置入后狭窄减轻

> ➤ 乙醇：大量饮酒会增加卒中的风险。然而，适量饮酒可以预防卒中。

- 一般来说，支架本身不能提供足够的径向力来扩张动脉粥样硬化的血管。因此，在支架置入之前，球囊血管成形术是在低充气压力下使用小尺寸的球囊进行的。

- 重要的是，即使在支架置入后，也要保持交换长度的微导丝进入狭窄病变的范围。在夹层或血栓形成并发症的情况下，这通常是唯一的方法允许微导管或球囊进入病变远端进行并发症处理。

> **关键点（Pivot Points）**
>
> - 对于血流动力学损伤同时侧支循环代偿不足原因导致的卒中患者，应该及时进行血管内治疗，这些患者单纯使用药物可能不能发挥作用。
> - 对于非动脉粥样硬化病因导致的颅内大血管狭窄性疾病，可以考虑颅内外搭桥术。

【术后管理】

完成手术后撤出导管，在股动脉穿刺部位用封闭装置进行止血。行头颅 CT 平扫排除颅内出血，将患者安置在重症监护病房内，多次进行神经查体。如没有并发症，则患者次日可出院。术后抗血小板治疗不同，但典型患者应持续进行 6 个月的双联抗血小板治疗，之后终身服用阿司匹林，每日 325mg。

【并发症及处理】

支架植入围术期并发症发生率为 5%～10%，支架相关并发症可以分为缺血性并发症和出血性并发症，前者包括支架内再狭窄、穿支闭塞、血栓形成，后者一般包括导丝穿破血管、再灌注损伤。

缺血并发症主要有穿支闭塞、血管夹层或斑块脱落，临床症状从无症状到神经功能永久性缺损，严重程度取决于闭塞血管的部位。可以通过球囊预扩张、使用尽可能小的支架将缺血并发症发生风险减到最小。术后早期并发症处理手段各异，全身使用肝素抗凝是一种缓解并发症的重要方式。缺血并发症的发生和既往吸烟史、陈旧性梗死灶、非穿支梗死等基线特点有关。

远期支架内再狭窄的发生率为 7.5%～29.7%，患者通常是无症状性的。对于发生 TIA 或卒中的有症状性的支架内再狭窄，通常需要再次治疗。由于支架的开环设计以及较低的金属覆盖率，因此导丝通过支架治疗支架内再狭窄并不是那么容易。现在并没有针对无症状性支架内再狭窄诊疗相关指南。

因为双联抗血小板治疗将加剧出血，故术后出血可能是致命性的。但是术后抗血小板治疗对于维持支架内血流稳定及预防血栓形成是必要的。出血通常由导丝穿破血管、再灌注损伤导致。有些出血可以通过控制血压来控制，但有些严重的出血需要外科治疗。术后出血并发症的危险因素包括血管狭窄程度、紧急血小板负荷量和术中 ACT > 300s。

考虑到支架治疗较高的并发症，因此应严格筛选颅内动脉狭窄的患者。对于药物治疗无效、再发卒中风险较高的严重血管狭窄患者，在有手术经验丰富的介入医师的情况下进行支架植入治疗。

并发症处理要点（Oral Boards Review—Complications Pearls）

- 扩张球囊应该和病变血管管腔保持一致，预扩张操作可以减少相关穿支血管闭塞的发生及夹层并发症的发生。
- 远端留置导丝，可以在发生闭塞并发症等方便采取补救治疗措施。

问题（Questions）

1. 支架术后最常见的导致缺血并发症的原因是什么？

2. 如何避免穿支血管闭塞？

3. 术后出血的 2 种主要机制是什么？

【医学证据与预期结果】

SAMMPRIS 研究表明，积极的药物治疗（包括抗血小板药物治疗和危险因素调整）相对于支架植入治疗具有可以减少患者卒中再发率以及死亡率。这个研究强调了药物治疗在颅内动脉狭窄中的重要性。最近 Vitesse 缺血性卒中治疗试验的颅内支架研究报道，支架植入组和药物治疗组在 1 年内的卒中和死亡率分别为 36% 和 15.1%，这证实了药物治疗的优势。尽管如此，支架植入治疗仍然具有重要的意义。该手术患者的筛选应高度个体化，同时手术医师经验对于良好的预后也很重要。支架植入应该用于那些药物治疗无效、症状持续，或者是由于动脉粥样硬化不稳定斑块导致病情快速进展的患者。

拓展阅读

[1] Chimowitz MI, Lynn MJ, Derdeyn CP, et al.; SAMMPRIS Trial Investigators. Stenting versus aggressive medical therapy for intracranial arterial stenosis. *N Engl J Med*. 2011;365(11):993–1003.

[2] Derdeyn CP, Chimowitz MI, Lynn MJ, et al.; SAMMPRIS Trial Investigators. Aggressive medical treatment with or without stenting in high-risk patients with intracranial artery stenosis (SAMMPRIS): The final results of a randomised trial. *Lancet*. 2014;383(9914):333–341.

[3] EC/ IC Bypass Study Group. Failure of extracranial–intracranial arterial bypass to reduce the risk of ischemic stroke: Results of an international randomized trial. *N Engl J Med.* 1985;313(19):1191–1200.

[4] Fiorella D, Derdeyn CP, Lynn MJ, et al.; SAMMPRIS Trial Investigators. Detailed analysis of periprocedural strokes in patients undergoing intracranial stenting in Stenting and Aggressive Medical Management for Preventing Recurrent Stroke in Intracranial Stenosis (SAMMPRIS). *Stroke.* 2012;43(10):2682–2688.

[5] Powers WJ, Clarke WR, Grubb RL Jr, et al.; COSS Investigators. Extracranial–intracranial bypass surgery for stroke prevention in hemodynamic cerebral ischemia: The Carotid Occlusion Surgery Study randomized trial. *JAMA.* 2011;306(18):1983–1992.

[6] Wong KS, Chen C, Fu J, et al.; CLAIR Study Investigators. Clopidogrel plus aspirin versus aspirin alone for reducing embolisation in patients with acute symptomatic cerebral or carotid artery stenosis (CLAIR study): A randomised, open–label, blinded–endpoint trial. *Lancet Neurol.* 2010;9(5):489–497.

[7] Zaidat OO, Fitzsimmons BF, Woodward BK, et al.; VISSIT Trial Investigators. Effect of a balloonexpandable intracranial stent vs medical therapy on risk of stroke in patients with symptomatic intracranial stenosis: The VISSIT randomized clinical trial. *JAMA.* 2015;313(12):1240–1248.

表现为一过性神经功能障碍的烟雾病

Moyamoya Vasculopathy Presenting with Transient Neurological Deficit

Denise Brunozzi   Sepideh Amin-Hanjani   Fady T. Charbel   著

栗超跃   译

【病例摘要】

患者，女，23 岁，主因"间断右臂麻木，每次持续数分钟"急诊入院；患者在过去的 1 个月中平均每天出现 3 次此类症状。患者否认有头痛、癫痫等神经症状，并且在询问病史时，没有报告其他症状；该患者有婴儿期室间隔缺损修补外科手术病史；其外祖父有严重脑卒中的家族史。患者否认有任何吸烟、酒精或非法药物滥用史。详细的神经学检查未见显著异常。

问题（Questions）

1. 可能的诊断是什么？

2. 最合适的影像检查是什么？

3. 对特定脑功能区的影像检查是什么？为什么？

4. 诊断检查的时间窗是多久？

【病情评估与计划】

患者短暂性反复发作的症状，让神经外科医师倾向考虑为短暂性脑缺血发作或局灶性癫痫发作。计算机断层扫描（CT）或磁共振成像（MRI）是新发局灶性神经功能缺损必须检查项目，首先为排除主要的鉴别诊断，如脑肿瘤、感染或出血等；再者是对患者病情进行紧急评估。对于疑似短暂性脑缺血发作的诊断，MRI 比 CT 敏感，可以在弥散加权像序列上显示急性脑卒中。此外，对短暂性脑缺血发作的诊断，需要行脑血管成像，MRI 联合头颈部磁共振血管造影（MRA）是短暂性脑缺血发作的诊断必须检查项目。急性／亚急性或慢性梗死，特别是分水岭区域梗死，表明了由颅内主要前循环血管狭窄或闭塞引起的脑卒中的血流动力学机制。

在儿童患者中，烟雾血管病变或烟雾病（moyamoya disease，MMD）是主要涉及前循环血管，特别是颈内动脉远端及其主要分支的脑血管狭窄。鉴别诊断还包括血管炎、颈动脉剥离、可逆性脑血管收缩综合征，或由心源性栓子引起的血管闭塞。虽然烟雾病是一种相对罕见的疾病，但在亚洲国家多发，青壮年出现的局部缺血症状应引起重视。

虽然 MRA 可显示血管狭窄的特征性表现，MRI 可显示侧支血管在深部和基底节结构中为多个血流流空影，但数字减影血管造影（digital subtraction angiography，DSA）是显示烟雾状血管形态和烟雾病诊断的金标准。典型的血管造影表现为双侧颈内动脉（ICA）或其主要分支狭窄或闭塞，并伴有分布于颅底的形似"烟雾"的异常血管网。但是，按 Suzuki 分级的受累血管的 DSA 表现与临床严重程度和疾病的发展并不总是相关的。虽然烟雾病是典型的双侧疾病，但患者也可以表现为单侧表现。

疾病诊断要点（Oral Boards Review—Diagnostic Pearls）

- 亚急性－慢性单侧面部、手臂和腿麻木的不同诊断包括与不同潜在病因相关的各种疾病。
    - ➤ 血管病变：心源性栓子、颈动脉夹层、烟雾病。
    - ➤ 占位病变：髓内髓外肿瘤。
    - ➤ 癫痫：癫痫发作。
    - ➤ 感染：细菌性或病毒性脑炎、脑脓肿。
    - ➤ 自身免疫性：脑血管炎、神经鞘瘤病、多发性硬化。
- 儿童型烟雾病主要表现为缺血型，可能与颈内动脉狭窄或闭塞有关；成人型烟雾病主要表现为出血型，与侧支血管管壁脆弱和破裂有关。头痛、癫痫发作、认知障碍和不自主运动可能是其他临床表现。
- DSA 特征性表现为 ICA 远端或近端分支狭窄或闭塞，有清晰的穿支侧支网，呈烟雾状排列，后循环相对正常。烟雾病的诊断需要在 MRI 或 MRA 上表现为双侧脑血管受累，或在 DSA 上表现为单侧受累并伴有典型的侧支网络（以前称为"类烟雾病"）。
- Moyamoya 综合征是一种典型的烟雾综合征，继发于颅内动脉粥样硬化等非特发性疾病、放射治疗、自身免疫性疾病、免疫抑制治疗、传染病和遗传疾病（如镰状细胞血液病、蛋白 C 和 S 缺乏、唐氏综合征和 I 型神经纤维瘤病）。
- 功能磁共振成像（fMRI）和定量 MRA（QMRA），或其他脑灌注成像，在基础条件和刺激试验下评估脑血管血容量储备，帮助指导治疗方案。

尽管 MRI 有助于在脑实质中定位和评判出血和缺血性病变的时间，MRA 被用作筛查脑血

管血管病的替代性非侵入性方法，但评估血流动力学储备的其他影像学检查也很重要。这种评估可以通过多种成像方式进行，包括单光子发射断层扫描、CT 灌注或 Diamox 激发磁共振灌注，以评估脑血管储备。除了相位对比 QMRA 直接测量基线和生理改变引起的颅内血管血流改变之外，还可以通过功能磁共振成像评估整体和局部脑血管储备。缺乏血流动力学储备表明缺血事件的风险更高，并可能提示预防性治疗。

在本病例中，MRI/MRA 表现为左前额叶左室周围白质的远端 ICA 狭窄、左软脑膜侧支和亚急性分水岭梗死（图 19-1）。这些发现促使 DSA 进行了进一步评估（图 19-2）。

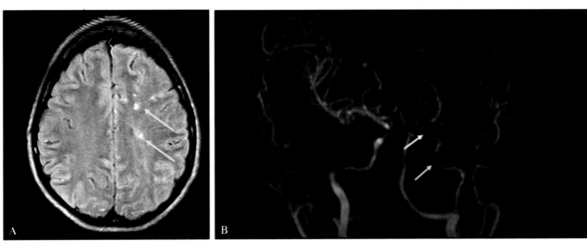

▲ 图 19-1　患者 MRI/MRA 图

A. MRI 轴位投影 T$_2$W 衰减序列显示额顶叶亚急性梗死（黄箭）；B. MRA 重建示左侧 ICA 狭窄（黄箭），锁骨上 ICA 可能闭塞（白箭）；ICA. 颈内动脉

问题（Questions）

1. 这些临床和影像学发现对手术计划有何影响？

2. 对该患者进行干预的最佳时机是什么时候？

3. 应采取何种手术方法？

【确定治疗方案】

采用抗血小板药物对烟雾病进行保守治疗，尤其是对有症状的患者，通常不能有效预防再发脑梗死。当前烟雾病的最佳治疗方式是外科血管重建术，通过直接或间接脑血管旁路重建，旨在改善脑血流和血管储备。有 TIA 或缺血性卒中临床或影像学证据的患者通常优先进行血管搭桥术，也可考虑用于有血流动力学受损证据的无症状患者。烟雾病也可能出现出血，这与脆

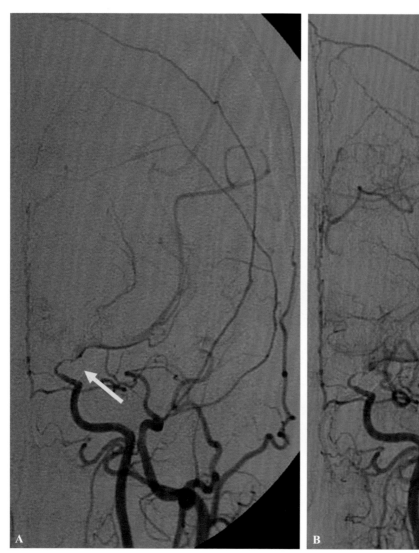
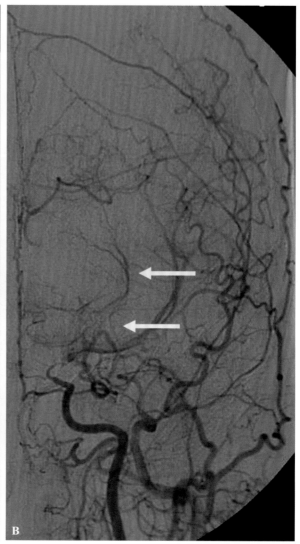

▲ 图 19-2 患者颈内动脉 DSA 图

左侧颈内动脉前后 DSA 投影显示锁骨上颈内动脉和 M_1 严重狭窄（A，黄箭）和烟雾状扩大和模糊的络脉（B，白箭）

弱的烟雾血管网络有关。出血性烟雾病已被证明受益于血管重建术，但烟雾病还可能伴有再出血，这与易破的烟雾血管有关。出血型 MMD 已证实可在直接旁路的血运重建中获益，旨在为血液流动提供另一种途径，并减少内在异常血管网容易出血的血流动力学压力。

成人烟雾病治疗中通常优先选择直接颞浅动脉 – 大脑中动脉（STA-MCA）搭桥术和间接搭桥（如多点钻孔动脉融通术），以获得直接血管搭桥术带来的术后即刻血流增加和间接分流术产生的侧支长期发展的优势。手术在脑梗死出现后迅速进行，但是在最近发生梗死的情况下，血运重建通常延迟 2～6 周或更长时间，以降低搭桥后高灌注出血的风险。

目前患者表现为反复性 TIA，并伴有脑梗死的影像学表现（图 19-1）。fMRI 脑血管储备评估（图 19-3）对比剂显示，刺激后左侧 ICA 区域储备减少，手术后时左侧运动区和躯体感觉区改善不明显，提示大脑前动脉和 MCA 区域储备减少。

定量 MRA（图 19-4）显示左侧弥漫性前循环流量减少，乙酰唑胺扩张性刺激后脑血管储备减少。患者转诊接受颞浅动脉 – 大脑中动脉旁路手术。

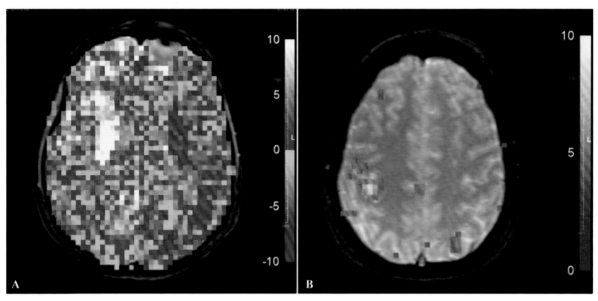

▲ 图 19-3　患者功能 MRI 脑血管储备评估

A. 高碳酸血液刺激后 fMRI 显示左半球储备（蓝色）较对侧正常储备（红色）减少；B. 左侧躯体感觉区和运动区区域储备减少，提示前循环血流储备减少

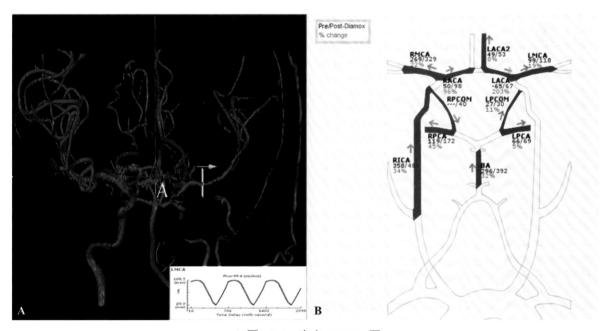

▲ 图 19-4　患者 QMRA 图

A. QMRA 三维重建；B. 术前血流测量。图示基线时（黑色部分）和乙酰唑胺刺激后（蓝色部分）颅内动脉血流图，以及各自的增加 / 减少百分比（橙色部分）。绿箭表示流动方向。左侧颈内动脉流量低于 QMRA 检测阈值。在血管扩张刺激后，在基线时已经受损的前循环和后循环仅显示轻度血流增加

1. 哪些因素影响直接和间接血运重建手术？

2. 如何降低围术期卒中或出血的风险？

【手术过程】

血管重建手术在全身麻醉下进行。为降低麻醉诱导过程中围术期缺血的风险，应将全身血压维持在或高于患者基线值，建议术前一晚入院，以保证静脉补液量。术前和术后应持续服用全剂量阿司匹林以改善搭桥血管通畅，患者对阿司匹林的敏感性可通过血小板功能测定来验证。

在手术过程中，持续监测动脉血压和正常袖带压血压有助于维持正常的脑灌注。术中脑电图（EEG）神经监测有助于对脑缺血的预警；并且两个大脑半球都应该被监控。脑电图也验证了实现突发抑制期间的临时血管闭塞所需的直接颞浅动脉 – 大脑中动脉旁路。

麻醉诱导后，患者仰卧位，侧转头部，显露受累侧。在准备直接和间接联合搭桥时，在放置脑电图头皮电极之前，先用多普勒探头将颞浅动脉额叶和顶叶分支标记在从颧骨根部到头顶的皮肤上，以避免意外损伤。

通过用手术刀或针尖电灼法做直皮肤切口，用钝性剥离法显露颞浅动脉的顶叶分支，总长度为 8～10cm。切口可以在前面弯曲，可以一并剥离额支。额支通常用于直接吻合，而在原位间接动脉吻合时通常保留顶支的连续性，有助于减少头皮坏死的风险和双颞浅动脉支摘取带来的伤口愈合问题。远端切断额支，近端用临时夹闭塞，用肝素溶液（10U/ml）冲洗。在保护颞浅动脉分支的同时，颞肌和筋膜在顶骨分支下方呈 T 形张开，以便进入颅骨。

开颅术采用标准的方法，使用电钻，注意将开颅术置于顶骨分支中心（通常在颧骨上方约6cm 处），以便将血管很好地附在脑下部进行间接旁路。在抬高骨瓣以保护硬脑膜血管系统时，应注意避免损伤中脑膜动脉（middle meningeal artery，MMA），该动脉是间接旁路的来源。同样，以十字形方式切开硬脑膜，目的是为了避免损伤 MMA 动脉和主要的硬脑膜分支。

在显微镜下使用纤维剪刀来解剖所选择的受体 M_4 大脑中动脉血管，最好位于手术视野中央，并与颞浅动脉供体的大小相匹配（图 19-5A）。如果发现皮质血管的口径非常小（＜ 1mm），这在婴儿或儿童患者中经常遇到，直接搭桥是不太可行的，只能进行间接搭桥。用微剪刀将额叶分支的远端部分从周围的组织中剥离出来，并以鱼嘴形剪开（图 19-5B）。通过显露至少1cm 长度，沿其长度烧灼任何小穿孔，并应用近端和远端临时夹，制备受体血管。根据供体血管远端尺寸选择合适的显微刀片和显微剪刀，在受体血管上切口，根据外科医生的偏好，用

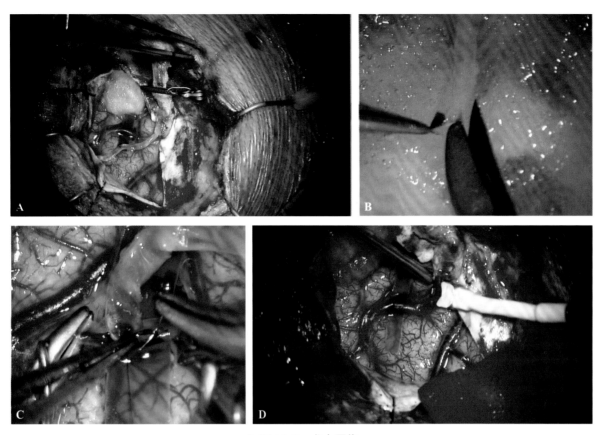

▲ 图 19-5　术中图像

A. 十字硬膜开口。显微手术夹放置在收获的左侧颞浅动的近端，该颞浅动脉已经从其远端的袖套组织中分离出来。绿色橡胶垫片有助于将受体血管与下脑和蛛网膜周围隔离，以增加血管吻合效率。B. 用纤维剪刀取颞浅动脉远端鱼嘴状。C. 颞浅动脉 - 大脑中动脉端到侧用 10-0 尼龙缝合吻合。标记血管边缘有助于缝合。D. 直接旁路和术中超声旁路流量用跨声速查贝尔微血流探针测量血管吻合后血流情况

10-0 尼龙线连续或间断地进行吻合（图 19-5C）。术中采用超声渡越时间流量探头（跨声速 Charbel 微血流探头）测量旁路血流（图 19-5D）和与切面流量的比率（吻合前来自切面的自由流量测量）可以作为旁路预后的可靠预测指标。

间接旁路是通过将颞浅动脉分支的袖带缝合到脑表面的蛛网膜（脑动脉合血管）来进行的。此外，在开颅手术下，将切割的硬脑膜小叶翻转到脑表面上，为脑硬化血管形成提供了基质。

使用颞肌作为间接的络脉（脑动脉合血管）来源，虽然可行，但需要更大的开颅手术，并且术后血肿和美容问题的风险较高。

治疗方案要点（Oral Boards Review—Management Pearls）

- 在麻醉诱导和手术过程中避免低血压、低血容量和低呼吸很重要；有创血压、潮气末二氧化碳和脑电图监测有助于检测脑灌注不足。

- 在手术过程中，应注意保持颞浅动脉和中脑膜动脉分支机构的完整性。
- 经罂粟碱浸透的海绵可暂时用于缓解因解剖和操作可能引起的血管痉挛。
- 供受体吻合是外科手术中最重要的部分。在血管夹闭状态下，在脑电图上监测脑耗氧量，降低脑耗氧量从而降低梗死风险。
- 吻合术时，检查是否钩住后壁。吻合术后，要仔细检查是否有渗漏，这可能需要轻柔的压力或额外的缝合，或者是否有血栓形成，这可能需要轻柔的按摩来帮助剥离。
- 最终骨瓣置换术时出现空洞性绞窄或皮肤闭合时意外缝合。

关键点（Pivot Points）

- 有 TIA 或卒中症状的年轻患者应立即接受脑血管检查，明确是否有脑血管狭窄或闭塞。
- 虽然 MRI 和 MRA 是重要的无创筛查技术，但 DSA 是脑血管状态评估和术前计划的金标准。
- 有症状的烟雾病患者，以及脑血管储备减少的潜在无症状烟雾病患者，采用手术血运重建术，结合两种技术的优点进行直接和间接旁路手术。

【术后管理】

建议术后 24～48h 在重症监护病房观察，并严格控制血压，使其达到患者的基线范围，这是烟雾病术后护理关键步骤。并且应继续服用全剂量的阿司匹林。术后影像学包括头部 CT 排除出血性并发症，定量 MRA 评估旁路通畅性和血流（图 19-6），CTA 或 DSA 作为基线参考（图 19-7）。

建议在 6 周、6 个月和 12 个月以及以后每年进行血流动力学影像学和神经心理测试。持续监控对侧烟雾病的发展应在单侧疾病。如果需要对侧手术，通常需要延迟至少 4～6 周。

目前这位患者病情很稳定，手术很顺利，手术 24h 后出院回家。经 2 周临床随访，患者无显著特殊症状，并且恢复正常工作。在 6 个月的随访中，患者无显著特殊症状，功能 MRI 显示左侧主要运动区、躯体感觉区和补充运动区活动明显改善。

【并发症及处理】

直接旁路手术除了有围术期缺血性卒中的风险外，还可能增加术后高灌注或再灌注出血的风险。如前所述，围术期基于患者的基线值控制全身血压在一个范围内是至关重要的，以避免

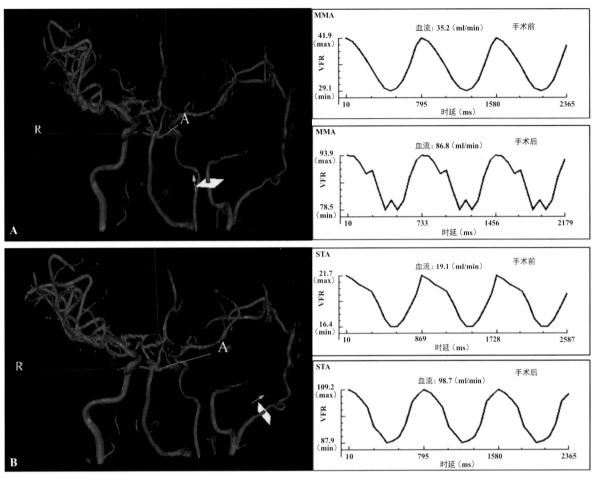

▲ 图 19-6　患者左侧中脑膜动脉和左侧颞浅动脉 QMRA 血运重建手术前后三维重建及血流比较

A. 左中脑膜动脉；B. 左颞浅动脉。术后左中脑膜动脉和左颞浅动脉血流明显增加

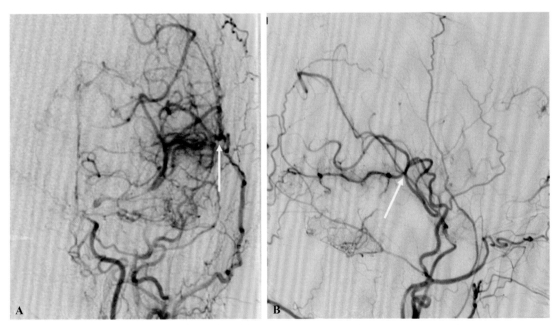

▲ 图 19-7　术后 DSA、左侧颈内动脉海绵窦段动脉瘤注射

A. 正位影像；B. 侧位影像。黄箭表示颞浅动脉与大脑中动脉的吻合点

过度灌注或者缺血。

直接 – 间接联合搭桥技术需要两个颞浅动脉分支的双重采集，由于与单分支直接或间接技术相比，头皮组织的断流概率更大，因此导致伤口裂开或感染的风险增加。保持颞浅动脉后支的连续性通常足以避免头皮坏死。

并发症处理要点（Oral Boards Review—Complications Pearls）

- 围术期对全身血压的处理对降低高灌注风险有重要意义。
- 出院后应进行密切的临床随访，以验证切口愈合，特别是在两支颞浅动脉摘除后。
- 应定期随访行血流动力学成像和评估神经认知，以评估单侧疾病患者的长期预后和对侧烟雾病的发展。

【医学证据与预期结果】

虽然对于有症状的患者，手术血运重建比保守治疗显示出更好的长期疗效，但理想的手术技术仍有争议。单纯的间接血运重建术在儿童人群中似乎比在成人患者中更有效；直接或联合搭桥手术已被证明是预防成人烟雾病患者卒中复发的有效治疗方法。但是，仍然缺乏综合技术与单独间接或直接手术疗效比较的强有力证据。

拓展阅读

[1] Amin–Hanjani S, Du X, Mlinarevich N, Meglio G, Zhao M, Charbel FT. The cut flow index: An intraoperative predictor of the success of extracranial–intracranial bypass for occlusive cerebrovascular disease. *Neurosurgery*. 2005;56(1 Suppl):75–85.

[2] Amin–Hanjani S, Singh A, Rifai H, et al. Combined direct and indirect bypass for moyamoya: Quantitative assessment of direct bypass flow over time. *Neurosurgery*. 2013;73(6):962–968.

[3] Charbel FT, Meglio G, Amin–Hanjani S. Superficial temporal artery–to–middle cerebral artery bypass. *Neurosurgery*. 2005;56(1 Suppl):186–190.

[4] Houkin K, Yoshimoto T, Kuroda S, Ishikawa T, Takahashi A, Abe H. Angiographic analysis of moyamoya disease—How does moyamoya disease progress? *Neurol Med Chir (Tokyo)*. 1996;36:783–788.

[5] Jeon JP, Kim JE, Cho WS, Bang JS, Son YJ, Oh CW. Meta–analysis of the surgical outcomes of symptomatic moyamoya disease in adults. *J Neurosurg*. 2018;128(3):793–799.

[6] Kim JS. Moyamoya disease: Epidemiology, clinical features, and diagnosis. *J Stroke*. 2016:18(1):2–11.

[7] Miyamoto S, Yoshimoto T, Hashimoto N, et al. Effects of extracranial–intracranial bypass for patients with hemorrhagic moyamoya disease: Results of the Japan Adult Moyamoya Trial. *Stroke*. 2014;45(5):1415–1421.

表现为精神状态异常的脑静脉窦血栓形成

Cerebral Venous Sinus Thrombosis Presenting with Altered Mental Status

Arvin R. Wali　　Vincent Cheung　　David R. Santiago–Dieppa

J. Scott Pannell　　Alexander A. Khalessi　著

白卫星　译

病例
20

【病例摘要】

患者，女，28 岁，因精神状态改变和反应能力下降到当地急诊室就诊。发病前几天，患者在和家人打电话时出现了说话含糊不清。另外，几天前，患者曾抱怨头痛和恶心，并因此导致进食和摄水量减少。患者没有明显的既往病史，偶尔喝酒和吸烟，已经口服了 6 个月的避孕药。该患者没有神经系统疾病家族史。无发热，血压稳定。初次检查时，患者的眼睛闭合，表情痛苦。双侧瞳孔等大，对光反射灵敏，眼底镜检查显示轻度视盘水肿。患者无法回答问题，也不能遵循命令，刺痛时四肢回缩。

问题（Questions）

1. 该病例的鉴别诊断是什么？

2. 下一步最合适的诊断步骤是什么？

【病情评估与计划】

开始进行紧急的医学检查。对于一位既往意识清楚的健康年轻女性，发生逐渐恶化的精神状态改变的鉴别诊断是广泛的，包括中风 / 脑血管意外、血管炎、蛛网膜下腔出血、创伤、脑窦血栓形成、谵妄、癫痫发作、心肺功能紊乱、精神疾病、代谢紊乱（如电解质异常、低血糖、摄入毒素、吸毒和戒酒），内分泌紊乱（如甲状腺疾病和垂体卒中）、脑膜炎、脑脓肿、全身性感染和脑瘤等。但是，在患者为女性，有吸烟史，口服避孕药和近期口服摄入不足的情况下，必须怀疑脑静脉窦血栓形成（cerebral venous sinus thrombosis, CVST）。

对于精神状态改变患者的初步诊断检查必须足够广泛，以评估是否需要紧急干预，应包括头部 CT、胸部 X 线片、心电图、心肌酶、血清电解质、肝功能、血糖、全血计数、凝血酶原时间 / 国际标准化比率、部分凝血活酶时间（partial thromboplastin time, PTT）、血液培养、尿液分析 / 尿液培养、尿毒理学筛查和动脉血气。如果高度怀疑大血管闭塞引起的缺血性卒中，CT 血管造影可以迅速评估这种病变。如果临床上高度怀疑脑膜炎，则可以进行腰椎穿刺并凭经验使用广谱抗生素。对于怀疑有 CVST 的患者，D- 二聚体升高具有 99.6% 的阳性预测率和 55.7% 的阴性预测率，可以帮助确认诊断。然而，D- 二聚体的升高是一个非特异性的变化，因此不是 CVST 的确诊性指标。

疾病诊断要点（Oral Boards Review—Diagnostic Pearls）

- 患者病史和体检中的危险信号有口服避孕药史，应该对临床上的静脉血栓形成产生怀疑，妇女占 CVST 的 70%～80%。吸烟、脱水和血栓形成家族史都与 CVST 风险增加有关。

- 头颅增强或平扫 CT 可以迅速区分不同的病因，如缺血性或出血性中风、蛛网膜下腔出血、外伤性颅内出血、脑积水或占位性病变。

- CT 扫描可能出现的 CVST 的特征性征象如下。

  ➤ 条索征（非增强 CT）：隐匿静脉内的高密度血栓。

  ➤ 空三角征（增强 CT）：脑静脉闭塞时缺乏对比剂充盈。尽管这被视为 CVST 的"典型"标志，但仅在 20%～30% 的 CVST 病例中存在。

  ➤ 代偿扩张的侧支引流静脉可表现为小脑幕或髓质静脉明显强化。

  ➤ 静脉性梗死可导致脑水肿和脑实质内灰白质界限消失。脑静脉窦内的血栓可能导致静脉引流不畅，导致颅内压升高以及细胞毒性或血管性水肿的发展，梗死脑实质可发生出血转化。

- 脑血管造影是诊断 CVST 的金标准。如果无创性血管成像，如磁共振静脉造影或 CT 静脉造影不能明确诊断，那么可以通过诊断性脑血管造影来确认诊断，并确定血栓的位置和范围。

患者在急诊室接受上述标准评估和检查。非增强 CT 扫描显示高密度条索征，表明直窦内血栓形成（图 20-1）。双侧丘脑低密度提示由于深静脉引流系统受损导致梗死（图 20-2）。

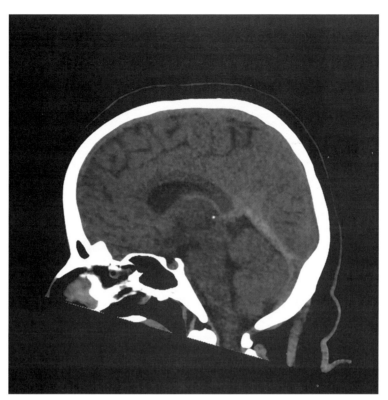

▲ 图 20-1　脑 CT 平扫矢状面图
图示高密度条索征，提示直窦血栓形成

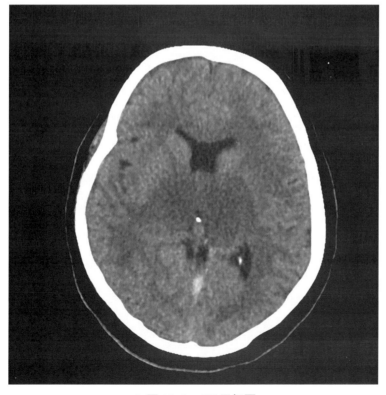

▲ 图 20-2　CT 平扫图
图示双侧丘脑低密度，提示深静脉引流系统受损导致梗死

1. 对此患者有哪些治疗方案？

2. 干预的适当时机是什么时候？

3. 脑出血的存在如何影响系统抗凝在治疗中的作用？

【确定治疗方案】

临床症状稳定的 CVST 患者，通常可以给予大量静脉输液和全身抗凝治疗。全身抗凝可选择普通肝素或低分子肝素。使用静脉注射普通肝素时，一些作者建议使 PTT 延长 2 倍，以达到防止血栓蔓延，促使闭塞窦再通的目的。然而，具体的实验室数值可能因机构而异。应立即启动治疗，以防止随后因血栓蔓延而导致的神经系统症状恶化。

CVST 继发脑出血的患者总体死亡率增加。然而，脑出血的存在不应被视为抗凝治疗的绝对禁忌证。如果患者近期有严重出血史或其他危险因素，可能需要进一步的临床判断，权衡抗凝的风险和益处。

CVST 的血管内治疗，如机械性取栓术和（或）区域性溶栓治疗，通常只适用于药物保守治疗的情况下仍处于危重或失代偿状态的患者。CVST 的血管内治疗方法包括球囊辅助取栓术、抽吸导管取栓术、经导管局部溶栓治疗。在某些情况下，经导管抽吸或球囊辅助机械取栓术可以减轻最初的血栓负荷，从而降低治疗血栓所需的系统化抗凝强度。一般讲血管内技术能够去除硬脑膜静脉窦血栓，但不能去除皮质静脉血栓。因此，即使经过血管内治疗，仍需要持续的全身抗凝作为恢复和维持皮质静脉血流的协同措施。如果无法恢复从皮质静脉向硬脑膜静脉窦的血流，那么机械取栓术后硬脑膜静脉窦就可能无法保持通畅。

对于危重病例，由于脑水肿或大的脑内血肿造成患者严重的高颅压，可能需要去骨瓣减压手术来控制颅内压。安全起见，在启动抗凝治疗之前，常需要手术清除较大的脑内血肿。

【手术过程】

在神经介入手术室，患者仰卧位。手术在麻醉监护下进行，无须气管插管。手术开始前静脉注射肝素。经皮穿刺右侧股动脉，采用改良 Seldinger 技术将 5Fr 股动脉鞘置入股动脉，在 0.35inch 泥鳅导丝配合下，以 4Fr 诊断导管进行选择性插管，行颈内动脉和椎动脉造影。血管造影图像显示直窦和右侧横窦不显影，提示血栓导致其闭塞。然后，在超声引导下经皮穿刺右侧股总静脉，使用改良的 Seldinger 技术，在泥鳅导丝配合下，将 6Fr 指引导管（Neuron Max 088）引入至右侧颈内静脉，然后引入由 ACE 60 再灌注导管，3MAX 再灌注导管和 Fathom 导丝组成的同轴系统。通过右侧颈内动脉造影获得进一步的诊断性血管造影照片，静脉相图像指导下，引导同轴系统进入右横窦，然后进入直窦。后取出 3MAX 导管和 Fathom 导丝，通过 ACE60 进行机械抽吸，同时，缓慢从直窦和右横窦回撤 ACE60（图 20-3）。然后血管造影显示，直窦和右侧横窦内的血栓负荷减少。重复此过程，直到血管腔内血流恢复。在成功治疗窦内血栓之后，拔除动脉鞘管。随后将患者转移到神经重症监护室进行进一步护理。术后患者继续静脉滴注肝素。

治疗方案要点（Oral Boards Review—Management Pearls）

- 静脉输液和抗凝是 CVST 治疗的主要手段。
- 血管内治疗技术包括机械取栓术和局部应用纤溶药物，但它们通常只适用于药物保守治疗无效的患者。

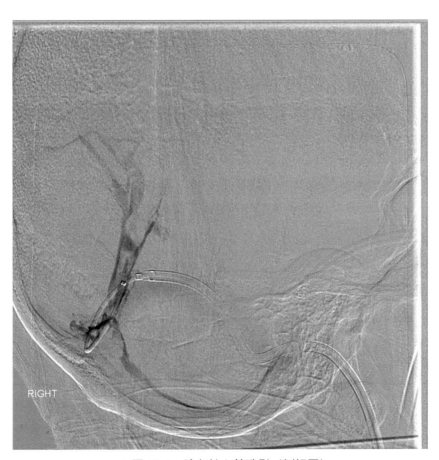

▲ 图 20-3　诊断性血管造影（侧视图）
图示抽吸导管位于直窦内，对比剂充盈缺损提示静脉窦内存在血栓

> **关键点（Pivot Points）**
>
> - 抗凝治疗仍然是治疗 CVST 的主要方法，即使存在静脉性梗死的出血转化。
> - 脑水肿或颅内出血而引起的颅内高压可能需要开颅血肿清除或减压。即使手术情况下，仍建议维持抗凝治疗，以最大限度地增加窦腔通畅的机会。

【术后管理】

推荐 CVST 患者长期抗凝治疗的当前指南是从观察性研究中得来的。目前还没有来自随机临床试验的结论用于指导治疗。长期抗凝的常用药物包括华法林和其他维生素 K 通道抑制药。

根据患者 CVST 复发风险的高低，可将其分为三类。有可改变的危险因素（例如吸烟或口服避孕药）发生 CVST 的患者，可能会接受 3～6 个月的抗凝治疗。患有特发性 CVST 的患者可能会接受 6～12 个月的抗凝治疗。先天性血友病或 CVST 复发的患者可能需要终身抗凝。

综合评估对于识别潜在的高凝状态很重要。获得性高凝状态包括恶性肿瘤、手术、创伤、怀孕、制动、脱水和口服避孕药。先天性高凝状态包括蛋白 C 或 S 缺乏、V 因子 Leiden 易栓症、抗凝血酶Ⅲ缺乏症、凝血酶原 G20210A 突变和高同型半胱氨酸血症。

【并发症及处理】

CVST 可能伴发局灶性水肿和脑出血相关的神经系统症状需进一步治疗。一部分患者会发作癫痫，需要持续使用抗癫痫药。

应用乙酰唑胺对症状性颅内高压的 CVST 患者可能是有益的。脑积水可能是由于颅内出血或静脉引流障碍而导致的脑脊液吸收减少引起。腰穿和脑室引流脑脊液可能有助于颅内高压的治疗，但是对于抗凝患者这些有创操作存在一定风险。

急性期后，患者出现头痛、恶心、视力减退、局灶性神经功能缺损或精神状态改变时应尽快进行评估，以排除 CVST 的进展或复发。

> **并发症处理要点（Oral Boards Review—Complications Pearls）**
>
> - CVST 可能导致继发性神经症状，如癫痫或脑积水，需要另行处理。
> - 癫痫发作可能由脑水肿或出血引起。

- 脑积水可由静脉引流不畅或颅内出血引起。
- 脑积水可用乙酰唑胺或脑脊液引流治疗。
- 应对 CVST 的复发或进展保持警惕。

【医学证据与预期结果】

对于神经功能稳定的急性 CVST 患者，现有的临床证据支持将系统抗凝治疗作为一线治疗方案。无症状脑出血的 CVST 患者，全身抗凝治疗仍可改善预后。没有明确的证据显示低分子量肝素和普通肝素孰优孰劣，没有确切的证据证明抗血小板药或新型抗凝血药在治疗 CVST 中的作用，目前尚无关于 CVST 长期抗凝治疗的随机对照试验。

目前还没有血管内技术治疗 CVST 的随机对照试验。现有的报道多是大型单中心的案例报道。一项对 185 名患者的 Meta 分析得出结论：机械取栓术对内科难治性 CVST 的患者可能是安全的，临床上是可行的。随着血管内技术的迅速发展，相信未来的新器械会提高血管内技术在 CVST 治疗中的应用。

拓展阅读

[1] Chiewvit P, Piyapittayanan S, Poungvarin N. Cerebral venous thrombosis: Diagnosis dilemma. *Neurol Int*. 2011;3(3):13.

[2] Ferro JM, Canhão P, Stam J, Bousser M-G, Barinagarrementeria F. Prognosis of cerebral vein and dural sinus thrombosis. *Stroke*. 2004;35(3):664–670.

[3] Gosk-Bierska I, Wysokinski W, Brown R, et al. Cerebral venous sinus thrombosis: Incidence of venous thrombosis recurrence and survival. *Neurology*. 2006;67(5):814–819.

[4] Rao K, Knipp HC, Wagner EJ. Computed tomographic findings in cerebral sinus and venous thrombosis. *Radiology*. 1981;140(2):391–398.

[5] Saposnik G, Barinagarrementeria F, Brown RD, et al. Diagnosis and management of cerebral venous thrombosis. *Stroke*. 2011;42:1158–1192.

[6] Siddiqui FM, Dandapat S, Banerjee C, et al. Mechanical thrombectomy in cerebral venous thrombosis. *Stroke*. 2015;46(5):1263–1268.

偶然发现的未破裂动静脉畸形
Incidental Unruptured Arteriovenous Malformation

Nicholas C. Bambakidis　Jeffrey T. Nelson　著
陈中灿　译

【病例摘要】

患者，女，42岁，左利手，新诊断为右侧贝尔麻痹（Bell's palsy），接受了脑部 MRI 平扫检查。该项检查仅发现左额叶皮质下小的白质高信号（white matter hyperintensity，WMH）。又为患者预约了脑部 MRI 平扫和增强加以排除肿瘤。结果显示左额叶 WMH 无增强；但是，在右额叶内侧的扣带回沟中发现了一个 1cm 的对比增强灶，与血管病变有关（图 21–1）。然后患者被转诊给了神经外科医生。患者有高血压、甲状腺功能减退、偏头痛、抑郁症和注意力缺失 / 多动症病史；无癫痫病史。详细的神经学检查显示患者只有轻微残余的右侧下运动神经元性（周围性）面部下垂。

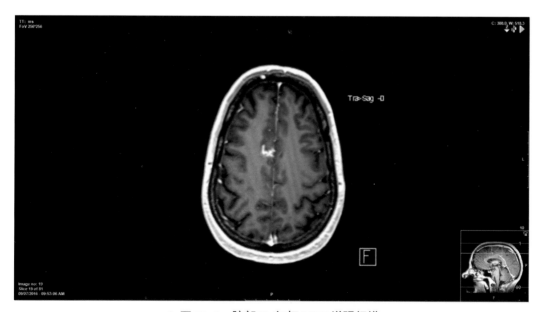

▲ 图 21-1　脑部 T₁ 加权 MRI 增强扫描
图示右额叶内侧中有一锯齿状强化病变，延伸至中线

问题（Questions）

1. 鉴别诊断是什么？

2. 该患者是否需要进一步的诊断检查？

3. 还有哪些检查有助于确诊？

4. 诊断检查的最佳时机是什么时候？

【病情评估与计划】

磁共振脑扫描中，如果出现增强明显的血管缠结而无实性或囊性占位，则很可能是脑动静脉畸形（AVM）。鉴别诊断包括其他血管病变，如静脉发育不良及富血管的肿瘤，如血管网状细胞瘤和肾细胞癌、甲状腺乳头状癌、黑色素瘤或胆管癌的脑转移。动静脉畸形是一种异常的血管缠结，它连接着动脉和静脉血管系统，但是其间缺乏毛细血管。脑动静脉畸形很少见，只影响不到 0.1% 的人口，但常发生破裂，有时具有致命性影响。

为了确诊，还需要进一步的诊断性检查。因为 MRI 显示富含血管，如果在没有准备的情况下，通过立体定向活检或开颅切除会导致灾难性的出血。脑数字减影成像（DSA）是脑动静脉畸形影像学检查的金标准，也是该患者下一步诊断检查中最合适的。CT 或 MRA 不能提供准确诊断和进一步治疗计划所需的动态血流或空间分辨率。

疾病诊断要点（Oral Boards Review—Diagnostic Pearls）

- 未破裂的脑动静脉畸形可出现症状、造成癫痫发作或局灶性神经功能障碍，但未破裂的低级别动静脉畸形最常在其他原因（如头痛或外伤）而做神经影像检查时偶然被发现。
  - 在头部 CT 平扫中，动静脉畸形通常与周围脑实质相比呈等密度或稍高密度。
  - 在头部 MRI 平扫中，动静脉畸形在 T_2 加权成像上呈流空现象而易于识别。
- 脑动静脉畸形进行讨论时最常参考它们的 Spetzler–Martin 分级，该分级根据以下三个因素按其手术并发症对动静脉畸形进行分类。
  - 异常血管团大小：直径 < 3cm 得 1 分，直径 3～6cm 得 2 分，直径 > 6cm 得 3 分。
  - 引流方式：仅表浅引流得 0 分，任何一部分有深部引流得 1 分。
  - 位置：如果异常血管团位于非大脑功能区域得 0 分；如果位于功能区域（主要运动皮质、躯体感觉皮质和主要视皮质；语言中枢；下丘脑；丘脑；内囊；脑干；小脑脚及小脑深部核团）。
- 低级别脑动静脉畸形是 Spetzler–Martin 1 级和 2 级。

　　动静脉畸形在脑血管造影上的主要诊断特征是有异常血管的病灶（异常血管团）和引流静脉的早显，也就是说，在静脉期之前静脉对比剂到达静脉。动静脉畸形的血管可以是致密性（呈球形）的，也可以是弥漫性的（又称为增生性），还可以同时有致密性的和弥散性的成分。从皮质发出的引流静脉早显，如果不伴畸形团，则提示软脑膜动静脉瘘。脑增生性血管病中可见无早期引流静脉的弥漫性畸形团。一般认为正常静脉期充盈的异常静脉结构属于发育性静脉异常。

　　除了确定脑动静脉畸形的诊断，DSA 还显示了脑动静脉畸形的许多特征，这些特征是制定进一步治疗方案所必需的包括测量异常血管团的大小，记录静脉引流的模式，以及供血动脉的特点，可以确定供血血管或异常血管团内是否存在动脉瘤。对于高流量动静脉分流的大型动静脉畸形，正常大脑的血液供应经常被打乱；血管造影也显示了正常脑组织的血供。动静脉畸形的精确定位在治疗决策中也很重要；脑的薄层钆增强 MRI、功能性 MRI 和（或）弥散张量传导束成像，是确定病灶位置的最准确方法。

　　该患者行脑血管造影，发现有 1cm 的血管缠结，由右大脑前动脉的分支供血，通过单根扩张的表浅血管引流到上矢状窦，属于 Spetzler–Martin 1 级（图 21–2）。

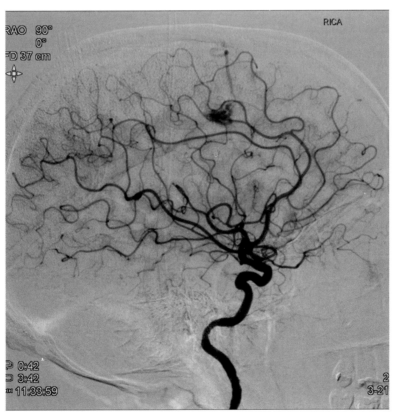

▲ 图 21-2　术前右侧颈内动脉 DSA（侧位投影）
图示 AVM 主要由右侧大脑前动脉供血，浅静脉引流至上矢状窦

【确定治疗方案】

由于脑动静脉畸形的发病率相对较低，且病变之间存在明显的差异，因此其自然病史和破裂风险还不十分明确。总破裂率的最准确估计约为每年 3% 或 4%。未破裂的动静脉畸形每年破裂的风险略低，为 2% 或 3%，而既往破裂过的动静脉畸形每年破裂的风险为 4% 或 5%，至少初期是这样的。某些因素已被证明会增加破裂的风险，包括单一深静脉引流、病灶位于深部及合并动脉瘤。其他因素会增加治疗并发症的风险：深静脉引流、异常血管团大小及血管团位于大脑功能区域（如运动皮质或语言区）。患者的症状也要考虑在内，特别是存在顽固性癫痫或动静脉畸形"盗血"现象所继发的半缺血引起局灶性神经功能障碍的情况下。观察或治疗的决定必须因人而异，要考虑到病变的终身风险、治疗的风险以及患者的症状。

显微外科切除和放射外科是主要的治疗方法。血管内栓塞术是这些治疗的一个辅助手段，除了在一些罕见的病例中，如一个小而深的病变毗邻重要结构，而具有单一供血动脉。部分栓塞已被证明增加破裂风险，可能是继发于血流动力学的改变。

显微外科切除是脑动静脉畸形的最可靠的治疗方法，其全切率 > 95%。放射外科的侵袭性较小，但是通常需要 3 年或更长的时间才能使病灶闭塞。在完全闭塞之前，其破裂风险与未经治疗的病变相似。放射外科手术后的闭塞率取决于动静脉畸形的大小；< 3mm 的病变闭塞率为 75%～80%，而较大病变的闭塞率为 30%～70%。总体而言，显微外科切除和放射外科手术的并发症发生率均为 5%～7%；低级别动静脉畸形切除的手术并发症发生率较低，为 2%～3%。

目前患者预期寿命还有 40 年左右，因此，尽管患者目前没有症状，但在一生中破裂的风险很高。建议进行治疗。

【手术过程】

显微外科切除脑动静脉畸形是神经外科最具挑战性的手术之一。术前要熟悉患者的动静脉畸形和正常解剖结构，以制定适当的切除方案和预防并发症。

在全身麻醉诱导后，患者的头部被固定在 Mayfield 头架中（如果计划进行术中血管造影，则需用透射线头架），并摆放体位进行相应的开颅手术。动静脉畸形可以发生在大脑的任何部位，选择何种手术入路取决于动静脉畸形的大小、位置和引流情况。头部体位还要考虑邻近脑组织受重力的影响；在手术过程中重力可以帮助或妨碍脑组织的牵开。

开颅骨窗要足够宽大，以显露动静脉畸形和周围的脑组织，以便在整个手术过程中无遮挡地显露完整的动静脉畸形。采用细致的蛛网膜下腔分离来定位引流静脉和供血动脉。在浅表、低级别的动静脉畸形中，主要引流静脉位于浅层，在所有动静脉畸形手术中，它必须保留到切除手术结束。在动静脉畸形的边界将供血动脉电凝切断；"过路动脉"会发出小的供血动脉但也供应正常脑组织，这些血管需做充分游离并保持主干的通畅性以防止发生脑梗死。随着更多的供血动脉被电凝，引流静脉松弛并最终颜色变暗（图 21-3）。动静脉畸形与周围组织分离后，异常血管团类似于引流静脉形成的茎上的蒂。最后将引流静脉剪断，在切除创面上止血，仔细检查有无残余异常血管团，至此切除手术完成。

治疗方案要点（Oral Boards Review—Management Pearls）

- 大的开颅骨窗是必要的，以确保充分的视野，并提供无障碍的手术通路到达动静脉畸形，特别是在面对脑肿胀或松弛的情况下。
- 保持一个无血的工作区域是最重要的，所有的出血都要得到控制后才进行下一步切除。
- 必须识别和保留主要引流静脉直到切除结束。由于分流，它的颜色与供血动脉相似，但可以通过其较大的直径和缺少肌性中膜层来进行识别。
- 仔细分离和保留主要引流静脉的情况下，低级别动静脉畸形切除中极少发生动静脉畸形破裂。一旦发生，必须快速完成切除；出血的动静脉畸形不能进行填塞或压迫。
- 在整个过程中，尤其是拔管期间，指导麻醉将收缩压严格控制在 140mmHg 以下。拔管必须轻柔，不允许在患者剧烈咳嗽的情况下进行。

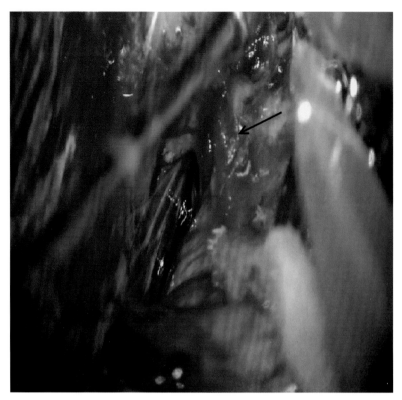

▲ 图 21-3　右侧大脑半球内侧表面的手术视野图（通过大脑半球间显露）
图示切除之前动静脉畸形的单一引流静脉（箭）

关键点（Pivot Points）

- 如果低级别动静脉畸形位于功能区内（即动静脉畸形＜3cm且有浅表引流静脉位于功能区），必须告知患者手术有造成暂时性或永久性残疾的风险，但是概率比较小。也可考虑放射外科，尽管放射外科治疗后也可能由于胶质增生或放射性坏死而出现神经功能障碍。

- 绝大多数脑动静脉畸形是孤立的，不会遗传。如果发现是多发性动静脉畸形，应考虑遗传性出血性毛细血管扩张症（Osler-Weber-Rendu 综合征）或 Wyburn-Mason 综合征。

- 如果在动静脉畸形深部有供血动脉，并且微导管能够到达，则可考虑进行术前栓塞。

【术后管理】

术后即可对头部进行 CT 平扫以排除出血，并作为术后神经功能减退的对比基线。患者在重症监护室接受监护，训练有素的护理人员能识别神经系统检查时患者的变化。告知护理人员一旦出现神经查体变化应通知医生。持续密切监测血压，避免高血压，以防止动静脉畸形异常血管团切除创面出血。

术后进行脑血管造影，以确认动静脉畸形是否完全切除（图21-4）。残留异常血管团或持续性早显引流是罕见的，但如果遇到，应在住院期间进行治疗。在这种情况下，要回手术室重新探查和完全切除。推迟再次手术将会造成瘢痕形成，而选择放射外科会使动静脉畸形在未来几年内面临破裂的风险。

成人患者动静脉畸形在显微外科手术完全切除后不会复发。常规术后复诊后，患者可根据需要就诊。在儿童群体中，即使在影像学证实闭塞的情况下也会复发，因此建议在成年前进行常规影像随访。

【并发症及处理】

未破裂的低级别脑动静脉畸形切除后严重并发症较少见，超过95%的患者术后远期疗效良好。

1/3的脑动静脉畸形患者术前有癫痫发作。切除后，75%的患者将不再发作。大约3%的

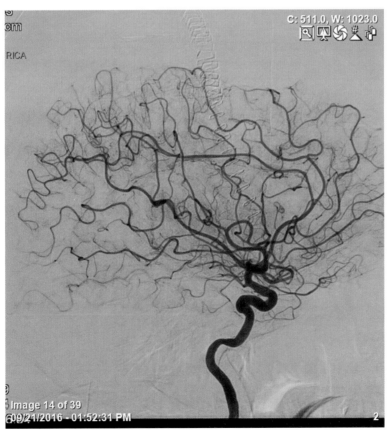

▲ 图 21-4　右颈内动脉术前 DSA（侧位投影）

图示无动静脉畸形残留或早显引流静脉

动静脉畸形患者在显微外科切除术后出现新的癫痫发作。如果患者术前有癫痫发作，抗癫痫药物（AED）将在整个围术期持续使用。一般来说，无须预防性使用抗癫痫药物。

如果术后神经功能恶化，应进行急诊头颅CT扫描，以排除颅内出血、脑积水或亚急性脑梗死。依据检查结果以适当的方式处理（例如，颅内出血清除术、去骨瓣减压或脑室引流术）。CT扫描阴性，应怀疑术后癫痫的发生。如果神经功能的变化是短暂的，并且已经恢复，则应在进行长时间EEG监测的同时使用抗癫痫药物；如果在随后的EEG上发现癫痫活动，则应选择合适的抗癫痫药物治疗。

如果头颅CT扫描阴性的患者有持续的神经功能障碍，应立即给患者使用合适的抗癫痫药物，而无须等待EEG检查。神经功能恶化的其他全身性原因，如高碳酸血症、麻醉过量和感染，如有怀疑，应同时进行检查。

围术期缺血性卒中是很少见的，但是在分析急性神经功能减退的原因时作为鉴别诊断，尤其是对于那些进行了手术而停用抗凝药物的心房颤动患者。与大血管闭塞相一致的症状可能需要头颅CT血管造影，并在需要的情况下进行机械血栓清除术。静脉注射重组组织纤溶酶原激活剂是近期已行颅内手术的禁忌证。

并发症处理要点（Oral Boards Review—Complications Pearls）

- 在专门的神经外科重症监护病房对患者进行监测，或至少有接受过专门护理训练人员识别患者的神经功能障碍，将有助于更迅速地识别术后并发症。
- 持续监测动脉血压，严格控制收缩压在140mmHg以下直到术后第1天，以防止切除创面脆弱的动脉在术后出血。正常的灌注压突破虽然很少见，但即使没有血压峰值，也会导致术后出血。

【医学证据与预期结果】

由于脑动静脉畸形的相对罕见和病变的异质性，所以缺乏关于动静脉畸形患者治疗和预后的高质量数据。我们对该疾病的大部分知识来源于大样本量、回顾性的病例研究，以及最近的前瞻性持续登记研究。

来自随机对照试验的数据是首选，但该疾病进展过程不适合此类试验。设计拙劣的随机试验的危险性已被观察到。未破裂脑动静脉畸形的随机试验旨在确定未破裂脑动静脉畸形是应该观察还是治疗。223名患者入组之后，由于治疗组的卒中发生率和死亡率高于对照组，该试验提前中止。对这项试验的批评包括显著的选择偏差，因为入选的患者少于1/3，并发症发生率高于预期，大部分患者单独接受栓塞治疗，以及缺乏长期随访来解释保守治疗组的预期风险。只有 17 例患者接受了显微外科手术，有的进行了栓塞，有的没有进行栓塞。

尤其是在未破裂的低级别动静脉畸形病例，很少有医生会选择把患者纳入有观察组的临床试验。显微外科切除这些病变的全切率接近 100%，并发症的发生率为 2% 或 3%，而动静脉畸形如果不治疗，破裂可能会对神经功能造成毁灭性的影响。

拓展阅读

[1] Bambakidis NC, Cockroft KM, Hirsch JA, et al. The case against a randomized trial of unruptured brain arteriovenous malformations: Misinterpretation of a flawed study. *Stroke*. 2014;45(9):2808–2810.

[2] Gross BA, Du R. Natural history of cerebral arteriovenous malformations: A meta–analysis. *J Neurosurg*. 2013;118(2):437–443.

[3] Potts MB, Lau D, Abla AA, Kim H, Young WL, Lawton MT. Current surgical results with lowgrade brain arteriovenous malformations. *J Neurosurg*. 2015;122(4):912–920.

[4] Spetzler RF, Martin NA. A proposed grading system for arteriovenous malformations. *J Neurosurg*. 1986;65(4):476–483.

[5] van Beijnum J, van der Worp HB, Buis DR, et al. Treatment of brain arteriovenous malformations: A systematic review and meta–analysis. *JAMA*. 2011;306(18):2011–2019.

表现为癫痫发作的未破裂功能区动静脉畸形
Unruptured Eloquent Arteriovenous Malformation Presenting with Seizure

Philip G. R. Schmalz   Raghav Gupta   Christopher S. Ogilvy   著

段光明   译

【病例摘要】

患者，男，36 岁，在独自驾驶摩托车中发生事故，发生轻度脑部外伤，怀疑是驾驶过程中癫痫发作而意识丧志。详细检查未发现其他创伤。神经检查：发育良好的年轻人，轻度意识障碍，右上肢无力。其余无异常。普通 CT 检查提示皮质少量蛛网膜下腔出血，不是典型的动脉瘤性出血部位，伴左侧半球中央沟周围的密度稍低病变。来院后患者送入观察室，请神经外科会诊。数小时后，患者精神状态及右上肢无力改善。右上肢无力未完全恢复，提示器质性疾病引起的 Todd 麻痹。详细追问，数年内有少数几次癫痫大发作，但未进行影像学检查，也未到神经内科就诊。儿童期无癫痫发作。既往未曾使用抗癫痫药物，患者开始口服抗癫痫药物。MRI 检查示左侧顶叶高信号病灶，向内侧扩展到侧脑室，病灶内富含血管成分，浅部引流静脉扩张（图 22-1）。

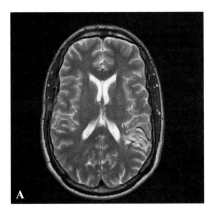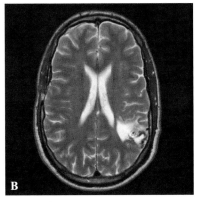

▲ 图 22-1　T₂ 加权 MRI 轴位图

图示左侧顶叶（A）流空信号，可见脑室周围局部脑软化和皮质血管（B）

问题（Questions）

1. 最可能的诊断是什么？还考虑什么别的疾病？

2. 采取何种影像学检查？何种最优？

3. 尽管有近期外伤病史，根据蛛网膜下腔出血的表现，病灶累及哪些重要的解剖结构？

4. 影像学检查最佳时机是什么？需要紧急检查吗？

【病情评估与计划】

血管神经外科会诊怀疑是动静脉畸形，鉴别诊断包括发育性静脉异常伴或不伴有海绵状血管瘤、硬膜动静脉瘘或软膜动静脉瘘（arteriovenous fistula，AVF）。不典型的发育性静脉异常在 T_2 上表现为高信号，通常为良性病变。影像学检查不支持海绵状血管瘤，尽管硬膜动静脉瘘或软膜动静脉瘘也可引起皮质静脉的扩张，但一般不会向脑内、脑室系统发展。脑增生性血管病，与动静脉畸形的表现相似，其显著的特点是病灶巨大，可弥散至一侧大脑半球。

动静脉畸形确切的病因学尚未明确。尽管在胎儿或婴幼儿罕见，通常认为发生于胚胎期并在出生以后随着人体的生长发育继续增大。该病相当罕见，成人中患病率为 0.005%～0.6%。动静脉畸形可以与数种遗传性疾病伴发，包括家族性动静脉畸形综合征、遗传性出血性毛细血管扩张症（Rendu-Osler-Weber 综合征）、Wyburn-Mason 综合征、Sturge-Weber 综合征。最常见的临床表现是出血，其次为癫痫发作，可见于 20%～25% 的患者。正如本例，位于颞顶叶的动静脉畸形比别处的更容易导致癫痫发作，且更可能呈部分性发作，这一点与额叶动静脉畸形相反。动静脉畸形每年自然出血概率从＜ 2%～17.8%，绝大多数研究认为，既往未曾出血的动静脉畸形，其每年破裂风险为 2%～4%。

在检查动静脉畸形出血上，CT 平扫的敏感性最高，然而如果未破裂动静脉畸形，普通 CT 扫描也可能呈阴性。采用 CT 血管成像或增强 CT 后，检查敏感性提高，可见病灶内大量血管和迂曲扩张的引流静脉。MRI 仍然是敏感性最高的非侵袭性影像学检查，常能显示微小的病灶。此外 MRI 还能显示病灶周围的脑萎缩、提供精准的病灶定位。所有非侵袭性检查技术在评估供血动脉或病灶内动脉瘤上作用有限，特别是该动脉瘤直径＜ 5mm。此外，非侵袭技术仅能提供静态影像，对病灶的血管构造和血流动力学不能提供更多的信息。导管血管造影，因能详细提供血管构筑和血流动力学信息，敏感性最高，是评估动静脉畸形的金标准。许多作者推荐对动静脉畸形患者进行导管血管造影，提别在合并出血的情况下，能提供非侵袭技术所不能显示的细微的信息。

疾病诊断要点（Oral Boards Review—Diagnostic Pearls）

- 动静脉畸形的鉴别诊断包括发育性静脉异常，后者可伴或不伴海绵状血管瘤，软膜动静脉瘘，硬膜动静脉瘘。
- CT、CT 血管成像和 MRI 等非侵袭技术可以作为动静脉畸形患者的初步评估，与导管血管造影互相补充。对绝大多数动静脉畸形推荐经导管血管造影，特别合并出血者，以更好评估血管构筑、供血动脉、病灶内动脉瘤
- 动静脉畸形患者最常见的临床表现是出血，其每年出血风险为 2%～4%。近期出血患者，出血后第一年内再次出血风险高达 7%，在 3～5 年后其出血风险恢复到基线水平。
- 某些解剖特点与较高的出血风险相关，深静脉引流、引流静脉或流出道受阻、合并动脉瘤、幕下病变。

该患者行 CT 血管成像检查，并在入院后行导管血管造影，尽管患者有近期交通事故头部受伤，皮质部位的蛛网膜下腔出血和动静脉畸形怀疑供血动脉动脉瘤的存在。DSA 检查确认左侧顶叶动静脉畸形，大小约 3cm，主要有大脑中动脉上干供血，未见供血动脉或病灶内动脉瘤，经浅静脉引流，主要是 Trolard 静脉，Labbe 静脉也有涉及（图 22-2）。

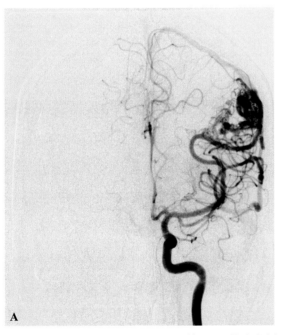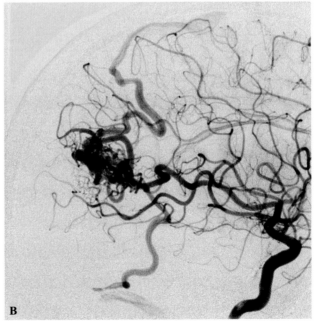

▲ 图 22-2　术前 DSA 检查左侧颈内造影前后位（A）及侧位（B）造影

图示 MCA 分支向动静脉畸形供血，经 Trolard 上吻合静脉向上引流入矢状窦，经 Labbé 下吻合静脉向下流入横窦 - 乙状窦交界，均为浅静脉引流

1. 对该患者而言，有哪些药物？神经介入？外科手术治疗？或者放射外科治疗？

2. 决定治疗方法要重点参考哪些解剖与血流动力学特点？

3. 该患者治疗的风险和获益都是什么？治疗措施将对自然进程发挥怎样的影响（积极还是消极）？有哪些方法对外科手术的风险进行量化分层？

【确定治疗方案】

动静脉畸形的处理有多种方法，包括观察、手术切除、放射外科、术前栓塞、单纯栓塞等。对未破裂动静脉畸形的治疗无论是神经外科还是神经内科文献中仍存较大争议。

外科手术切除因着眼于完全消除病变，仍是最有效的治疗手段。外科手术的最大优势在于即刻消除病灶，避免了潜伏期内仍存在的出血风险。然而外科手术相当于预支了患者在今后寿命里面平均起来比较低的自然出血风险。Spetzler-Martin 1～3 级动静脉畸形的治愈率在94%～100%。更大的动静脉畸形其外科手术治愈率很难讲明，因为此类动静脉畸形多联合栓塞和放射外科多种方法。外科手术切除的总体风险取决于动静脉畸形的分级（Spetzler-Martin，或更新的分级系统）。外科手术治疗动静脉畸形总死亡率为 3%～5%，致残率为 8%～38%。1～3级病变永久性致残率约 5%。4～5 级病变的死亡率和致残率相当高。约 80% 表现为癫痫的患者癫痫发作停止或减少。

无论是否术前栓塞，对特定的动静脉畸形，放射外科都是一个有效的治疗方法。放射外科最大的优势在于其非侵袭性，尤其对较大病变具有相对低的风险，对功能区病灶或外科手术技术风险比较大的部位尤其适用。其最大的不足在于病灶的完全闭塞率下降，且有长达 3 年的潜伏期，对较大的病灶很难在不涉及周围正常脑组织的情况下进行治疗。放射外科治疗技术包括伽马刀、直线加速器、质子束加速器，无论哪种治疗技术，放射照射最后的结果是动静脉畸形血管的内皮细胞损伤、纤维增生、胶原沉积，导致血管进行性狭窄，最后供血动脉和病灶的闭塞。放射外科的治疗结果很好，对于 < 3cm 的病灶，病灶消除率为 75%～95%。尽管采取了分期治疗或联合技术，> 3cm 病灶消除率降低为 70%。对于合并癫痫患者，放射外科可以达到与外科手术相近的效果。放射外科永久性并发症为 5%，一般与放射性脑坏死和水肿相关。

在美国，动静脉畸形栓塞主要作为外科手术切除或者放射外科的辅助手段。单纯栓塞仅仅能完全治愈 10%～20% 的动静脉畸形，可能更适于单支供血的小型动静脉畸形。尽管有如此局限性，对于外科手术切除却是一个有价值的辅助手段，特别是合并深部供血的动静脉畸形，那些供血动脉直至手术最后才能处理。术前栓塞能减少失血，术野更清晰，减低整体手术风险，本来手术风险极高的病变获得安全切除。同样，放射外科之前的栓塞，减少了病灶的体积，易于放射外科规划。此外，栓塞技术可以用于治疗高出血风险的靶点，如供血动脉动脉瘤，以降低潜伏期内的出血风险。然而放射外科之前栓塞，会降低动静脉畸形的完全闭塞率，部分原因在于栓塞材料引起放射线的散射，或者是低氧诱导局灶性血管生成活动。因此栓塞对放射外科的影响尚有很大争议。因为在不同的中心，临床实践差异很大。尽管如此，明显累及正常脑组织的大型动静脉畸形，或者具有高风险出血结构的动静脉畸形能从术前栓塞中获益。

由于缺乏来自高质量前瞻性临床研究的指南，面对未破裂动静脉畸形，医生和患者常会陷入两难境地。关键是充分而坦诚的就患者的价值与风险偏好进行讨论。直面外科手术风险，如果观察就要承担长期的累积风险，放射外科则有延迟治愈甚至不完全闭塞。手术策略既要基于最好的研究数据，也要符合患者的风险偏好。本例患者相对年轻、健康，癫痫大发作起病，病灶周围脑组织异常，提示病灶周围无功能的神经组织有个边界。一个来自大脑中动脉深部供血动脉走行在外侧裂后部，需要分离左侧外侧裂后才能处理。考虑到患者的意愿，手术的技术难度，深部供血动脉邻近功能区皮质，决定施行术前栓塞大脑中动脉的主要供血动脉后行手术切除的方案。

问题（Questions）

1. 如何降低栓塞的风险？

2. 动静脉畸形手术切除如何考虑患者体位？如何规划皮质显露和开颅范围？

3. 在最初分离阶段如何处理引流静脉？

4. 一旦过早进入畸形团如何处？

5. 如果发生深部出血、小动脉出血，如何处理？

【手术过程】

切除术前栓塞过的动静脉畸形，复杂而具有较高的风险，特别是累及功能区病变。动静脉畸形的手术常被比作军事行动，需要配备地图、行动计划、贯彻执行、撤退策略等。针对本例患者，我们在手术之前行动静脉畸形供血动脉的栓塞。术前栓塞多在全麻下进行，之后短期内就要行手术切除，因为栓塞会造成动静脉畸形的"失稳"。尽管绝大多数动静脉畸形栓塞需要在麻醉下实施，用异戊巴比妥钠或美索比妥选择性诱发试验，可用于选择那些过路型血管风险较高的患者，特别是脊髓或脑干病变尤其如此。常用氰基丙烯酸正丁酯（N-butyl cyanoacrylate，NBCA）或者 Onyx 等液态栓塞剂闭塞深部血管，它们也可以在病灶内弥散。

患者置于血管造影床上，诱导全麻，要特别注意整个手术中血流动力学的稳定，可考虑建立动脉液体通路。常规造影后，在中间导管的配合下（非必需）送入指引导管，获取治疗角度的路径图，用兼容栓塞剂的微导管进入目标血管，连续透视下完成栓塞。更远的小血管可以使用 0.01in 导丝或者超长微导管或顺血流微导管。特别要注意沿着微导管的反流，避免粘管并发症。避免粘管最重要的是减少反流，或者使用头端可解脱微导管，在头端解脱后可以容易地撤出，完成栓塞撤出微导管，即刻造影观察。特别注意麻醉清醒过程中血流动力学改变，立刻检查神经功能状态。

本例使用 Onyx 液体栓塞剂栓塞了 1 根大脑中动脉供血动脉。为了让头部外伤更好恢复，在获得诊断后 3 个月实施了栓塞治疗。术前造影显示供血动脉进入畸形团，是一个安全的治疗靶点，栓塞后即刻造影显示该动脉血流在外侧裂内停止，经上吻合静脉的静脉回流减少（图 22-3）。

外科手术切除动静脉畸形的目的是完全切除畸形团并消除动静脉分流，手术在全麻下进行，全程监测血流动力学，常用动脉压监测，两个大的周围静脉通路，或者同时用一个中心静脉导管，由于有潜在大量失血的风险，术中应该做好交叉配血，摆放体位最好是将动静脉畸形

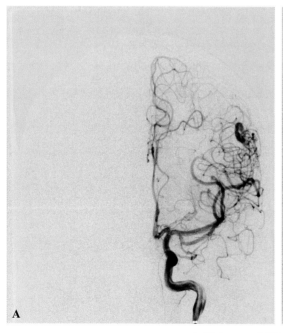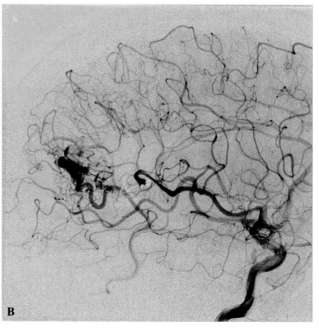

▲ 图 22-3　左颈内动脉栓塞术后 DSA 图

在前后位（A）和侧位（B）造影显示动静脉畸形病灶的动脉充盈减少，静脉引流减慢。栓塞材料见于供应动静脉畸形的大脑中动脉的一个主要分支

及开颅骨窗置于术野最高点，如此才有利于周围分离。应用基于 MRI 和 CT 血管成像融合的神经导航对开颅规划非常有用。对于位于语言区或其他功能区的病灶，术前功能 MRI 和传导束资料融合神经导航，有利于确定手术位置，避免意外损伤。动脉瘤手术常用小范围的显露，而动静脉畸形手术往往需要较大的显露范围。骨窗应当包括整个畸形团的一部分边缘、供血动脉和引流静脉，在分离中早期确认有助于保留。

取下骨瓣后，特别要小心切开硬膜，以免损伤皮质迂曲扩张的引流静脉，必须小心分离这些静脉，并保留到全部切断畸形团的供血。如果在切断供血动脉之前损伤这些静脉，流出道受阻，畸形团怒张，造成分离困难，最终导致畸形团的破裂。切开脑膜后，分离畸形团周围的蛛网膜界面、脑沟，辨认并游离供血动脉和引流静脉。辨认完毕后，开始沿着畸形团周围螺旋形，从皮质向深部畸形团的尖端分离。病灶周围常有胶质组织，有助于分离。要避免过早进入畸形团。如果过早进入，应当重新由浅入深沿着胶质层或周围脑组织建立分离界面。过早进入畸形团后单靠电凝效果不佳。

当手术进入到畸形团在脑室附近的尖部时，也要特别注意。深部供血动脉常有众多高流量的小血管构成，常常不易电凝，缩入深部后，用双极电凝更加难以控制。该部位不建议用棉片填塞，因为如此操作常导致深部出血或脑室出血，酿成不良后果。在安全可行的前提下，术前栓塞将有助于减少其数量，或者使用小型动静脉畸形夹阻断血流使得电凝更加有效。

切断畸形团尖端血供并游离后，电凝切断引流静脉，引流静脉的颜色有助于判定还有多少动静脉分流。畸形团切除后，仔细检查术野有无残余的动静脉畸形团。用双极电凝和止血材料严密止血。持续的出血提示有动静脉畸形的残留，应当详细检查。

妥善止血后，常规缝合硬膜恢复骨瓣。在此期间及随后麻醉清醒拔管时仍要小心，避免血流动力学的剧烈变化，增加术野出血风险，术后即刻或者尽早造影确认完全切除动静脉畸形病灶。最好是立刻或术中血管造影，如果有残留可立刻予以再切除。

本例在头颅闭合性损伤后 3 个月进行了术前栓塞。次日进行了手术切除。患者取仰卧位，肩部垫高，头部向对侧旋转。使用三钉头架，神经导航规划开颅骨瓣，采用扩大额顶部开颅，十字形切开硬膜，引流静脉位置浅表，容易辨认，切除过程顺利。动静脉畸形团周围有明显的胶质层，术前 MRI 也有提示，使得切除容易进行。缝合切口后，麻醉下直接送到导管室进行血管造影，显示病灶完全切除，无畸形团的残留。血管造影后才停止麻醉（图 22-4），导管室内拔管，转入神经重症监护室。

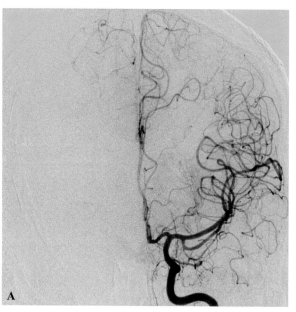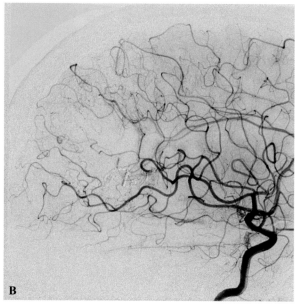

▲ 图 22-4　术后左侧颈内动脉 DSA 图

A. 前后位；B. 侧位。图示动静脉畸形完全切除，无畸形团残留，无引流静脉早显

治疗方案要点（Oral Boards Review—Management Pearls）

- 动静脉畸形手术切除的目的是完全切除动静脉畸形团，消除动静脉分流。
- 术前栓塞有助于控制深部供血动脉，减少失血，降低整体风险。
- 引流静脉应当保留至充分控制并减少动脉血流，静脉流出的受损可造成分离困难或动静脉畸形破裂。
- 必须严密止血，术中及拔管过程中加强血流动力学管理，预防术后出血。

关键点（Pivot Points）

- 如同对动脉瘤性蛛网膜下腔出血要紧急处理一样，动静脉畸形合并供血动脉瘤破裂也需要紧急处理避免动脉瘤再破裂。既可在动静脉畸形手术中同时处理，也可在处理动静脉畸形之前单独处理，或者血管内栓塞、闭塞供血动脉等。
- 对于动静脉畸形破裂出血，与动脉瘤性出血不同。可以等待患者恢复及血肿液化后安全地处理，动静脉畸形每年再出血风险相对较低，前 6 个月为 6%，以后为 2%~4%。允许限期手术乃至放射外科治疗。

【术后管理】

动静脉畸形切除术后应该在重症单元内严密监护，最好是神经重症监护室进行连续动脉压监测、保持静脉通畅。依据动静脉畸形的大小和复杂程度，术后 24～48h 进行严格的血压管理。一些患者可能需要维持正常血压或将血压轻度降低，有利于降低术后出血风险。次日早晨行头颅 CT 检查以早期发现颅内血肿或水肿等严重并发症。24～48h 后拔除尿管和动脉导管，将患者转出后开始活动。如无明显神经功能损害或其他并发症，患者可在术后 5～7 天出院。

【并发症及处理】

术后早期最严重的并发症是出血，可能是动静脉畸形的残留或者术野渗血。术后 1 周总体再出血的发生率为 2%。再出血的危险因素有：高级别动静脉畸形，动静脉畸形残留，豆纹动脉供血，如果血肿或者占位效应导致神经功能恶化需要再次手术清除血肿并可靠止血。因而推荐在监护室内进行严密的神经功能评估。术中及术后早期严格的控制血压，术后早期造影确认动静脉畸形完全切除有助于减少术后出血的风险。对于高级别动静脉畸形的处理尤其要注意这一并发症。

动静脉畸形术后有 5%～20% 患者出现新发癫痫，更常见于以癫痫起病的患者。即使是既往无癫痫发作的患者。推荐常规围术期预防性应用抗癫痫药物，特别是大型病变，血流动力学的改变即可诱发癫痫。

无论是切除还是栓塞，动静脉畸形治疗后的血流动力学改变引起的脑水肿发生率为3%～5%。可在术后即刻发生，持续到术后 7～10 天。有两种解释，其一为正常灌注压突破，其二为梗阻性充血。由于盗血现象，畸形团周围脑组织处于慢性缺血状态，血管就会因自动调节机制障碍而极度扩张，切除畸形团后，脑组织处于正常灌注压，从而突破了血管自动调节机制，造成过度灌注、脑水肿。梗阻性充血原因在于切断动静脉畸形引流静脉后造成静脉回流障碍，引起静脉高压和脑水肿。脑水肿的预防主要依赖严格的血压控制，保留与动静脉畸形无关的静脉结构，另外还有控制症状性水肿的标准治疗，包括头部抬高、应用甘露醇和高渗盐水、脑室引流、气管插管机械通气，甚至去骨瓣减压。

较少见的并发症包括逆行性动脉血栓形成、脑血管痉挛，术中当不需要控制动脉血流时候尽量减少动脉的分离、盐水冲洗蛛网膜下腔出血。

并发症处理要点（Oral Boards Review—Complications Pearls）

- 手术成功后最严重的并发症是早期再出血，术后造影了解是否完全切除畸形团、手术腔内严密止血、围术期严格血流动力学管理，有助于减少这一并发症。较大的血肿需要手术探查，清除血肿并控制出血。
- 预防性应用抗癫痫药物减少术后癫痫发作的机会，特别是大型动静脉畸形或者位于颞顶叶、以癫痫起病者。
- 脑水肿的预防主要依靠娴熟的操作技巧，围术期严格的血压控制，还需要采取标准的神经外科抗水肿治疗。

【医学证据与预期结果】

外科手术切除是动静脉畸形的有效治疗措施，在 1～3 级病变中可以达到 94%～100% 的消除率。此外手术切除还可使得癫痫发作消失或明显减少，术后 50%～80% 的患者癫痫发作停止。多数文献认为 1～3 级动静脉畸形手术切除致死致残率较低，而 4/5 级病变致死致残率高达 40%。

在脑血管疾病的处理中，对未破裂动静脉畸形的处理争议最大。最广受关注的研究——未破裂脑动静脉畸形随机试验，经过平均 33 个月随访，治疗组卒中和死亡率为 30.7%，而药物治疗组为 10.1%。这一试验在学术界广受批评和争议。该研究筛选了 1700 多名患者，却仅仅将 226 名患者进行随机分组。其治疗措施也与美国目前的临床实践相脱节，因为相当少的患者采取了外科手术切除，相当多的患者单纯采用了栓塞治疗。平均随访时间只有 33 个月，当要把治疗的风险（一次性事件）与终生的破裂出血风险进行比较，这个时间显然不够。然而，试验表明，未破裂动静脉畸形的干预确实具有较大风险，在做出治疗决定时，应当与动静脉畸形终生的破裂风险权衡。对小型动静脉畸形而言，如果能将手术治疗的致死致残率控制在 7% 以下，手术干预能提供最好的整体生活质量。

因此，对未破裂脑动静脉畸形的治疗决定应当高度个体化，综合考虑医生的经验技巧、患者年龄、健康状况、预期寿命等。医生和患者要坦率地谈论和清楚地理解各种处理措施的风险和获益。本例患者年轻、体健、癫痫发作严重，尽管病灶位于运动皮质，周围有少量胶质层利于手术切除。血管构筑特点（大脑中动脉分支供血）有利于术前栓塞，而降低手术风险。术后恢复顺利，最新随访是改良 Rankin 1 分，原因是轻度手无力，与手术前情况没有变化。

拓展阅读

[1] Brown RDJ, Wiebers DO, Forbes G, et al. The natural history of unruptured intracranial arteriovenous malformations. *J Neurosurg*. 1988;68(3):352–357. doi:10.3171/ jns.1988.68.3.0352.

[2] Lawton MT, Probst KX. Seven AVMs: Tenets and techniques for resection. 2014. http://public.eblib.com/ choice/ publicfullrecord.aspx?p=1643636

[3] McInerney J, Gould DA, Birkmeyer JD, Harbaugh RE. Decision analysis for small, asymptomatic intracranial arteriovenous malformations. *Neurosurg Focus*. 2001;11(5):e7.

[4] Mohr JP, Parides MK, Stapf C, et al. Medical management with or without interventional therapy for unruptured brain arteriovenous malformations (ARUBA): A multicentre, non–blinded, randomised trial. *Lancet*. 2014;383(9917):614–621. doi:10.1016/ S0140–6736(13)62302–8.

[5] Morgan MK, Winder M, Little NS, Finfer S, Ritson E. Delayed hemorrhage following resection of an arteriovenous malformation in the brain. *J Neurosurg*. 2003;99(6):967–971. doi:10.3171/jns.2003.99.6.0967.

[6] Ondra SL, Troupp H, George ED, Schwab K. The natural history of symptomatic arteriovenous malformations of the brain: A 24–year follow–up assessment. *J Neurosurg*. 1990;73(3):387–391.

[7] Spetzler RF, Martin NA. A proposed grading system for arteriovenous malformations. *J Neurosurg*. 1986;65(4):476–483. doi:10.3171/ jns.1986.65.4.0476.

[8] Spetzler RF, Ponce FA. A 3–tier classification of cerebral arteriovenous malformations: Clinical article. *J Neurosurg*. 2011;114(3):842–849. doi:10.3171/ 2010.8.JNS10663.

表现为手臂无力的未破裂脑动静脉畸形

Unruptured Eloquent Arteriovenous Malformation Presenting with Arm Weakness

Adeel Ilyas Dale Ding Matthew J. Shepard Jason P. Sheehan 著

白卫星 译

病例 23

【病例摘要】

患者，女，38 岁，既往体健，因突发左上肢无力到急诊室就诊。在急诊科，此患者出现了部分性癫痫发作，表现为左臂颤抖，给予负荷剂量的苯妥英钠后症状迅速消失。患者陈述 2 天前因头痛到其他医疗机构就诊，并服用了止痛药。患者既往不服用任何药物，包括口服避孕药。由神经外科医生进行的详细神经系统检查（包括眼底检查）仅显示左上肢无力。

问题（Questions）

1. 如何鉴别诊断？

2. 需要哪些必要的影像检查？

3. 诊断检查的适当时机是什么时候？

【病情评估与计划】

神经外科医生考虑：右侧颅内占位性病变，累及皮质运动区。鉴别诊断包括动静脉畸形、海绵状血管瘤、其他硬脑膜或软脑膜动静脉瘘、破裂的大脑中动脉瘤和皮质静脉血栓形成。任何此类患者都应考虑到缺血性卒中，然而，考虑到患者的年龄，可逆性癫痫发作症状以及没有其他并发症，这种诊断的可能性较小。

动静脉畸形和海绵状血管瘤的年发病率不到 1%，但动静脉畸形明显比海绵状血管瘤更为多见。两种血管畸形均可伴有癫痫发作或出血；然而，出血是动静脉畸形最常见的表现，而癫痫则是海绵状血管瘤最常见的表现。局灶性神经功能缺损可继发于动静脉畸形或海绵状血管瘤破裂。此外，动静脉畸形，尤其是大的畸形巢，可因慢性"盗血"而表现为进展性神经功能缺失。

除了神经系统检查外，体格检查还应注意皮肤病变，因为脑动静脉畸形有时关联多器官疾病，包括遗传性出血性毛细血管扩张症（Osler–Weber–Rendu 综合征）和 Sturge–Weber 综合征。获取家族史可能有用，因为动静脉畸形和海绵状血管畸形均具有家族聚集性。

应先进行脑 CT 平扫检查以排除颅内出血。血管检查推荐 CTA 或 MRA。此例患者的脑部 CT 平扫显示右额叶水肿和半球凸面散在的蛛网膜下腔出血（图 23-1A），这种出血很可能是患者头痛的病因，随后的水肿可能引起了癫痫发作。

脑 MRI 显示右额叶动静脉畸形横跨中央沟（图 23-1B）。MRI 有助于病变的解剖定位和指导治疗。此外，在梯度回波序列上可以观察到含铁血黄素沉积，这表明此前动静脉畸形曾发生过破裂出血。DSA 仍然是评估动静脉畸形的金标准，所有可疑病例都应进行 DSA 检查。DSA 是一项血流动态检查，使神经外科医生能够更准确地识别供血动脉，评估引流静脉早显的时间，并观察相关的血管构筑特征（例如畸形巢前和巢内动脉瘤、动静脉瘘、静脉狭窄和静脉扩张等）。在目前的病例中，DSA 证实右额顶叶动静脉畸形，大小为 3.8cm × 3.4cm × 2.5cm（体积 16.2cm³），由大脑中动脉、胼周动脉和胼缘动脉分支供血，通过浅表静脉流入上矢状窦（图 23-1C、D）。动静脉畸形跨越了主要的运动和感觉功能区。

疾病诊断要点（Oral Boards Review—Diagnostic Pearls）

- 脑动静脉畸形最常见的表现是出血，任何出现自发性颅内出血的年轻患者均应怀疑血管畸形。癫痫发作是第二大常见的动静脉畸形表现。持续的神经功能缺失在大的动静脉畸形中更常见，可能继发于慢性"盗血"所致的脑缺血。

- DSA 是评估动静脉畸形的金标准，它描述了血管构筑特征（畸形巢前和巢内动脉瘤、动静脉瘘、静脉狭窄和静脉扩张等），并提供血流动力学信息。DSA 在无创性影像学诊断不清楚的情况下尤其重要。单纯性动脉畸形或发育性静脉畸形表现类似动静脉畸形。与动静脉畸形相比，这些病变仅分别累及动脉或静脉，而不表现为动静脉分流。

- Spetzler–Martin 评分系统是专为预测动静脉畸形切除结果而设计的，而弗吉尼亚放射外科 AVM 量表（Virginia Radiosurgery AVM Scale，VRAS）可以更好地预测立体定向放射外科（stereotactic radiosurgery，SRS）治疗后的动静脉畸形患者预后。较低的 VRAS 分数预示临床效果良好的可能性较高，临床效果良好包括动静脉畸形闭塞且治疗后无出血或永久并发症。

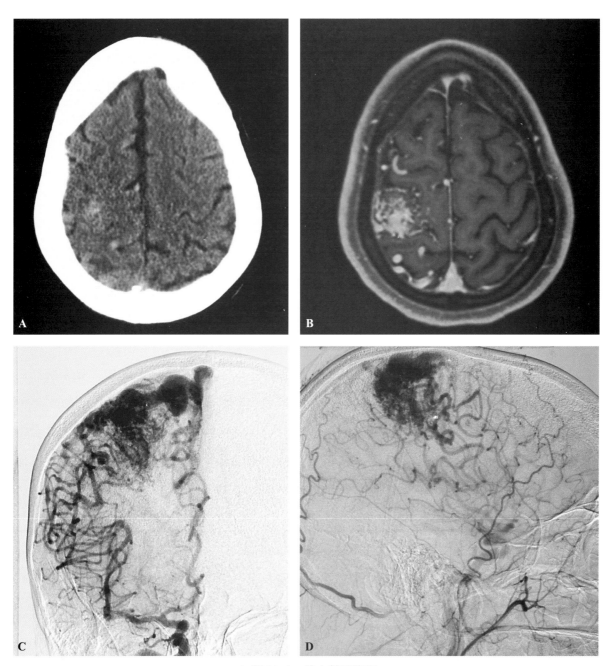

▲ 图 23-1　脑血管影像图

A. 脑 CT 平扫显示右额叶水肿和散在的蛛网膜下腔出血；B. MRI 扫描增强 T_1WI 显示右额叶动静脉畸形跨越中央沟；C 和 D. 脑血管造影正、侧位显示脑 AVM（3.8cm×3.4cm×2.5cm），由大脑中动脉和大脑前动脉分支供血，通过皮质浅静脉引流进入上矢状窦

问题（Questions）

1. 这些临床和影像学发现如何影响手术计划？

2. 潜在的治疗措施是什么？

【确定治疗方案】

栓塞、显微外科手术和 SRS 可单独或组合用于动静脉畸形的治疗，其主要目的是消除畸形巢，从而消除出血的风险。这些方式都有其各自优缺点。显微外科手术可立即消除病变，但在功能区会引起神经症状。对于局限在大脑重要功能区域的中小型（最大直径＜3cm）动静脉畸形，因为相对较低的并发症，SRS 通常是首选治疗方法。尽管在 SRS 之前进行栓塞可能降低闭塞率，但是栓塞术可以在任一方法之前用作辅助治疗手段。

在评估干预措施对于动静脉畸形的作用时，应将自然病史出血风险与选择的治疗手段相关的风险以及动静脉畸形闭塞的可能性进行权衡。已有证据显示破裂出血的动静脉畸形再次出血的风险较高。此例患者比较年轻且存在症状性动静脉畸形出血，导致终生累积出血的风险＞50%，因此有必要进行积极干预。鉴于动静脉畸形大小和位置，SRS 是较为理想的治疗方式。

VRAS 很可靠地预测了该动静脉畸形的放射外科结果。这个简单、可靠的评分系统利用三个因素预测结果：既往出血史（未破裂＝0，破裂＝1）、动静脉畸形体积（＜2cm^3＝0，2～4cm^3＝1，＞4cm^3＝2）和动静脉畸形是否位于重要功能区（非功能区＝0分，功能区＝1分）。VRAS 评分为 0、1、2、3 和 4 的患者 SRS 预后良好（定义为动静脉畸形闭塞且治疗后无出血和永久并发症）的可能性分别为 83%、79%、70%、48% 和 39%。

问题（Questions）

1. SRS 治疗动静脉畸形在消除癫痫方面是否有效？

2. 对计划 SRS 治疗的患者，还需要哪些进一步的影像学检查？

3. 手术干预的时机是什么时候？

【手术过程】

SRS 可以通过伽马刀、射波刀、线性加速器或质子束治疗动静脉畸形，这些方法不仅在产生能量的方式上有所不同，而且还基于系统操作是否依赖头架。此例患者使用了伽马刀。

仔细研究并与患者讨论了治疗方法后，该患者出院回家，并计划在 3 周内返回治疗。伽马刀放射治疗前一天，患者完成了术前评估。手术当天，在局部麻醉和清醒镇静的情况下，将 Leksell G 头架安装于患者的头部，然后对患者进行 DSA 和 MRI，它们功能上相互补充，协助制定治疗方案（图 23-2）。使用 GammaPlan 软件设计了一个矩阵叠加的方案，用 20 个等中心线以高度适形的方式覆盖畸形巢。AVM 病灶用边缘剂量 16Gy（50% 等剂量线，病灶中心最大剂量 32Gy）治疗，靶区体积为 9.32cm³。

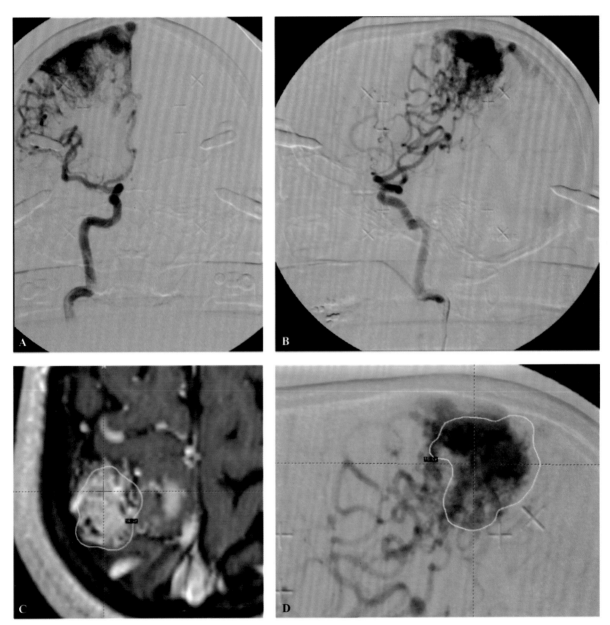

▲ 图 23-2 **Leksell G 立体定向头架中，患者脑血管造影协助制定 GK 治疗计划**

A 和 B. 分别为有代表性的前后位和侧位动脉期血管造影；C. GammaPlan 软件被用来设计一个叠加矩阵，使用 20 个等中心线以高度适形的方式覆盖病灶

治疗方案要点（Oral Boards Review—Management Pearls）

- 没有一个完美的算法来处理动静脉畸形。位于非重要功能区的中小型浅表动静脉畸形，通常适合采用显微外科切除术。动静脉畸形的典型形状像一个圆锥，向最近的脑室逐渐变细。术中充分显露畸形巢，对于识别需要早期结扎的供血动脉和保存引流静脉至关重要。在畸形巢供血动脉被完全闭塞前，应避免损伤引流静脉。

- SRS 效果依赖于术前影像学检查与术中患者位置的精确校准。对于基于框架的立体定向，例如 GK-SRS 中所用，应该固定 Leksell-G 框架，这样动静脉畸形病灶的边界就可以清晰确定。在无框架方法（如射波刀）中使用的基准点数量应足够多，以保证完全覆盖治疗靶区。

- 大型动静脉畸形可采用分阶段 SRS，采用剂量或体积分期方法。尽管体积分期 SRS 可能具有较高的闭塞率，但体积分期 SRS 的结果与剂量分期 SRS 的结果无明显差异，而剂量分期 SRS 可能有较低的并发症。初次 SRS 治疗后已经萎缩但未完全闭塞的动静脉畸形，在下一阶段 SRS 治疗时可以一并处理。

- 关于未破裂动静脉畸形的随机试验和苏格兰颅内血管畸形前瞻性动静脉畸形队列研究的结果，使未破裂动静脉畸形的治疗成为一个极具争议的话题。两项研究中期随访都报道了未破裂动静脉畸形手术治疗效果均较保守治疗更差。一般来说，Spetzler-Martin Ⅰ 级和 Ⅱ 级动静脉畸形适合手术治疗，Spetzler-Martin Ⅳ 级和 Ⅴ 级动静脉畸形，尤其是那些没有出血表现的动静脉畸形，应给予保守治疗。Spetzler-Martin Ⅲ 级动静脉畸形有特殊性，其处理取决于患者和病灶因素，尽管许多患者可以安全、成功地接受 SRS 治疗。

关键点（Pivot Points）

- 如果患者出现动静脉畸形破裂，通常需要手术干预治疗，因为与未破裂的动静脉畸形相比，畸形再次出血的风险更高。

- 显微外科切除和 SRS 治疗动静脉畸形都能改善癫痫症状。因此，动静脉畸形伴发癫痫的患者是手术治疗适应证，手术切除可能比 SRS 更能控制癫痫发作。

【术后管理】

多数患者可以在伽马刀放射治疗数小时后出院回家。术后每 6 个月对患者进行一次临床和影像学 MRI 随访，为期 2 年，此后每年进行一次。一旦 MRI 随访诊断动静脉畸形闭塞，则需要血管造影以确认闭塞。因为一些延迟出现的 SRS 术后并发症的潜伏期可能长达数年，即使影像学检查显示畸形完全闭塞，长期的临床随访也是很必要的。

在这个病例中，患者出现与放射治疗相关改变（radiation-induced changes，RICs）一致的病灶周围水肿，这可以解释 SRS 术后 10 个月癫痫发作的暂时性轻度加重。通过数周皮质类固醇治疗，同时调整患者的抗癫痫药物，在后来的 MRI 中显示水肿完全消失。在 2 年的随访中，患者接受了诊断性血管造影，显示动静脉畸形完全闭塞（图 23-3）。患者没有再发作肢体无力，也无任何新发的感觉障碍，通过服用抗惊厥药物癫痫发作得到了很好的控制。患者已无癫痫发作 1 年（Engel ⅠA 级结果）。

【并发症及处理】

与显微外科切除术相比，SRS 治疗动静脉畸形的缺点之一是从治疗到闭塞的时间，可以长达 1～3 年。在此期间，尽管与未经治疗的动静脉畸形相比，这种风险似乎降低了，患者仍然有动静脉畸形破裂出血的危险。动静脉畸形 SRS 治疗后最常见的不良反应是放射治疗相关改变，在 MRI 上表现为畸形周边组织 T₂WI 高信号。放射治疗相关改变分为影像学（神经系统影像证据）、症状性（与神经症状相关）和永久性（不可逆的神经功能损害）。

接受 SRS 的动静脉畸形患者中约有 1/3 会出现某种形式的放射治疗相关改变，症状性和永久性放射治疗相关改变的发生率分别为约 10% 和 3%～4%。SRS 术后不太常见的并发症包括局部迟发性囊肿形成，这种情况约占 3%，以及辐射诱发的海绵状瘤或肿瘤，两者的发生极为罕见。值得注意的是，SRS 后的迟发性囊肿形成通常超过 5 年，说明了长期随访观察的重要性。

绝大多数有症状的放射治疗相关改变可以单独使用药物治疗，如皮质类固醇。对皮质类固醇无反应的患者也可使用其他疗法，如输注甘油、贝伐单抗、己酮可可碱和维生素 E。与放射治疗相关改变相关的新发或恶化的癫痫患者需使用抗癫痫药治疗。

大多数 SRS 后囊肿只需要影像学动态观察。然而，如果囊肿增大引起新的症状或病情恶化，应考虑手术治疗。浅表囊肿可选择开颅切除，而深部囊肿可采用经导管分流术或立体定向穿刺抽吸术。

并发症处理要点（Oral Boards Review—Complications Pearls）
- 位置深在、体积较大的动静脉畸形和较高的 SRS 剂量是 SRS 后出现症状性 RICs 的危险因素。未破裂的动静脉畸形患者接受 SRS 后更有可能出现影像学的放射性改变，可能有

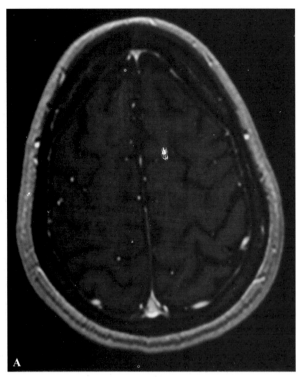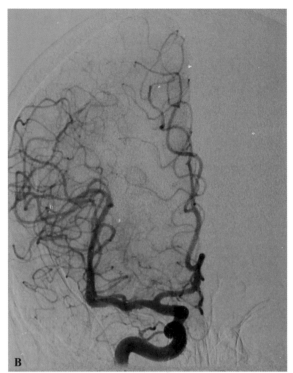

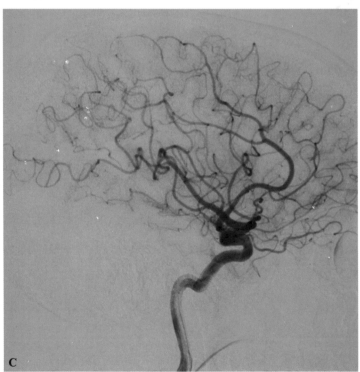

▲ **图 23-3　患者术后 2 年 MRI 随访**

伽马刀放射外科术后 2 年，轴向 T_1 加权 MRI 显示右额叶病灶（A）消失。这在随后的脑血管造影中得到证实。前后位（B）和侧位（C）动脉期血管造影

临床症状，也可能没有。

- 常规的长期随访对接受 SRS 治疗的动静脉畸形患者至关重要，因为 SRS 治疗的效果和并发症都是延迟出现的。通常的闭塞时间是 2 年或 3 年内（占患者的 60%～80%），放射治疗相关改变（影像学占 30%～35%，症状性占 10%，永久性占 3% 或 4%）发生在 6～18 个月内，囊肿形成（占患者的 3%）发生在 5 年后。激素类药物是治疗症状性放射治疗相关改变的一线药物，相关的癫痫发作应使用抗惊厥药治疗。

- 大多数 SRS 后囊肿形成的患者可以保守治疗。囊肿增大或有症状的患者应考虑手术干预，手术方式包括切除、开窗引流、立体定向抽吸或经导管分流。

【医学证据与预期结果】

多项研究表明，SRS 是中小型动静脉畸形患者的有效治疗方式。尽管 Spetzler–Martin 分级标准是为评估外科切除手术而制定的，但在某种程度上也可以用来预测 SRS 治疗效果。可以使用 VRAS 或基于放射外科的改良动静脉畸形评分来预测 SRS 效果，动静脉畸形评分是包括患者年龄、动静脉畸形体积和位置（分为浅表与深部）的加权评分系统。在本例中，动静脉畸形的 Spetzler–Martin 等级为 Ⅲ 级，VRAS 为 4 级。

关于主要运动和感觉皮质区的动静脉畸形，我们分析了 134 例接受 SRS 的患者，平均影像学和临床随访时间分别为 64 个月和 80 个月。最常见的症状是癫痫发作和出血，分别占 40% 和 28%。34% 的患者行 SRS 前做过栓塞治疗，平均动静脉畸形体积为 $4.1cm^3$，中位边缘剂量为 20Gy。其总体闭塞率为 63%，低于 $3cm^3$ 以下的动静脉畸形闭塞率（80%），高于 $3cm^3$ 以上动静脉畸形的闭塞率（55%）。在多因素变量分析中，术前无栓塞（$P=0.002$）和单一引流静脉（$P=0.001$）是动静脉畸形闭塞的独立预测因素，SRS 术后潜伏期动静脉畸形年出血风险为 2.5%，SRS 相关暂时性和永久性并发症发生率分别为 14% 和 6%。

此外，SRS 可改善大多数动静脉畸形患者的癫痫发作，尽管许多患者仍需服用抗癫痫药物。据报道 SRS 后，只有不到一半的患者癫痫症状消失，但仍有约 70% 的动静脉畸形相关癫痫患者的症状得到了有效控制（癫痫消失或发作减少）。研究发现，动静脉畸形完全闭塞的患者的癫痫控制更为乐观，大约 1/3 的患者能够不再使用抗癫痫药物。

拓展阅读

[1] Al–Shahi R, Bhattacharya JJ, Currie DG, et al. Prospective, population–based detection of intracranial vascular malformations in adults: The Scottish Intracranial Vascular Malformation Study (SIVMS). *Stroke*. 2003;34(5):1163–1169.

[2] Ding D, Starke RM, Kano H, et al. Stereotactic radiosurgery for Spetzler–Martin grade Ⅲ arteriovenous malformations: An international multicenter study. *J Neurosurg*. 2017;126(3):859–871. doi:10.317i/2016.1.JNS152564.

[3] Ding D, Starke RM, Kano H, et al. Radiosurgery for unruptured brain arteriovenous malformations: An international multicenter retrospective cohort study. *Neurosurgery*. 2017;80(6):888–898. doi:10.1093/ neuros/nyx181.

[4] Ding D, Starke RM, Quigg M, et al. Cerebral arteriovenous malformations and epilepsy, Part 1: Predictors of seizure presentation. *World Neurosurg*. 2015;84(3):645–652. doi:10.1016/j.wneu.2015.02.039.

[5] Ding D, Yen C–P, Xu Z, Starke RM, Sheehan JP. Radiosurgery for primary motor and sensory cortex arteriovenous malformations: Outcomes and the effect of eloquent location. *Neurosurgery*. 2013;73(5):816–824. doi:10.1227/ NEU.0000000000000106.

[6] Ilyas A, Chen C–J, Ding D, et al. Radiation–induced changes after stereotactic radiosurgery for brain arteriovenous malformations: A systematic review and meta–analysis. *Neurosurgery*. 2018;83(3):365–376. doi:10.1093/ neuros/nyx502.

[7] Przybylowski CJ, Ding D, Starke RM, et al. Seizure and anticonvulsant outcomes following stereotactic radiosurgery for intracranial arteriovenous malformations. *J Neurosurg*. 2015;122(6):1299–1305. doi:10.3171/2014.11.JNS141388.

[8] Starke RM, Kano H, Ding D, et al. Stereotactic radiosurgery for cerebral arteriovenous malformations: Evaluation of long–term outcomes in a multicenter cohort. *J Neurosurg*. 2017;126(1):36–44. doi:10.3171/ 2015.9.JNS151311.

[9] Yen C–P, Sheehan JP, Schwyzer L, Schlesinger D. Hemorrhage risk of cerebral arteriovenous malformations before and during the latency period after GAMMA knife radiosurgery. *Stroke*. 2011;42(6):1691–1696. doi:10.1161/ STROKEAHA.110.602706.

表现为视力丧失的颈动脉海绵窦瘘
Carotid Cavernous Fistula Presenting with Vision Loss

Rajeev D. Sen　Louis Kim　Michael R. Levitt　著

白卫星　译

【病例摘要】

患者，女，57 岁，既往有类风湿关节炎病史，主诉头痛 1 个月，视力下降，左眼活动障碍，伴双眼肿胀。否认外伤史。眼科医生的详细检查显示左眼视力为 20/400，双眼眼压升高，右眼 27mmHg，左眼 30mmHg。双眼均无瞳孔传入障碍。右侧外展神经部分麻痹。

问题（Questions）

1. 最可能的诊断是什么？

2. 典型的三联症是什么？

3. 视力丧失的病理生理学是什么？

4. 常受累及的脑神经是什么？

5. MRI 的典型发现是什么？

【病情评估与计划】

根据临床表现，最可能的诊断是颈动脉海绵窦瘘（carotid cavernous fistula，CCF）。其他可疑诊断包括海绵窦血栓形成、海绵窦内肿瘤、炎性假瘤和 Graves 眼病。有两种解剖类型的 CCF。直接或 A 型 CCF 通常是由颈动脉海绵窦段的创伤或血管壁固有的薄弱点（如动脉瘤）破裂引起的；间接 CCF 是颈外动脉和（或）颈内动脉的脑膜分支与海绵窦之间的分流。与直接型相反，间接 CCF 是低分流畸形，进一步细分为：B 型，累及颈内动脉的脑膜支；C 型，累及颈外动脉；D 型两者均累及。A 型 CCF 约占总 CCF 的 75%。

223

由于颈内动脉主干血流速度高，直接型 CCF 会出现快速进展的症状，最常见的症状是球结膜水肿、眼球突出、视力下降、眼肌麻痹和头痛。间接型 CCF 也可能有类似的症状，或者出现头痛、意识障碍和颅内出血等脑静脉充血的症状。尽管少数 CCF 可以自愈，但对于大多数病例，早确诊和早治疗才能最大限度地减少不可逆性症状，这一点至关重要。CCF 诊断相关的影像学检查包括 CT 血管造影（图 24-1）和 MRA。CCF 患者除了眼球突出外，还会观察到粗大迂曲的血管（特别是眼上静脉），眼外肌也会发生肿胀。然而，诊断性脑血管造影依然是诊断 CCF 的金标准（图 24-2），它可以显示血液从颈动脉分流到海绵窦的动态过程，表现为海绵窦、岩窦和（或）眼静脉的快速早期显影。

问题（Questions）

1. CCF 的典型影像学表现是什么？

2. 有哪些独特的血管内治疗方法？

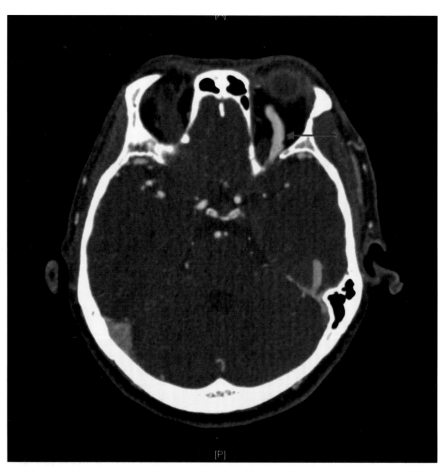

▲ 图 24-1　患者 CT 血管造影图

图示左眼上静脉明显扩张（箭）

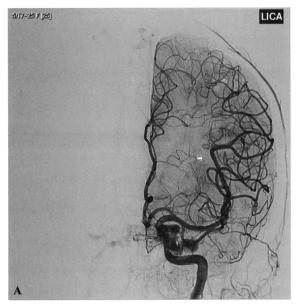

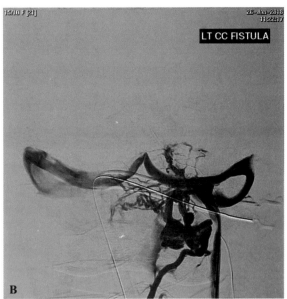

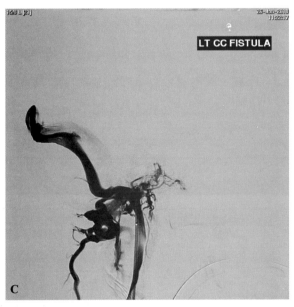

▲ 图 24-2　术前导管造影和选择性静脉造影

A. 术前导管造影的正位图；B 和 C. 选择性静脉造影的正位和侧位图，显示左侧间接型颈动脉海绵窦瘘

疾病诊断要点（Oral Boards Review—Diagnostic Pearls）

- 典型的三联征 CCF 包括球结膜水肿、搏动性突眼、颅内杂音。

- 直接型 CCF 由于其高流量状态，发病和症状进展往往更快。

- 血管造影检查有助于确定 CCF 的血管和血流特征。

  ➤ Huber 手法：侧位时，压迫患侧颈动脉，行椎动脉造影。这可以显示颈动脉破口的上缘，以及是否存在多个瘘口。

  ➤ Mehringer-Hieshima 操作：以大约 2ml/s 或 3ml/s 的流速行患侧颈动脉造影，同时在导管头端下方用手指压迫颈动脉。用这种方式控制颈动脉血流，可以更清楚显示瘘口。

【确定治疗方案】

治疗目的是消除颈动脉和海绵窦之间的异常分流，使静脉窦和眼内压恢复正常。

一些间接、低流量的 CCF 有时可自发形成血栓，可以观察到患者临床症状稳定，眼压正常。保守治疗期间，可以应用辅助治疗手段，以对侧手压迫同侧颈动脉。这样可以减少动脉流入，改善静脉引流。

放射外科是间接性 CCF 的另一种选择，可以单独放射外科治疗或联合血管内治疗。然而，由于需要几年才能闭塞瘘口，在 CCF 治疗中，放射外科已经很少使用。与间接 CCF 相比，直接 CCF 是高流量血管病变，常可导致病情迅速恶化。直接或间接 CCF 急诊治疗的适应证包括静脉高压症状，如鼻出血或耳出血、复视或头痛、视力下降或卒中。提示需要紧急治疗的血管造影表现包括假性动脉瘤、皮质静脉逆流和静脉血栓形成。通常，血管内栓塞是治疗 CCF 的金标准。单独经动脉或动静脉联合入路，取决于病变结构特点。直接 CCF 通常采用经动脉途径治疗，间接 CCF 因由很多支细小弯曲的脑膜支供血，经动脉入路治疗往往非常困难。

此外，由于颈内、外动脉之间存在广泛吻合，分支会向脑神经供血，所以通过颈外动脉分支栓塞具有较高的手术风险。间接 CCF 也有一些例外，比如由创伤引起的间接 CCF，通常由单一粗大滋养动脉供血。C 型间接 CCF 供血动脉只涉及颈外动脉分支，主要靠静脉途径实施介入治疗。

问题（Questions）

1. 直接 CCF 急诊手术指征是什么？

2. 哪些特征性的间接 CCF 可以经动脉治疗？

【手术过程】

如前所述，经动脉途径通常用于治疗直接 CCF，而经静脉栓塞则用于治疗间接 CCF（图 24-3）。在这两种情况下，都常规通过股动脉或者桡动脉建立动脉通路。患者肝素化，使 ACT 维持 250s 以上。引导导管引入颈内动脉，微导管通过瘘口进入海绵窦。闭塞海绵窦有几种有效的选择，可解脱铂金弹簧圈易于控制和调节，可以填塞海绵窦，但是，由于海绵窦的分隔，弹簧圈有时会聚集在一个腔室内，导致海绵窦闭塞不完全。这可能会导致海绵窦内血流方向发生改变，甚至使静脉血反流到皮质静脉中，导致脑实质出血，或进入眼上静脉，导致视力下降。为了避免这种危险，可用弹簧圈和液体栓塞材料结合使用。两种主要的液体栓塞剂是

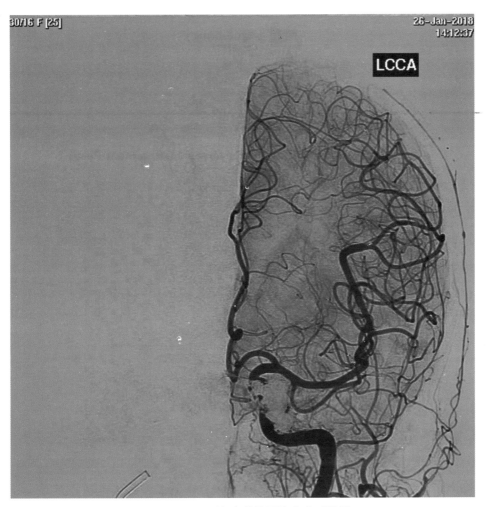

▲ 图 24-3　经静脉弹簧圈栓塞术后造影
图示左颈动脉海绵窦瘘完全闭塞，左颈内动脉通畅

NBCA 和 Onyx。NBCA 迅速聚合，对海绵窦闭塞有效。然而，它必须在硬化前迅速弥散；因此，它不允许在栓塞过程中进行血管造影观察。Onyx 则可以缓慢注入。此外，由于其黏性特质，Onyx 通过海绵窦分隔的穿透力明显改善。液体栓塞剂涉及的主要风险是反流进入动脉系统，导致栓塞性脑卒中或眼上静脉栓塞。因此，通常在使用液体制剂之前先填塞弹簧圈。

对于间接 CCF，除了建立动脉通路外，还要建立股静脉通路，并将导引导管引入至颈内静脉。经典的途径是通过导引导管，以微导管穿过岩下窦进入海绵窦内。然而，如果通过岩下窦无法进入海绵窦，则可选择的途径包括对侧岩下窦、面静脉 – 眼静脉和（经皮直接穿刺）眼上静脉。

最近，有学者使用支架治疗 CCF，动脉沿支架发生内皮化，使海绵窦和颈内动脉隔绝。尽管支架治疗直接 CCF 显示非常有效，但由于颈动脉海绵窦段行程迂曲，成功置放支架（使支架和血管壁紧密贴合）在技术上很具有挑战性。

问题（Questions）

1. 为什么说经动脉途径治疗间接 CCF 非常困难？

2. Onyx 和 NBCA 两种液体栓塞剂的主要区别是什么？

治疗方案要点（Oral Boards Review—Management Pearls）

- 直接 CCF 可通过静脉或动脉途径。间接 CCF，由于供血动脉纤细迂曲，超选择插管困难，所以通常选择静脉入路。

- 间接 CCF 通过静脉入路，闭塞 CCF 静脉端，以确保不再诱发新的动脉参与供血。

- 旨在临时阻断颈动脉血流的球囊闭塞试验可能由于"盗血"效应而呈假阳性。由于瘘口发生了逆行血流，对侧颈动脉来血并不是全部代偿灌注患侧半球，因此患者可能在颈动脉临时闭塞后出现神经功能异常。

关键点（Pivot Points）

- 如果血管内介入治疗未能在保持颈内动脉通畅的情况下完全封堵瘘口，并且患者球囊闭塞试验结果阴性，则可以闭塞同侧颈动脉。

- 如果患者血管内介入治疗失败，且不能耐受颈动脉闭塞，则可以进行开放性手术。对于直接 CCF，可以进行动脉旁路手术和颈动脉闭塞术，对于间接 CCF，则需要闭塞海绵窦。

【术后管理】

在完成手术和拔除导管后，动脉穿刺部位可以使用血管缝合装置，静脉部位可以手动压迫止血。在静脉通路的情况下，建议患者平躺 6h。术后第 1 天患者需在重症监护室进行神经监测。

术后尽早眼科评估是必要的，及时检查和记录患者的视力和眼球活动情况。需要注意的是，眼内压居高不下往往提示手术失败。对于发生脑神经病变的患者，短期服用类固醇（如地塞米松）可能是有益的，每 6 小时服用 4mg，持续 5 天。

如果瘘口封堵成功，且没有发生其他并发症，患者短期即可出院。出院后，应告知患者，临床改善可能需要几个小时到 6 个月不等。应告知脑神经麻痹的患者，该症状可能是暂时性的，但也有可能遗留永久性神经功能障碍，同时要安排脑血管造影和眼科随访。

问题（Questions）

1. 患者的症状在多长时间内得到改善？

2. 术后应用类固醇的作用是什么？

【并发症及处理】

由于海绵窦内分隔存在，单纯使用弹簧圈栓塞可能导致海绵窦部分腔隙闭塞，如前所述，这可能导致静脉血回流到皮质静脉或眼上静脉，造成灾难性的梗死性脑出血或视力丧失。避免这种并发症的最好方法是弹簧圈和液体栓塞剂联合使用。弹簧圈也有可能通过瘘口突出到颈内动脉，导致颈内动脉海绵窦段闭塞。在这些情况下，使用球囊辅助技术可能是有益的，在颈内动脉海绵窦段充盈球囊，以促使弹簧圈在海绵窦填塞。

与液体栓塞剂相关的一个独有并发症是胶状效应引起的微导管滞留。考虑到 NBCA 具有快速聚合的特性，这种情况更容易发生。为了防止这种情况，建议在看到回流后立即拔除微导管，或使用头端可解脱的微导管。Onyx 有沿腔隙弥散的特性，增加了异位栓塞的风险，例如颈内动脉或眼上静脉。合理的解决方法是在注射 Onyx 之前，使用球囊保护颈内动脉不受反流的影响，并在眼上静脉内提前填塞弹簧圈。

考虑到海绵窦内的结构，脑神经麻痹也是一种可能的并发症。通常，这种并发症归因于栓塞材料的占位效应。尽管大多数症状是暂时的，但持续性脑神经麻痹使手术并发症率明显增高。弹簧圈由于其较大的占位效应发生脑神经麻痹的机会更高。联合使用弹簧圈和液体栓塞剂可以使海绵窦充分闭塞的同时最大限度减轻占位效应。

问题（Questions）

1. 不完全栓塞 CCF 的风险是什么？

2. 弹簧圈或液体栓塞剂哪种更容易引起脑神经病变？

3. 如何避免液体栓塞剂导致眼上静脉栓塞？

并发症处理要点（Oral Boards Review—Complication Pearls）

- 弹簧圈栓塞海绵窦由于占位效应更容易影响脑神经。
- 使用液体栓塞剂的主要风险是眼上静脉栓塞导致视力下降，或反流至颈动脉导致远端分支栓塞。

【 医学证据与预期结果 】

鉴于 CCF 病例较少，比较手术入路或栓塞技术的资料有限。很多系列研究做了使用可解脱球囊成功栓塞直接 CCF 的报道。但是此类治疗 CCF 的可脱球囊在美国不再供应。关于治疗直接 CCF 的最新资料很少。一项研究报道使用球囊或弹簧圈，经静脉或经动脉途径治疗的 40 例直接 CCF 闭塞成功率为 82%，其中 37.5% 的病例需要多次治疗。一项回顾性研究报道经静脉途径治疗 135 例间接性 CCF 治愈率达 90%。其中 30% 的病例接受了两次或两次以上的手术。另有研究发现，与单独使用弹簧圈栓塞相比，同时使用弹簧圈和液体栓塞剂可提高间接 CCF 的治愈率。

拓展阅读

[1] de Castro-Afonso LH, Trivelato FP, Rezende MT, et al. Transvenous embolization of dural carotid cavernous fistulas: The role of liquid embolic agents in association with coils on patient outcomes. *J Neurointerv Surg*. 2018;10(5):461–462.

[2] Ducruet AF, Albuquerue FC, Crowley RW, McDougall CG. The evolution of endovascular treatment of carotid cavernous fistulas: A single-center experience. *World Neurosurg*. 2013;80(5):538–548.

[3] Ellis JA, Goldstein H, Connolly ES Jr, Meyers PM. Carotid-cavernous fistulas. *Neurosurg Focus*. 2012;32(5):E9.

[4] Korkmazer B, Kocak B, Tureci E, Islak C, Kocer N, Kizilkilic O. Endovascular treatment of carotid cavernous sinus fistula: A systematic review. *World J Radiol*. 2013;5(4):143–155.

[5] Lewis AI, Tomsick TA, Tew JM Jr. Management of 100 consecutive direct carotid-cavernous fistulas: Results of treatment with detachable balloons. *Neurosurgery*. 1995;36(2):239–244.

[6] Miller NR. Dural carotid-cavernous fistulas: Epidemiology, clinical presentation, and management. *Neurosurg Clin North Am*. 2012;23(1):179–192.

偶然发现的筛窦区硬脑膜动静脉瘘
Incidental Ethmoidal Dural Arteriovenous Fistula

Ilyas Eli　Robert Kim　Richard H. Schmidt　Philipp Taussky　William T. Couldwell　著

段光明　译

【病例摘要】

患者，男，64 岁，右利手，既往史：高血压、高血脂和吸烟，症状为间歇性左下面部麻木、头痛，偶伴鼻出血。神经系统检查无明显异常，Ⅱ～Ⅻ对脑神经正常和躯体运动和感觉正常。间歇性左下面部麻木考虑 TIA，患者行影像学检查进一步评估。对没有任何脑梗死证据的慢性微血管疾病，脑磁共振检查很重要。MRA 偶然发现筛窦区硬脑膜动静脉瘘（ethmoidal dural arteriovenous fistula，eDAVF）。

问题（Questions）

1. 鉴别诊断有哪些？

2. eDAVF 患者的临床症状有哪些？

3. 应该完善哪些检查来明确诊断？

【病情评估与计划】

DSA 是评价绝大多数颅内血管病变的金标准。DSA 显示由双侧眼动脉分支供血的瘘口，以左侧为主（图 25-1）。

eDAVF 又称颅前窝或筛板硬膜瘘，是一种非常罕见的颅内血管畸形，因其从皮质静脉引流，破裂风险很高。与其他向邻近的横窦、乙状窦或上矢状窦引流的 DAVF 不同，eDAVF 通常直接通过皮质静脉引流，因为颅前窝没有大的静脉窦。因此，这种瘘总是被归类为 Borden Ⅲ 型或 Cognard Ⅲ 和Ⅳ型，属于高级别的 DAVF，由于受累的皮质静脉壁薄，有很高的破裂风险。诊断

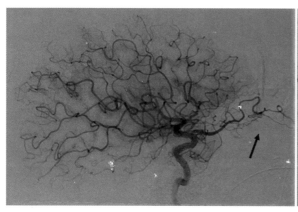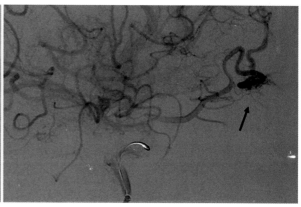

▲ 图 25-1　颈内动脉血管造影
图示 eDAVF 由眼动脉供血和皮质静脉引流，引流到上矢状窦（箭）

eDAVF 的患者可出现出血、视觉症状、出血后瘢痕引起的癫痫、鼻出血、伴有恶心和呕吐的头痛等症状；多数是偶然发现。

这种病的鉴别诊断包括动静脉畸形、颈动脉海绵窦瘘和血管性肿瘤，如血管外皮细胞瘤。

疾病诊断要点（Oral Boards Review—Diagnostic Pearls）

- 熟悉解剖结构对治疗很重要。
  - ➤ 供血动脉通常来自双侧眼动脉的筛前动脉的硬膜分支。
  - ➤ 静脉引流进入额叶皮质静脉，引流到上矢状窦。
  - ➤ eDAVF 可发生与血流相关性动脉瘤和静脉曲张。
- 术前 DSA 对评估 eDAVF 至关重要。
- 患者可以出现与额部颅内血肿相关的症状，因为这些瘘有特别高的出血风险。其他表现多为偶然发现，包括视觉症状、癫痫、鼻出血或头痛。

使用血管造影全面了解血管解剖对于评估和治疗计划至关重要（图 25-2）。血管造影常显示双侧眼动脉的筛前分支参与供血。其他动脉供应来自远端颌内动脉、颞浅动脉、脑膜中动脉、颈内动脉海绵窦段或大脑前动脉的分支，主要通过颅内皮质静脉引流（通常是额极或眶额静脉）；然而，引流也可以向后进入后眶额或嗅静脉。罕见病例有引流到眼上静脉或眼下静脉，最终引流到上矢状窦、下矢状窦或海绵窦。可能会伴发血流相关性动脉瘤和静脉曲张。

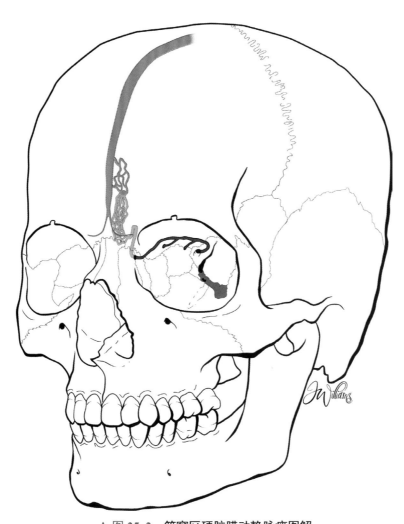

▲ 图 25-2　筛窦区硬脑膜动静脉瘘图解

Department of Neurological，University of Utah © 版权所有

问题（Questions）

1. 筛窦区 DAVF 的供血动脉是哪些?

2. 筛窦区 DAVF 的通过哪些静脉引流?

3. 与筛窦区 DAVF 相关的出血风险是什么?

4. 这类瘘的治疗方式有哪些?

【确定治疗方案】

　　由于它们通过皮质静脉引流（Borden Ⅲ型或 Cognard Ⅲ型和Ⅳ型），因此 eDAVF 有很高的出血风险而需要治疗。因 eDAVF 血管构筑复杂，往往需要神经血管外科医生 / 介入医生为每个患者做个体化治疗。目前，治疗 eDAVF 有显微手术切除和血管内栓塞两种选择。

由于手术解剖不复杂，传统上这些病变是通过额部入路离断瘘口。手术并发症率低且能 100% 治愈。手术入路包括翼点、眶颧、双额、额部、经额窦或眶上入路。这些入路可以在大脑半球间显露前颅底和嗅沟。由于瘘口位于皮质，周围无重要功能结构，因此充分显露后显微手术就变得相对简单。动脉化的静脉常从筛板的底部发出，通常很容易在半球间隙中识别。用血管夹阻断流向静脉系统的瘘口血流，然后双极烧灼引流静脉，即可有效地治疗 eDAVF。一般是对于脑出血患者建议显微手术治疗，手术可以清除血肿同时切除瘘口。合并静脉曲张者，发生破裂和出血的风险较高，也应考虑进行显微手术。

对于血管条件良好，特别是合并基础疾病而不适合显微手术的患者，可考虑血管内治疗。血管内栓塞可以经动脉或经静脉途径进行。通常是首选经动脉入路，因为通过动脉可直达瘘口，而且动脉壁比静脉有更好的耐受性。此外，经动脉入路途径较短。另一种选择是通过上矢状窦的静脉入路，当经动脉手术失败或不可行时。因为黏滞性和凝聚时间的优势，一般优先选择胶而不选择颗粒栓塞。血管内治疗的风险是视网膜中央动脉或眼动脉分支闭塞而导致视力丧失。栓塞剂也可反流进入颅内循环，引起远端卒中。

我们对此患者行血管内治疗。在对左眼动脉超选过程中，观察到对比剂外溢，用鱼精蛋白中和肝素，将导管留置破裂口，多次尝试弹簧圈栓塞，但弹簧圈和微导管突入颈内动脉。重复造影显示对比剂外溢停止。由于血管内治疗困难和血管穿孔对比剂外溢，遂中止手术。因为供血动脉严重迂曲，血管内治疗失败。血管穿孔和少量的蛛网膜下腔出血（术后 CT 显示）则使治疗更复杂化。患者的视力没有受损。

问题（Questions）

1. 治疗 eDAVF 的手术方式有哪些？

2. 在手术中如何消除 eDAVF？

3. 用于栓塞 eDAVF 的两种血管途径是什么？

【手术过程】

计划通过眉弓切口进行左额入路开颅术以闭塞瘘口。患者仰卧位，头后仰，左眉弓切口显露颅骨。用神经导航标记左侧额窦，打开骨瓣，显露硬脑膜，然后放射状打开硬脑膜。在显微镜下，牵开额叶，在半球间隙内容易识别出一条动脉化的静脉，并追踪到其通过筛板硬脑膜的起始部。然后电凝静脉并夹闭（图 25-3），电凝静脉起始的硬脑膜。静脉远端呈深蓝色并塌陷，提示瘘口切除成功。

治疗方案要点（Oral Boards Review—Management Pearls）

- 手术切除确保 DAVF 的 100% 闭塞。用血管夹阻断供血动静脉系统的瘘口，双极电凝烧灼引流静脉。
- 患者造影提示血管结构良好可考虑血管内治疗。
- 血管内治疗可以通过动脉或静脉途径实现。

关键点（Pivot Points）

- 由于 eDAVF 具有较高的出血风险，建议治疗。选择显微手术还是血管内治疗取决于瘘的血管结构和患者的基础疾病。
- 如果血管内治疗过程中对比剂外溢，应中和肝素并急诊行显微外科治疗。
- 如果 eDAVF 已破裂出血，则清理血肿和处理扩张的皮质静脉时必须小心，以防止再出血。

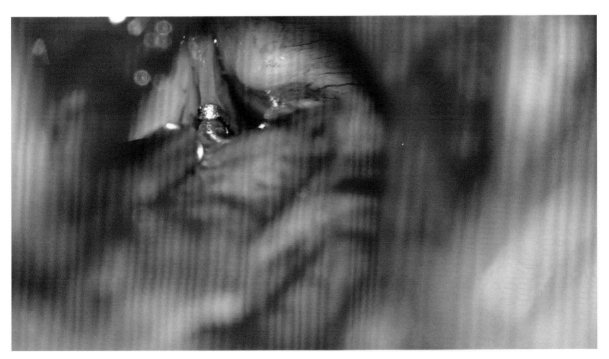

▲ 图 25-3 术中图像

图示放置在筛窦区硬脑膜动静脉瘘上的血管夹

【术后管理】

eDAVF 术后管理可能有很大的不同，主要取决于治疗方式、患者的初发症状，以及是否存在围术期并发症。显微手术或血管内治疗后的患者，应送入神经重症病房进行持续的动脉血压监测和连续的神经检查。除非有血流动力学禁忌，这对表现为颅内出血的患者防止再次破裂出血尤为重要。此外，进展性神经功能障碍、癫痫发作、脑水肿或血管痉挛的患者可能需要延长在神经重症治疗的时间。一般情况下，行 eDAVF 显微手术切除的患者应在出院前进行术后血管造影，以确保完全切除。早期无静脉引流可证实 eDAVF 已消除。术中吲哚菁绿荧光造影可代替术后血管造影。血管内治疗患者应经常检查腹股沟，以确保穿刺部位无并发症。

【并发症及处理】

1. 外科手术并发症及处理

治疗 eDAVF 的并发症往往取决于 eDAVF 的血管结构或采用的治疗方式。在显微手术切除中，通常采用额下或眶上开颅手术显露瘘口。文献中显微外科切除 eDAVF 的永久性并发症发生率是非常低的，为 0%～20%，取决于患者的术前情况。由于该病罕见，这个百分率未必准确。另一方面，在几乎所有已发表的病例报道中，切除的成功率为 100%。尽管成功率很高，但在通过显微手术切除瘘时，应始终考虑可能的并发症。对出血性的 eDAVF 解剖显露过程中经常在瘘口周围见到血凝块。尽量减少显露/阻断过程中对血肿和皮质静脉的操作，特别是在放置血管夹之前，以免发生动脉性出血。在少数情况下，会遇到更易出血的静脉曲张。充分解剖并小心地进行近端夹闭，将减少术中破裂等并发症的发生。

2. 血管内治疗并发症及处理

与显微手术相比，血管内治疗的潜在手术风险可能更高。对于血管条件良好，特别是合并基础疾病而不适合显微手术时才考虑。血管破裂穿孔或血栓事件一类的并发症，可能出现在超选迂曲的动、静脉时，也可能出现在栓塞过程中。在栓塞剂的反流可能会导致视网膜中央动脉、眼动脉等重要的眼部动脉闭塞。比如一种常用的液体栓塞剂 Onyx，可以在注射过程中从微导管反流，并可能阻塞近端的视网膜中央动脉。已有报道微导管破裂和 Onyx 向近端反流导致急性视网膜缺血。视网膜中央动脉的阻塞也可以发生在撤回导管过程中，以及意外发生血管夹层或血管痉挛时。

为了避免动脉栓塞引起的并发症，建议通过静脉途径治疗 eDAVF。经静脉入路的主要优点是不担心视网膜中央动脉或眼动脉闭塞。然而，由于皮质引流静脉血管壁薄弱的特点，经静脉入路在超选过程中具有较高的破裂风险。

并发症处理要点（Oral Boards Review—Complications Pearls）

- 建议术后重症监护病房监测血压和持续神经检查，以防止再次破裂出血。
- 血管内栓塞的风险包括栓塞材料反流到视网膜中央动脉导致失明和反流到颅内循环导致卒中。

【医学证据与预期结果】

DAVF 占所有血管畸形的 10%～15%，其中 eDAVF 占 4%～9%。与海绵窦的 DAVF（女性多发）不同，eDAVF 好发于老年男性。最近收集的 92 例 eDAVF 手术病例的数据表明，80% 的病例为平均年龄 60 岁的男性。由于引流进入邻近静脉窦之前总是累及皮质静脉，几乎所有的 eDAVF 都归为 Borden Ⅲ型或 Cognard Ⅲ型，因此静脉压力高，出血风险也高。此外，经常发现静脉迂曲或静脉扩张，报道率高达 100%。结合这些因素，50%～84% 的 eDAVF 的患者有出血风险。

在所有手术病例中，eDAVF 的手术闭塞率已接近 100%。一项对各种病例的综合研究表明，通过显微手术方式实现了 100%（92/92）的 eDAVF 闭塞。显微外科治疗可以达到：①近 100% 的闭塞率；②无动脉破裂穿孔或栓塞剂反流导致失明等并发症，因而显微手术被认为是 eDAVF 治疗的金标准。

由于存在失明等并发症的潜在风险，既往在治疗 eDAVF 时，不把血管内治疗作为首选；然而，随着血管内治疗技术的进步，更多的 eDAVFs 病例成功地进行了血管内栓塞治疗。因样本量少，经动脉途径的成功率有很大差异，为 22%～100%。在一个多中心的回顾性研究中，评估了 24 例 eDAVF 患者，11 例患者显微手术和 11 例血管内治疗。经动脉入路治疗的 11 例患者中有 7 例治愈，4 例首次栓塞未成功，最终行显微手术治疗。在一项对 4 例经静脉栓塞 eDAVF 的研究中，通过经静脉途径获得 100% 的闭塞率；其中 1 例患者经历了动脉入路栓塞，但由于微导管破裂，导致视网膜缺血和急性视力丧失。因此，我们必须充分权衡显微手术的并发症率和血管内治疗导致视力丧失的风险。

拓展阅读

[1] Abrahams JM, Bagley LJ, Flamm ES, Hurst RW, Sinson GP. Alternative management considerations for ethmoidal dural arteriovenous fistulas. *Surg Neurol*. 2002;58(6):410–416.

[2] Agid R, Terbrugge K, Rodesch G, Andersson T, Soderman M. Management strategies for anterior cranial fossa (ethmoidal) dural arteriovenous fistulas with an emphasis on endovascular treatment. *J Neurosurg*. 2009;110(1):79–84.

[3] Cannizzaro D, Peschillo S, Cenzato M, et al. Endovascular and surgical approaches of ethmoidal dural fistulas: A multicenter experience and a literature review. *Neurosurg Rev*. 2018;41(2):391–398.

[4] Gross BA, Moon K, Kalani MY, et al. Clinical and anatomic insights from a series of ethmoidal dural arteriovenous fistulas at Barrow Neurological Institute. *World Neurosurg*. 2016;93:94–99.

[5] Lawton MT, Chun J, Wilson CB, Halbach VV. Ethmoidal dural arteriovenous fistulae: An assessment of surgical and endovascular management. *Neurosurgery*. 1999;45(4):805–811.

[6] Limbucci N, Leone G, Nappini S, et al. Transvenous embolization of ethmoidal dural arteriovenous fistulas: Case series and review of the literature. *World Neurosurg*. 2018;110(4):e786–e793.

[7] Martin NA, King WA, Wilson CB, Nutik S, Carter LP, Spetzler RF. Management of dural arteriovenous malformations of the anterior cranial fossa. *J Neurosurg*. 1990;72(5):692–697.

[8] Tahon F, Salkine F, Amsalem Y, Aguettaz P, Lamy B, Turjman F. Dural arteriovenous fistula of the anterior fossa treated with the Onyx liquid embolic system and the Sonic microcatheter. *Neuroradiology*. 2008;50(5):429–432.

表现为耳鸣的横窦动静脉瘘

Transverse Sinus Arteriovenous Fistula Presenting with Tinnitus

John F. Morrison　Adnan H. Siddiqui　著

薛绛宇　译

【病例摘要】

患者，男，53 岁，因慢性头痛和左侧耳鸣在神经科诊所随访。其头痛的症状学特点为血管性偏头痛且伴有眩晕。头痛平均每周 1 次，使用对乙酰氨基酚进行保守治疗。其左侧耳鸣被描述为一种连续、低音调的机械性杂音，当周围环境安静时，比如夜间，会更加明显。

在神经外科诊所评估前的几个月，患者曾因一次更加严重的头痛至急诊科。在这次就诊期间，脑部 MRI 和 MRA 显示左侧枕叶一个匐形的实质性敏感区域。

问题（Questions）

1. 鉴别诊断是什么？

2. 下一步合适的影像学检查是什么？

3. 是否需要进一步的门诊评估或紧急住院？

【病情评估与计划】

硬脑膜动静脉瘘的临床表现差异很大，体征或症状从头痛到脑神经缺损、眼球突出、眼肌麻痹、面部疼痛、搏动性耳鸣和出血。对于神经外科医生来说，血管性头痛是不常见的，其评估通常由初级保健医生或神经科医生进行。通常情况下此类患者会行 MRI，有时会提示饱满或扩张的静脉或血管内血栓。鉴于该患者的影像学表现，考虑动静脉畸形和动静脉瘘的可能性大。

硬脑膜动静脉瘘最常由 Borden 或 Cognard 分类系统进行分类。每一个分类系统都是基于血管造影，以评估静脉引流的模式和反流到邻近结构的范围，如引流静脉或皮质实质。Borden Ⅰ型是动脉仅引流至硬脑膜静脉窦；Ⅱ型为动脉引流至硬脑膜静脉窦或皮质静脉，但伴有皮质反流；Ⅲ型为静脉引流仅有皮质反流。Cognard Ⅰ型为动脉仅引流至硬脑膜静脉窦；Ⅱa型为动脉引流至硬脑膜静脉窦伴有逆行静脉反流，但没有皮质静脉反流；Ⅱb型为动脉引流至硬脑膜静脉窦不伴有硬脑膜静脉反流，但有皮质静脉反流；Ⅱa+b型是动脉引流至硬脑膜静脉窦伴有硬脑膜静脉窦和皮质静脉的反流；Ⅲ型为动脉引流到皮质静脉；Ⅳ型是动静脉引流到有静脉扩张的皮质静脉；Ⅴ型为脊髓硬脊膜动静脉瘘。

详细了解瘘的动脉和静脉的解剖对于诊疗规划是必不可少的。先进的 MRA 和 CT 血管成像技术，如 MRA 时间分辨随机轨迹显像技术（time-resolved angiography with interleaved stochastic trajectories，TWIST）或 4D CT 血管成像，可以显示 DAVF 中的动静脉分流。然而，上述检查不足以支撑诊疗规划，最好仅用于初步诊断和治疗后的影像监测。为制定治疗方案，所有怀疑动静脉瘘的患者均应进行 DSA。对于横窦的瘘，有必要进行全部 6 支血管的脑血管造影（颈内动脉、颈外动脉和两侧椎动脉），因为供血动脉可能来自任何一支或多支动脉。同时，在每次血管造影注射期间应延长静脉期时间，以有利于了解瘘的血管构筑、生理状态和血流动力学。

在保守治疗的情况下，Borden Ⅰ型 DAVF 可能自发消退、保持稳定或者进展为Ⅱ型。Ⅰ型是最常见的，而更高级别病变的治疗方式有血管内治疗或开放手术，其目的都是破坏动静脉在瘘内的连接，从而切断动脉供应与静脉引流。虽然立体定向放射治疗已被提出作为一种备选方案，但这种治疗在大多数中心仍在进行研究或仅用于补救性治疗。

在目前这个病例中，血管造影显示一个硬脑膜动脉分支直接向左侧横窦皮质供血，伴有皮质静脉反流，而没有实质静脉反流（图 26-1）。

问题（Questions）

1. 这是什么类型的瘘？Cognard 分级？Borden 分级？

2. 治疗方案是什么？

3. 治疗时机是什么？

4. 使用何种入路处理病变（经动脉 / 经静脉 / 联合）？

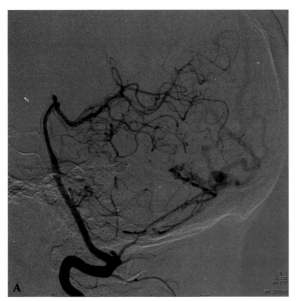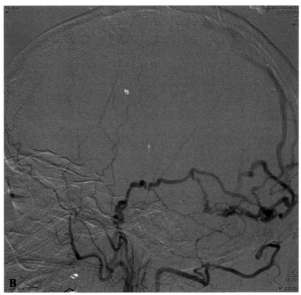

▲ 图 26-1　左侧椎动脉造影

侧位（A）和前后位（B）显示枕动脉、耳后动脉、脑膜中动脉和脑膜后动脉的分支向左侧横窦供血

疾病诊断要点（Oral Boards Review—Diagnostic Pearls）

- 体格检查的细微发现

  - 脑神经缺损：最常见的受累脑神经是第Ⅲ、Ⅳ、Ⅵ和Ⅶ，这些在神经系统查体中很容易表现出来。

  - 结膜炎和眼球突出：静脉高压可导致眼球和眼眶内静脉压力增加。

  - 可闻及的杂音：使用听诊器可能会在耳后和眶部听到杂音。

- MRI 和 CT 血管成像可能不能显示较小的硬脑膜瘘。

- 对于大多数巨大的 DAVF，包含 6 支脑血管造影的全脑血管造影是必要的。造影期间，一个完整、时相较长的静脉期有助于理解血管构造。

【确定治疗方案】

低级别的动静脉瘘，Borden Ⅰ型，有较低的出血和进展至高级别的风险。其临床管理可以是缓解头痛症状及 CT 血管成像或 MRA 的影像学随访的保守治疗方式。然而，如果症状无法忍受，手术治疗可能变得有必要。高级别的病变有更高的出血风险，应提前通过血管内、显微外科或联合治疗来处理。

血管内治疗可以通过动脉、静脉或动静脉联合途径来进行。由于最终的目的是断开动静脉瘘的动脉供血和静脉端，仅通过动脉途径可能是不够的。在这种情况下经静脉途径栓塞瘘口就变得有必要。这个病例通过在复合手术室通过显微外科显露出供血动脉和选择性动脉插入导管并注射液体栓塞剂的联合手术方式治疗（图 26-2）。选择这种方式是因为近端供血动脉的极度迂曲和远端瘘连接方式。复合手术单元允许开放的外科手术结合血管内操作，而且对于困难、可能同时需要这两种操作的病例而言，是很理想的。

问题（Questions）

1. 引流静脉对手术方案的影响？

2. 出血风险是多少？

3. 备选方案有哪些？

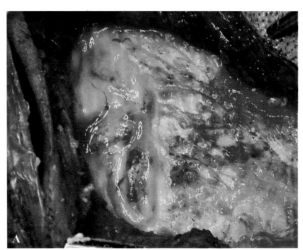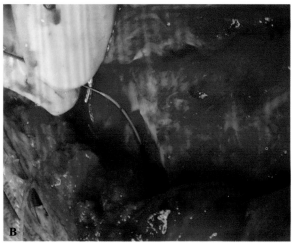

▲ 图 26-2　术中图像
图示极度迂曲骨化的脑膜中动脉（A）和微导管直接选择性进入血管（B）

【手术过程】

该手术是在神经介入双 C 臂手术室进行，而且可以在清醒镇静或全身麻醉下进行。我们更喜欢清醒麻醉，因为它允许在术中当神经血管变化时对患者进行检查，而且减少了全麻相关的风险。对于因焦虑或持续活动，手术过程中难以看清颅底结构，因而需要全身麻醉的患者，通常进行神经电生理检测，包括脑电图、肌电图和体感诱发电位。

手术的总体目标是向瘘中的动静脉连接点处注射液体栓塞剂，以填充瘘囊，同时避免栓塞剂反流到供血动脉、动脉吻合或栓子进入静脉系统。在介入手术之前，一个计划性诊断性血管造影时必要的，因为了解血管解剖对于手术的成功是至关重要的。我们通常进行 3D 旋转 DSA 和高清 / 高速数字血管造影（每秒 ≥ 15 帧，而标准数字血管造影为 3 帧）。我们利用一个 3D 工作站来进行血管重建以帮助计划制定。这样就可以确定手术期间双 C 臂的最佳工作视图，以及评估注射栓塞剂过程中邻近动脉或静脉出现损伤或意外闭塞的风险。在手术计划中最主要的是识别颅底危险吻合以及向脑神经供血的动脉，其栓塞可能导致卒中。这个病例为横窦乙状窦交界区瘘，其主要的担心是栓子进入小脑前下动脉或小脑后下动脉，以及通过小脑幕支进入颈内动脉。通过脑膜中动脉进行栓塞的担心是意外栓塞岩支，它供应膝状神经节（表现为面神经麻痹）、咽升动脉分支（可能导致下位脑神经麻痹、吞咽受损）或经泪腺动脉到眼动脉（可能导致失明）。同样重要的是保护气道，其可能会因下组脑神经栓塞而受累，从而在术后需要气管切开或置入胃管。

患者被带到神经介入手术室，仰卧于血管造影台上。给予清醒镇静的诱导，并通过 6Fr 鞘获得经股动脉或经桡动脉通路。选择进入瘘的供血动脉的主干血管。在前后位和侧位获得颅外和颅内的造影，并选择工作角度。

对瘘的供血动脉使用微导管进行超选，并试图穿过瘘（如果不能做到这一点，则选择另一种方法，如显微外科切断或经静脉入路）。血管造影软件中的“路图”功能用以帮助微导丝和导管的通过。微导管造影确认这些装置放置在或者靠近想要达到的瘘口位置。此时可进行术中功能测试，直接在动脉内使用异戊巴比妥钠和利多卡因，如前所述，确保所超选的血管没有直接供应神经活性结构。

液体栓塞剂的选择通常取决于其基本原理。最常见的药物是正丁基氰基丙烯酸和 Onyx。我们通常使用 Onyx 治疗动静脉瘘或动静脉畸形。Onyx 胶一般与共聚物共同装在小瓶中，可直接使用，其有 Onyx18 和 Onyx34 两种规格。通过溶解在不同浓度（6%、6.5% 或 8%）的二甲基亚砜（dimethyl sulfoxide，DMSO）和微粒化的钽中以获得射线下显影的能力。Onyx18 的黏性小于 Onyx34；随着浓度的增加，Onyx 的黏性也增加，从而允许远端或多或少的渗透和栓塞。低黏性配方在较深在的低流量瘘中更有用，而高黏性配方用于制造一个初始的近端塞子。在本病例中，我们使用 Onyx34 完成了整个过程。

微导管首先缓慢预注射 DMSO 以缓慢填充整个微导管死腔，每分钟不超过 0.16ml，否则易造成血管毒性。然后在透视下缓慢注入 Onyx。每次注射后暂停并通过指引导管造影，有助于获得栓塞剂的填塞状态，以及邻近血管或引流静脉的状态。必须要完全闭塞瘘口，否则可能会复发。在栓塞注射完成后，获得最终的前后位和侧位图像，以及其他视图和（或）三维血管造影来评估闭塞情况（图 26-3）。

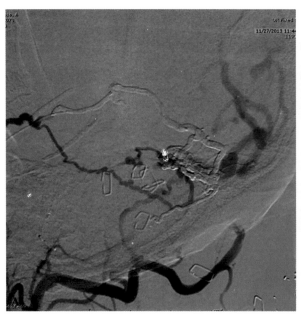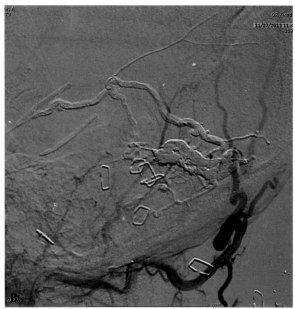

▲ 图 26-3　术中图像
图示在前后（A）和侧位（B）注射 Onyx 液体栓塞剂后瘘的闭塞

治疗方案要点（Oral Boards Review—Management Pearls）

- 完全闭塞瘘口和瘘囊是必要的；否则，复发的风险很高。
- 缓慢注射液体栓塞剂可以控制供血动脉的闭塞和瘘囊内的填充。此外，适当的选择栓塞剂的浓度和黏度可以减低注射过程中静脉栓塞的风险。

关键点（Pivot Points）

- 如果患者出现出血，那么紧急事件管理，比如占位效应的处理，是必要的；除非患者正在经历急性脑疝，术前血管影像包括 DSA，对于避免手术并发症是非常重要的。
- 静脉反流或扩张的证据表明未来出血的风险增加，应及时处理。

【术后管理】

在成功进行血管内治疗后（瘘被完全或近全栓塞），患者在最初的 24h 内被送入神经重症监护室观察。颅内血流动力学的快速变化使患者围术期发生脑出血的风险增加，因此，密切监测是必不可少的。

对于股动脉通路，患者将保持卧床休息。若使用了通路闭塞装置则下肢制动 2h，若仅通路部位加压则需要卧床 6h。对于桡动脉通路，使用加压敷料，并在 2h 后逐渐减少。对通路部位进行常规神经血管检查，检测血肿和远端动脉搏动。

与大多数血管内手术一样，术后不使用抗生素。抗癫痫药或固醇类激素既没有必要也没有使用指征。操作相关的疼痛往往产生于股或桡入路处或头部。头痛是由于硬脑膜缺血且呈典型的自限性。在急性处理时，疼痛通常用对乙酰氨基酚来控制。

4 周后进行门诊随访。3 个月后进行 4D CT 血管成像或 MRA TWIST 随访。通常在 6 个月时进行血管造影随访，如同这个病例一样，血管造影显示持久的完全闭塞（图 26-4）。

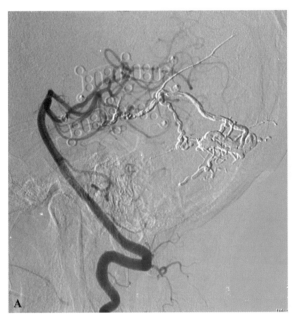
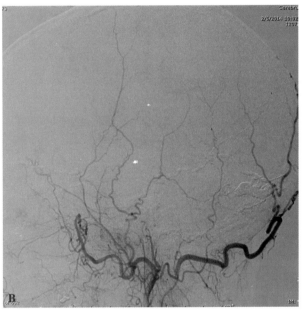

▲ 图 26-4　6 个月后血管造影随访
图示椎动脉前后位（A）和侧位（B），可见动静脉瘘完全闭塞

【并发症及处理】

血管内治疗横窦动静脉瘘最常见的并发症包括栓塞剂意外异位栓塞、微导管留置、血管损伤、术后静脉出血、血管内治疗本身的风险，如导管相关卒中或进入部位夹层、出血或感染。

Onyx 胶无意中进入其他重要血管时要停止栓塞剂的注射。重建新的路图并继续注射栓塞，这几乎总导致注射入不同的血管。彻底了解颅内外的吻合是必要的，以避免无意中将栓塞材料注入后循环。静脉系统注射栓塞剂可能导致肺栓塞。虽然栓塞材料体积通常很小，但据报道，它会导致显著的血流动力学改变和低氧血症。然而，这在 DAVF 中是非常罕见的，因为其流量较拥有动静脉高流量瘘的动静脉畸形要低得多。通过仔细选择和缓慢注射栓塞剂可以避免并发症。肺栓塞主要通过保守治疗和血流动力学支持（容量复苏、补氧和血管加压素）治疗。

一种用于防止液体栓塞剂栓塞中央静脉的技术是经静脉通路使用球囊阻塞横窦。这限制了流出道，允许液体栓塞剂在瘘内硬化。另一个优点是，保护静脉窦腔，以免在窦壁内注射栓塞剂时堵塞静脉窦的引流，窦壁是静脉池和瘘管的典型发作部位。虽然大多数病例中是皮质静脉反流，静脉窦是无功能的，且对闭塞有较好的耐受性，但在少数情况下，静脉窦仍然是大脑静脉引流的关键部分，患者可能在窦阻塞后发生静脉出血性梗死。仔细温习大脑静脉引流是避免这种并发症的关键；因此，最初的诊断性血管造影应包含瘘的静脉引流和皮质静脉引流晚期，这也可以揭示 Labbé 静脉是否引流功能组织（在这种情况下，必须保留其起点）还是逆行（可能被安全的阻断）。

栓塞注射过程中导管滞留的事件已被报道。如果无法通过轻轻拉动导管完成撤出，则可能需要在通路处进行温和的牵引和在皮肤上结扎导管。最近，制造商研发了具有可解脱头端的微导管，允许将导管的存留部分留置在栓塞团块中。限制 Onyx 反流长度可减少导管滞留的风险。

与任何颅内血管内干预一样，血管损伤可以发生在动脉通路中，以血流受限夹层和血流非受限夹层两种形式。这可能需要在治疗过程中使用负荷量双抗血小板药物并在夹层血管中紧急置入支架。损伤也可以发生在静脉通路，甚至更多的是在跨越血栓节段时。如果损伤发生，它会因为对比剂外渗而被注意。此时应小心放置可解脱弹簧圈或液体栓塞剂，以迅速解决这一事件并阻止进一步出血。

由于颅内血流动力学和静脉引流的快速变化，术后患者可发生静脉高压和出血。同样，静脉血栓可以传播和累及远处静脉窦，从而影响脑部静脉引流。这可以通过维持足够的血容量来避免。出血的迹象，比如精神状态的变化和新的局灶性神经功能缺损，需要紧急进行头部 CT 扫描。静脉血栓形成引起的脑实质出血可以通过静脉肝素输注的全身抗凝保守治疗。然而，较大或扩大的出血可能需要手术治疗。

操作相关的卒中是罕见的，它可以通过细致的技术避免。确保在使用前或使用期间从系统（压力袋、旋塞、止血阀和导管）排出气泡是必要的。使用"双冲洗"技术允许在使用导丝或对比剂材料时持续输注，有助于防止在导管头内或沿导管头形成血栓。术后神经血管检查的警惕性可确保早期发现围术期卒中。紧急 CT 灌注成像卒中研究和（或）MRI 扩散加权成形－液体衰减反转恢复，有助于阐明术后新发损伤的原因。卒中管理取决于检测时间。在多数情况下没有紧急静脉溶栓治疗和组织纤溶酶原激活剂使用的禁忌，虽然可以通过机械取栓治疗大血管闭塞。

腹股沟部位的并发症也很少见。在使用闭合装置前仔细观察血管口径，在闭塞时仔细观察有无腹股沟血肿或装置故障，可帮助减轻并发症的加重。如出现闭合装置故障，需要手动加压至少 20min（如未进行抗凝治疗）或使用血管夹具。同时，要增加神经血管和生命体征监测的频率。同样，需要获得连续的全血计数，从而监测有无隐匿性或腹膜后出血。对进一步关注的病例，需要对腹部和骨盆进行 CT 扫描，必要时应联系血管外科医生会诊。

并发症处理要点（Oral Boards Review—Complications Pearls）

- 彻底了解血管构造，包括静脉窦的解剖和瘘口、静脉扩张，以及任何相关的动脉瘤，都是选择适当手术方法所必需的。
- 避免牺牲引流静脉窦，以防止并发症发生的危险。
- 了解并避免颅内和颅外循环之间的动脉吻合，防治意外的动脉栓子栓塞导致神经功能缺损。
- 了解脑神经节的动脉供应和避免其闭塞是避免脑神经缺损的主要策略。

【医学证据与预期结果】

早期了解 DAVF 努力集中在血管结构的分类和出血风险的确定。在 1996 年，根据一个包含连续 98 例患者的研究，确定静脉引流模式是出血或神经功能缺损风险升高的最重要因素。

最近，有关了解 DAVF 自然史的努力已经被描述。较高级别（Borden Ⅱ 或 Ⅲ）病变或静脉流出道受阻时出血风险增加的证据已经被报道。一个包含 328 例颅内出血患者 16 项研究的文献综述和多中心图表综述，对 AVF 出血后的预后进行了研究。无论患者是否接受了治疗，其都被包含在研究内。在 12 个月的随访中，死亡率为 4.7%，预后较差 [mRS 评分 ≥ 3 和格拉斯哥预后评分（Glasgow outcome scale, GOS）≤ 3 分] 为 8.3%。

一个 2017 年的病例系列描述了 36 例 Cognard Ⅰ ~ Ⅱ b 硬脑膜 AVFs 患者血管内治疗的经验。研究区分了液体栓塞剂对静脉窦的不同栓塞范围：静脉窦保留治疗和静脉窦闭塞治疗。与保留静脉窦相比，静脉窦闭塞疗法的明确治愈率更高（93% vs. 71%）但是并发症发生率明显较高（33% vs. 0%）。

致谢：感谢 Paul H. Dressel 对图片的处理，并感谢 W. Fawn Dorr 和 Debra J. Zimmer 协助整理手稿。

拓展阅读

[1] Borden JA, Wu JK, Shucart WA. A proposed classification for spinal and cranial dural arteriovenous fistulous malformations and implications for treatment. *J Neurosurg*. 1995;82:166–179.

[2] Chen CJ, Lee CC, Ding D, et al. Stereotactic radiosurgery for intracranial dural arteriovenous fistulas: A systematic review. *J Neurosurg*. 2015;122:353–362.

[3] Cognard C, Gobin YP, Pierot L, et al. Cerebral dural arteriovenous fistulas: Clinical and angiographic correlation with a revised classification of venous drainage. *Radiology*. 1995;194:671–680.

[4] Ertl L, Bruckmann H, Kunz M, Crispin A, Fesl G. Endovascular therapy of low–and intermediategrade intracranial lateral dural arteriovenous fistulas: A detailed analysis of primary success rates, complication rates, and long–term follow–up of different technical approaches. *J Neurosurg*. 2017;126:360–367.

[5] Gross BA, Du R. The natural history of cerebral dural arteriovenous fistulae. *Neurosurgery*. 2012;71:594–602.

[6] Piechowiak E, Zibold F, Dobrocky T, et al. Endovascular treatment of dural arteriovenous fistulas of the transverse and sigmoid sinuses using transarterial balloon–assisted embolization combined with transvenous balloon protection of the venous sinus. *AJNR Am J Neuroradiol*. 2017;38:1984–1989.

[7] Youssef PP, Schuette AJ, Cawley CM, Barrow DL. Advances in surgical approaches to dural fistulas. *Neurosurgery*. 2014;74(Suppl 1):S32–S41.

表现为头痛的颞/岛叶大型海绵状血管畸形

Large Temporal/ Insular Cavernous Malformation Presenting with Headaches

Xiaochun Zhao   Claudio Cavallo   Evgenii Belykh   Peter Nakaji   著

段光明   译

【病例摘要】

患者，男，21 岁，头痛、恶心呕吐 2 周，加重并言语不清 1 周。CT 显示左侧颞/岛叶区域边界清楚的大血肿，呈混杂密度（图 27-1）。

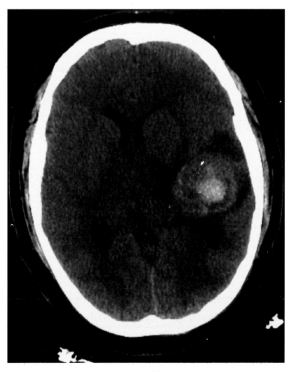

▲ 图 27-1　术前 CT 平扫图

图示左颞/岛叶圆形占位，高密度、密度不均匀，提示有出血

问题（Questions）

1. 这种非典型血肿需要完善什么检查？

2. 颅内出血应考虑哪些实验室检查？

【病情评估与计划】

该年轻患者的 CT 发现一个边界清楚的非典型血肿，呈混杂密度，应当与少部分疾病相鉴别。该病变占位效应明显，应考虑瘤内出血，如果临床和放射学不能明确，应进行 MRI。有可能巨大动脉瘤内部分血栓形成，因为它有相似的放射学特征，应该给予鉴别。应行 CT 血管造影和脑血管造影。

对于年轻颅内血肿患者，应考虑血小板计数、出血时间、凝血酶原时间、部分凝血活酶时间和国际标准化比值等凝血功能检查。此外，术前应常规进行这些实验室检查，还需询问是否使用抗血小板或抗凝药物。

该患者 MRI 平扫显示左颞叶有一个混杂信号的圆形非强化病灶，并混杂着出血（图 27-2）。病变的岛叶部分向内侧延伸至内囊后部，左侧丘脑向内侧移位。病变的后内侧发现发育性静脉异常。血管造影未见动脉瘤（图 27-3）。所有的血液学检查结果都在正常范围内，最有可能的诊断是海绵状血管畸形。

疾病诊断要点（Oral Boards Review—Diagnostic Pearls）

- 海绵状畸形是一种血管病变，MRI 表现为混杂信号，脑血管造影通常表现为阴性。
- CT 血管成像和血管造影是诊断并排除其他脑血管病变所必需的。
- 海绵状血管畸形常与发育性静脉畸形并存。
- 磁敏感加权成像 MRI（susceptibility-weighted imaging MRI，SWI-MRI）是一种新的神经成像技术，其脱氧血红蛋白和含铁血黄素等血液分解产物非常敏感，因而对海绵状血管畸形的诊断特别有价值。与常规的 T_2 加权梯度回波相比，SWI-MRI 对微量脑出血具有更高的分辨率。

问题（Questions）

1. 下一步如何处理？

2. 该病变区域的解剖重点是什么？

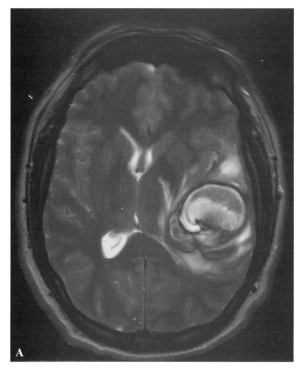

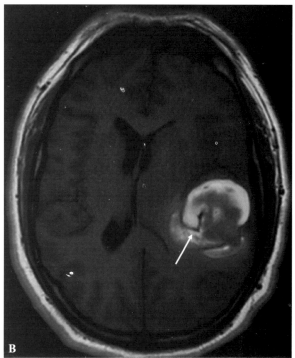

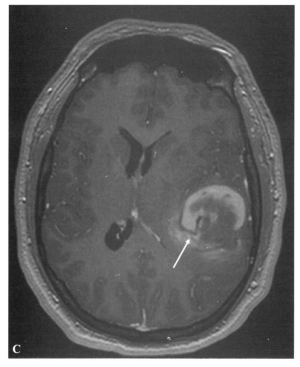

▲ 图 27-2　患者 MRI 平扫图

A. T_2；B. T_1；C. 增强 T_1 在左侧颞 - 岛叶区域表现为一边缘清楚的类圆形混杂信号，病灶无强化，内有出血成分。在病变的后内侧边缘（箭）发现发育性静脉异常

【确定治疗方案】

多数海绵状血管畸形并无症状。急性症状可能表现为癫痫发作或有占位效应的出血。颞叶和岛叶的海绵状畸形根据解剖位置可表现出多种症状，包括癫痫发作、语言功能障碍和运动或

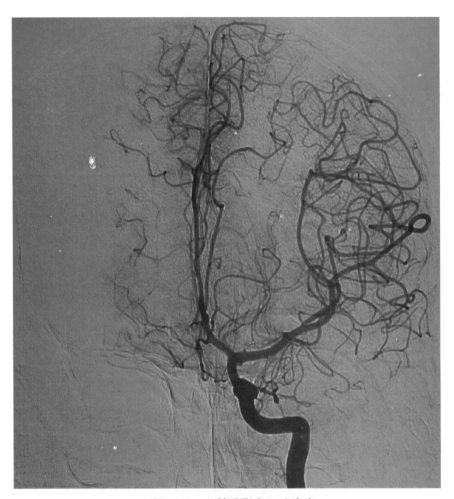

▲ 图 27-3　血管造影未见动脉瘤

感觉障碍。

　　只要手术风险低于其自然史，手术切除症状性海绵状血管畸形是合理的。急性症状，如癫痫发作或运动功能恶化，通常提示急性出血引起的压迫或刺激。当有较大或压迫性血肿时，应进行手术以防止永久性损伤，对于合并的癫痫发作切除往往是达到治愈效果。手术的入路取决于病变的位置和术中可能累及的神经血管结构。就该患者而言，考虑病变的大小和症状，手术指征明确，常规进行术前检查。

　　从解剖上讲，颞叶和岛叶的海绵状畸形内侧边缘是基底节和内囊等关键结构。屏状核是外囊的一部分，可视为基底节区的外侧界限。如果术中遇到屏状核应停止分离。

　　外侧和内侧豆纹动脉是导致缺血性或出血性事件最常见的原因之一。在颞叶和岛叶的内部病变切除过程中，它们也是脆弱的。外侧豆纹动脉是大脑中动脉的分支，内侧豆纹动脉是大脑前动脉的分支。它们共同为基底节区供血。鉴于这些动脉的数量多（2～13 支）而细小（80～1400μm），识别和追踪这些动脉具有相当的挑战性。

问题（Questions）

1. 颞 / 岛叶的病变用什么手术入路？

2. 每种手术入路的优缺点是什么？

【手术过程】

颞 / 岛叶的脑内病变多采用经颞叶入路或经外侧裂岛叶入路。经颞叶入路包括切开颞上回或颞中回，如果是优势半球，会导致语言功能损害。经外侧裂入路先解剖侧裂，显露并切开岛叶或颞叶盖部皮质。经外侧裂入路具有短而直的手术路径，与经颞叶入路相比，对基底节区出血术后有更好的结果。然而，在分离侧裂时，血管损伤的风险应该考虑。

在神经导航的辅助下，根据经外侧裂岛叶入路行颞部开颅。十字形打开硬脑膜，解剖外侧裂远端，根据含铁血黄素染色确定岛叶皮质小切口，通过观察脑内的含铁血黄素染色来确认病变。血肿清除后，沿着病变周围分离，保留好发育性静脉异常。完全分离成后，对手术腔进行全面检查，妥善止血。

治疗方案要点（Oral Boards Review—Management Pearls）

- 对有症状的海绵状血管畸形患者推荐行手术切除；某些手术风险高的病例，行保守治疗。
- 脑实质中的含铁血黄素染色有助于识别病变。
- 病灶清除后仔细检查手术腔，可防止病变残留而出血。

关键点（Pivot Points）

- 对于脑实质深部海绵状血管畸形，定位可能困难；术中超声可作为一种协助定位病变的方法。
- 位置偏内侧的海绵状血管畸形可能会影响基底节区，并累及豆纹动脉的分支。手术切除可能是具有挑战性的，在这种情况下，分块切除是一种更安全的方法。

【术后管理】

海绵状血管畸形的患者预期通常较好。术后立即 CT 平扫是必要的，以排除术后出血。持续服用抗癫痫药物，在随后的 3～6 个月内逐渐减量。

患者术后恢复良好，症状得到改善，术后第 3 天出院，没有新的症状，在后期随访中也没有癫痫发作。

【并发症及处理】

手术并发症和风险取决于病变的位置。对于颞/岛叶区的大型海绵状血管畸形，并发症与侵犯内囊和豆纹动脉分支等深部结构有关。

术中辅助技术可用于确定因为占位效应而向内侧移位的内囊。神经导航是指导和划定手术切除区域具有重要作用，推荐使用术中皮质下电刺激识别内囊。外侧豆纹动脉在术中也有损伤的风险，任何损伤都可能导致随后的缺血性卒中。操作或骚扰内囊或外侧豆纹动脉可能导致短暂的局灶性神经功能缺损，通常需要术后康复和提升血压治疗。

并发症处理要点（Oral Boards Review—Complications Pearls）
- 海绵状血管畸形切除可能发生并发症与病变的位置有关。
- 岛叶海绵状血管畸形切除后的局灶性神经功能缺损可能是由于损伤基底节区和豆纹动脉等深部结构所致。

【医学证据与预期结果】

所有海绵状血管畸形患者的治疗目标应该是不要出现新的神经功能障碍。大多数术前症状可能在长期康复后消失。术后 MRI 平扫是评估有无残留的有效方法。每年应进行 MRI 平扫持续 2～3 年，以检测是否复发。

患者术后 MRI 平扫显示，病变全部切除（图 27-4）。术后症状均有所改善，按常规进行临床随访。

致谢：感谢 Barrow 神经学研究所神经科学出版社工作人员在手稿整理方面的帮助。

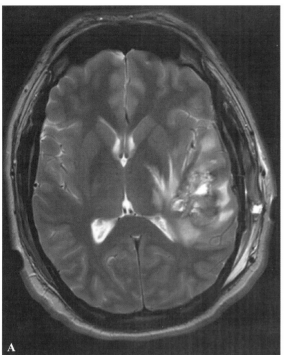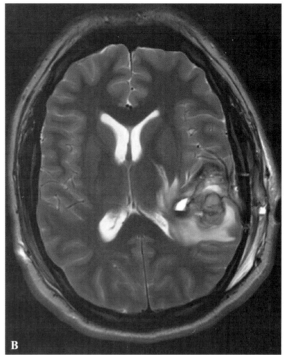

▲ 图 27-4　术后 MRI 平扫图

图示海绵状血管畸形全切，并保留发育性静脉异常

拓展阅读

[1] Amin–Hanjani S, Ogilvy CS, Ojemann RG, et al. Risks of surgical management for cavernous malformations of the nervous system. *Neurosurgery*. 1998;42:1220–1227.

[2] Bertalanffy H, Gilsbach J, Eggert H–R, et al. Microsurgery of deep–seated cavernous angiomas: Report of 26 cases. *Acta Neurochir*. 1991;108:91–99.

[3] Duffau H, Capelle L, Lopes M, et al. The insular lobe: Physiopathological and surgical considerations. *Neurosurgery*. 2000;47:801–811.

[4] Marinković S, Gibo H, Milisavljević M, et al. Anatomic and clinical correlations of the lenticulostriate arteries. *Clin Anat*. 2001;14:190–195.

[5] Tatu L, Moulin T, Bogousslavsky J, et al. Arterial territories of the human brain cerebral hemispheres. *Neurology*. 1998;50:1699–1708.

[6] Wang X, Liang H, Xu M, et al. Comparison between transsylvian–transinsular and transcortical–transtemporal approach for evacuation of intracerebral hematoma. *Acta Cir Bras*. 2013;28:112–118.

[7] Wu A, Chang SW, Deshmukh P, et al. Through the choroidal fissure: A quantitative anatomic comparison of 2 incisions and trajectories (transsylvian transchoroidal and lateral transtemporal). *Neurosurgery*. 2010;66(6 Suppl Operative):221–229.

[8] Yaşargil M, Von Ammon K, Cavazos E, et al. Tumours of the limbic and paralimbic systems. *Acta Neurochir*. 1992;118:40–52.

—

表现为难治性癫痫的小型海绵状血管畸形

Small Cavernous Malformation Presenting with Medically Refractory Epilepsy

John R. Williams　Gabrielle A. White–Dzuro　Michael R. Levitt　Andrew L. Ko　著

段光明　译

【病例摘要】

患者，男，31 岁，右利手，因为难治性癫痫第二次前往诊所就诊。患者的癫痫发作始于 7 年前，尽管使用多种抗癫痫药物但癫痫仍在持续发作。患者描述癫痫发作时是左侧颜面部和上肢的抽搐，以及短暂的意识改变。此前患者已完成多项检查，包括视频 EEG 监测，发现右侧颞叶导致癫痫发作。平扫脑 MRI 显示右颞叶上部大小 1.5cm×1.3cm×1.1cm 占位，周围无明显水肿（图 28-1）。神经系统查体未发现异常。

问题（Questions）

1. 患者患什么类型的癫痫？

2. 最有可能的诊断是什么？

3. 最适合的影像学检查是什么？

【病情评估与计划】

神经外科医生怀疑该患者复杂部分性癫痫是由脑海绵状血管畸形（cerebral cavernous malformation，CCM）引起的。这种占位性病变的鉴别诊断包括海绵状血管畸形、动静脉畸形、出血性脑挫伤或出血性肿瘤。鉴于 MRI 上典型的"爆米花"或"桑葚"表现，这种病变很可能代表海绵状血管畸形。MRI 仍然是临床上诊断海绵状血管畸形最实用、最敏感、最特异的方法（图 28-1）。该病通常表现为典型的分叶和混杂密度的"爆米花征"，由于含铁血黄素导致

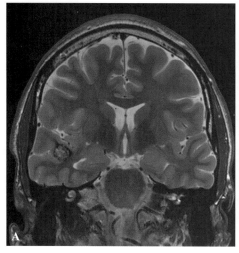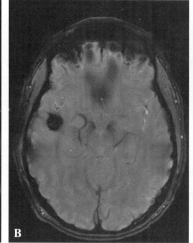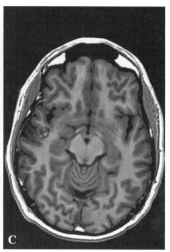

▲ 图 28-1　术前 MRI

A. 冠状 T_2 加权序列显示混杂信号的右颞叶上部病变与含铁血黄素环；B. SWI 对出血表现出更高的敏感性；C. T_1 增强显示病变呈不均匀强化

边缘信号丢失。T_2 加权梯度回波或磁敏感加权序列比 T_1 或 T_2 加权图像更敏感，后者的成像会根据出血的时间发生变化。如果最近发生出血，可能出现水肿，但病变一般不增强。

　　这个患者的其他检查将根据病变的位置和手术指征来确定。如前所述，MRI 检查是诊断和手术计划中最有用的方式。鉴于这些病变的低血流量特点，诊断性脑血管造影和其他血管成像预计是阴性的，但它们可以有助于排除动静脉畸形或其他高血流量病变。

　　在该病例中，患者的病变发生在非优势半球的颞叶，表现为难治性癫痫；因此，应该对治疗方案进行进一步的研究和讨论。患者已经做了视频脑电图，发现患者的癫痫发作来自非优势半球颞叶，这意味着它们很可能是继发于病变。应完成功能 MRI 或 Wada 测试，以确认右侧皮质是否缺乏语言中枢。

疾病诊断要点（Oral Boards Review—Diagnostic Pearls）

- 影像学对准确诊断病变的重要性
  - T_2 加权梯度回波表现为典型的"爆米花"征。
  - 典型的"血管造影阴性"。因静脉血流动太慢而无法在 CT 血管成像、MRA 或侵入性血管造影上显示。
  - 常与发育性静脉异常（developmental venous anomalies，DVA）一起出现，在血管造影的静脉期或增强的 T_1 上比较明显。
- 最常见的临床表现为头痛、癫痫或局灶性神经功能缺损，通常由局部出血性刺激引起。

- CCM 是癫痫的常见原因之一。在考虑需要手术的患者中，要进一步检查视频 EEG、功能 MRI 和正电子发射断层扫描（positron emission tomography，PET）。

问题（Questions）

1. 该病变有哪些治疗方案？

2. 该患者的最佳干预时机是什么？

【确定治疗方案】

该病变治疗的选择包括观察和手术切除。伽马刀放射外科已有研究，但最近的数据表明，放射治疗的结果与该疾病的自然史结果相当。

有两种不同的治疗 CCM 的手术方法，一种是手术切除的目的是缓解癫痫，另一种是手术目的是为了减少 CCM 出血的风险或改善局灶性神经缺损。

当对难治性癫痫考虑手术治疗时，要充分考虑手术的目标和癫痫治愈的可能性。癫痫治愈受多种因素的影响，包括患者是否有难治性癫痫、慢性癫痫或散发性癫痫发作。在最近的一项包括 76 例 CCM 合并难治性癫痫患者的研究中，2 年内癫痫治愈率为 88%。在这项研究中，难治性癫痫更常见于 CCM 发生在颞叶的患者，其中 84% 的病例进行了更广泛的切除。研究表明，相关的症状持续时间越长，结果越差。人们认为，早期手术降低了癫痫发生的可能性，从而阻止了"癫痫"综合征的形成。

切除 CCM 的其他原因包括，该病变容易到达且合并局灶性神经功能障碍，如果再发出血，神经功能障碍将加重，或者就是症状性的出血。在这种情况下，要充分考虑病变的自然史。一般认为这些病变的出血相当少见，年出血率为 0.5%～1.1%。有几个因素表明出血的风险增加，包括年龄 < 45 岁、女性、幕下位置和硬膜静脉存在异常。在影像学上提示有既往出血的患者中，发生出血的风险最高。

如前所述，伽马刀放射外科是一个有争议的选择。通过一系列回顾性研究，96 例接受伽马刀治疗的高手术风险海绵状血管畸形患者中，在第一个 3 年的潜伏期内，每年出血率从 3.06% 下降至 1.4%，此后下降至每年 0.16%。4 名患者出现了新的神经功能缺损，3 名患者出现了脑水肿性头痛，所有这些患者都完全康复。

【手术过程】

海绵状血管畸形切除主要通过显微手术，手术在全身麻醉下进行，需要插尿管及建立双重静脉通路。根据病变的位置，术中包括 SSEP 和 MEP 在内的神经电生理监测，可以在切除过程中提醒外科医生缺血性损害。术中皮质脑电图（lectrocorticography，ECoG）也可用于帮助确定难治性癫痫病例的切除程度。在本例患者，考虑到病变在颞叶内的位置和多年的难治性癫痫，手术计划包括扩大病变切除，如果在 ECoG 上看到独立的颞叶内侧癫痫样活动的证据，则有可能在需要切除颞叶前部及颞叶内侧结构。

根据患者病变的位置进行摆放体位。该患者取仰卧位，头部向左偏，远离病变。术前立体定向导航可用于定位 CCM。手术切口从耳屏前 1cm 颧弓起始，弧形向上止于发际线内中线。皮肤切开后，头皮和颞肌作为肌皮瓣一起向前翻转。使用立体定向导航计划好开颅范围，以满足手术可以切除病变的同时切除颞前叶。悬吊硬脑膜并止血；C 形切开硬脑膜，该切口位于侧裂上方；通过术中神经导航识别及确认颞上回和颞中回。还可用术中超声进一步确认病变的位置，并确定最佳的切除路径。在癫痫手术中，包括 ECoG 在内的侵入性监测可以在这一阶段完成。电极要确保覆盖在病变和周围皮质，颞下电极也覆盖颞叶内侧结构。如果从颞叶内侧结构中观察到独立的尖峰活动，除了切除病变外，还需要进行完整的颞叶切除术。

使用显微镜沿着海绵状畸形周围进行分离。如前所述，切除的程度将基于手术的适应证。如果手术的目的是减少癫痫发作，大多数人主张切除周围的含铁血黄素环。如果目标是切除病变本身，或者病变位于一个功能区附近，那么就应当保留含铁血黄素染色的皮质。

识别和避开发育性静脉异常是至关重要的。MRI 平扫完成 CCM 诊断后，应该通过 CT 血管成像或者增强的 T_1 来识别周围的发育性静脉异常。发育性静脉异常引流正常脑组织，不小心切除或损伤可能导致静脉梗死；因此，切除过程中应保留与 CCM 相关的发育性静脉异常。

如果使用，就在整个手术过程进行 MEP 和 SSEP 监测，在切除过程中发生变化时，立即停止进一步切除，防止永久性神经功能缺损。冲洗后，用 4-0 线连续缝合硬脑膜，用钛板和螺钉固定骨瓣。颞肌和皮肤随后依次使用缝合线和皮钉关闭。

治疗方案要点（Oral Boards Review—Management Pearls）

- 手术指征
  - ➤ 反复出血伴进行性神经功能障碍。
  - ➤ 顽固性癫痫发作。

- 在癫痫患者中，可以进行术中 ECoG 以确定切除程度。
- 识别和保护发育性静脉异常可防止意外静脉梗死。

关键点（Pivot Points）

- 如果手术切除的目的是减少随后出血的风险，那么仅需要病变切除。然而，如果手术的目的是减少与 CCM 有关的癫痫发作，特别是如果 ECoG 显示癫痫样活动，那么应该切除病变、含铁血黄素环，甚至颞叶内侧结构。
- 大多数病变几乎可以整块切除。然而，病变切除后仔细检查切除腔往往会发现在视野所限区域还有病变。必须切除全部病变，以确保减少出血风险。

【术后管理】

在术后应即刻进行影像学检查和相关检查以评估可治疗的术后并发症。术后头部 CT，用来评估术后是否出血。小的术后出血需要多次检查确认是否稳定，并且可能需要更长的时间住院观察，而具有明显的占位效应的大量出血，通常需要立即返回手术室进行清除。在重症监护中，连续、频繁的神经检查是其中的一部分，对有开颅切除 CCM 的患者。连续的检查可以发现术后出现的问题，如合并占位效应的迟发性出血、脑水肿、癫痫或静脉血栓形成。

应控制血压，以避免手术区域延迟出血。在癫痫患者中，抗癫痫药物应该长期的使用，直到癫痫发作完全停止。术前无癫痫发作的情况下，抗癫痫药物通常在术后期间使用，因为术中对皮质操作是癫痫发作的独立危险因素。短时间的大剂量皮质醇，如地塞米松，可以帮助预防水肿引起的继发性神经损伤，并缓解开颅术后常见的头痛和恶心等症状。

出院后，术后 1 周或 2 周应检查患者切口部位。复查 MRI 应在手术后 3 个月内进行，以便观察可能因医源性出血所掩盖的切除程度。如果完全切除，出血的风险被认为是可以忽略不计的。然而，持续的含铁血黄素染色影响影像上对全切的确认。如果患者在临床和影像学上保持稳定，随访和影像检查的频率可以随着时间的推移而延长。

【并发症及处理】

CCM 术后出血的风险比其他高流量血管畸形（如动静脉畸形）低，术后通常不需要降低血压。完全手术切除是必要的，因为残余海绵状血管畸形仍然有出血和癫痫发作的风险。如果在术后 MRI 上发现残余病变，或者在先前的 CCM 切除腔中发生出血，则可能需要再次切除。

CCM 切除的主要风险之一是损伤周围的结构。颞叶切除术最常见的并发症（在一项研究中高达 22%）是视野缺损，通常是上部的象限盲。然而，一些外科医生认为这是一个预期的结果而不认为是一个并发症。

行颞叶切除时，应当保护好附近的结构包括脉络膜前动脉和第Ⅳ对脑神经。当脉络膜前动脉损伤或痉挛时，可以发生对侧偏瘫、对侧感觉丧失和同向偏盲的三联症。术后偏瘫发生率约为 2%，多数为轻度永久性偏瘫。据报道，滑车神经麻痹的发生率约为 2%，其中大多数可自然恢复。

并发症处理要点（Oral Boards Review—Complications Pearls）

- 为减少出血和癫痫发作风险，必须将病变完全切除。
- 颞叶切除术的并发症包括视野缺损、脉络膜前动脉卒中和第Ⅳ对脑神经麻痹。识别相关解剖，保留脉络膜前动脉，避免伤及内侧软膜，会减少并发症的发生率。

【医学证据与预期结果】

海绵状血管畸形是良性的，低流量的血管病变，因为反复的轻微出血，边缘通常被含铁血黄素染色的组织所包围。该病发病率约为每年 0.15～0.56/100 000。最常见的症状是头痛、癫痫和局灶性神经功能缺损。队列研究中报道的破裂率为每年 0.5%～3.1%，但人们普遍认为，每年破裂率为 0.5%～1.1%。据报道，每年发生相关性癫痫的风险为 2.4%。

大多数 CCM 位于幕上，10%～23% 位于颅后窝，约 5% 位于脊柱。其中大约 50% 是家族性的，可能与 KRIT-1 基因突变有关，这在西班牙裔患者中更常见。多发病变更具有于家族性。对于一个以上病变或有家族史的患者中，应完善整个神经系统影像学检查，以评估是否有额外的病变。

CCM 有高度致痫性，慢性癫痫是幕上病变最常见的临床表现之一。40%～70% 的 CCM 患者发生癫痫，并认为 CCM 的致痫性更多取决于病变的位置，而不是 CCM 内在的致痫性。

症状性大脑或小脑海绵状血管畸形，且位于非功能区，可以考虑手术切除。最初癫痫发作时可以用抗癫痫药物治疗，但进行性癫痫发作或药物治疗引起不可接受的功能残疾，都是手术指征。

拓展阅读

[1] Englot DJ, Han SJ, Lawton MT, Chang EF. Predictors of seizure freedom in the surgical treatment of supratentorial cavernous malformations. *J Neurosurg*. 2011;115(6):1169–1174. doi:10.3171/ 2011.7.JNS11536.

[2] Ruan D, Yu XB, Shrestha S, Wang L, Chen G. The role of hemosiderin excision in seizure outcome in cerebral cavernous malformation surgery: A systematic review and meta–analysis. *PLoS One*. 2015;10(8):e0136619. doi:10.1371/ journal.pone.0136619.

[3] Stapleton CJ, Barker FG 2nd. Cranial cavernous malformations: Natural history and treatment. *Stroke*. 2018;49(4):1029–1035. doi:10.1161/ STROKEAHA.117.017074.

[4] Upchurch K, Stern JM, Salamon N, et al. Epileptogenic temporal cavernous malformations: Operative strategies and postoperative seizure outcomes. *Seizure*. 2010;19(2):120–128. doi:10.1016/ j.s eizure.2009.11.006.

破裂的脑干海绵状血管畸形

Ruptured Brainstem Cavernous Malformation

Stephan A. Munich　Jacques J. Morcos　著

陈中灿　译

【病例摘要】

患者，女，51 岁，有多发海绵状血管瘤病史。多年来，间断出现右侧肢体无力的症状，每次持续 1～2 周，经理疗后症状消失。医生认为是左额叶海绵状血管畸形（cavernous malformation, CM）导致了上述症状（图 29-1），该病灶已被外院的神经外科医生手术切除。尽管病灶被切除，患者还是出现了两次短暂的右侧偏瘫。再次行 MRI 检查发现左侧中脑 CM（图 29-2）体积增大。为进一步治疗转入本院。

神经系统检查显示患者最近的右侧偏瘫几乎完全康复，脑神经功能完好。右上下肢肌力为 4+/5。左上下肢肌力为 5/5。

问题（Questions）

1. 多发 CM 相关的基因有哪些？

2. 在诊断检查中应使用哪些成像方式（哪些是不必要的）？

3. 家族性与散发性 CM 的临床特征是否不同？幕上和幕下 CM 又有何不同呢？

【病情评估与计划】

该中脑的 CM 病灶有典型的放射学"爆米花样"表现。这种表现是由既往出血造成的，是 CM 的常见表现，再加上含铁血黄素的沉积，从而形成了 MRI 上的特征性表现。

海绵状血管畸形占神经系统所有血管畸形的 10%～15%。在尸检和放射学研究报道中，一般人群中 CM 的发病率为 0.3%～0.5%。大多数 CM 发生在幕上，但约 15% 发生在脑干。

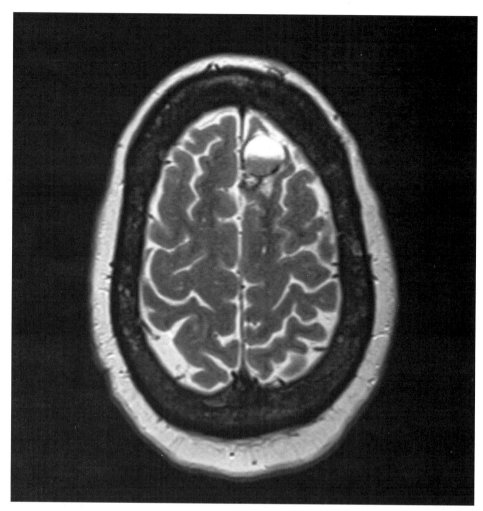

▲ 图 29-1　轴位 T_2 加权 MRI

图示左额叶海绵状血管畸形切除腔

　　海绵状血管畸形有两种形式：散发性和家族性。散发性病例占 20%～30%，多在对无关的症状进行检查时偶然发现。此类病例典型表现为单发病变，可能由于癫痫发作出现症状或者由于出血后增大而出现局部功能障碍。由于不同研究对 CM 出血的定义各不相同（放射学的、症状性等），年出血率通常为 1%～3%。然而研究发现，先前一次出血是随后再出血的主要危险因素，据报道，每年再出血率为 4.5%～22.9%。

　　家族性 CM 表现为 3 个或 3 个以上病灶和常染色体显性遗传，外显率高但不完全。96% 的家族性 CM 病例由 3 个基因位点突变引起：CCM1 基因（7q21 号染色体）、CCM2 基因（7p13 号染色体）和 CCM3 基因（3q26 号染色体）。家族性 CM 的自然史还不太清楚。在一项对 6 个家庭的 59 名成员的研究中，61% 的 CM 患者有症状，每个患者新病灶的发生率为每年 0.4%。每个病灶每年发生症状性出血的概率为 1.1%（每位患者每年为 6.5%）。

　　脑干 CM 出血的风险可能高于其他部位。在一项对 25 个研究的大规模系统回顾和综合分

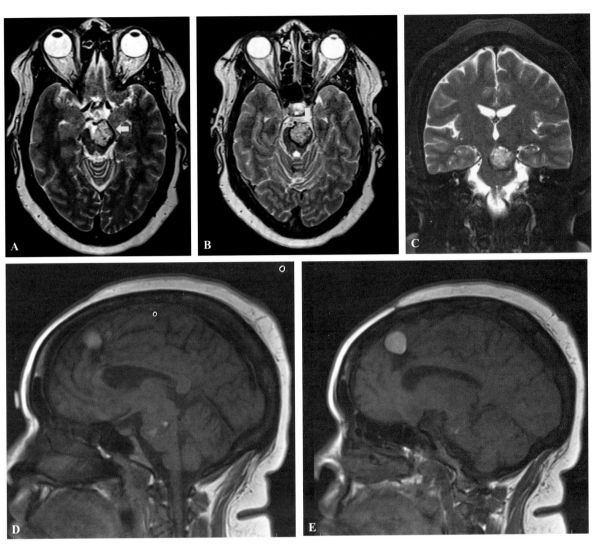

▲ 图 29-2　轴位 T₂ 加权 MRI

图示海绵状血管瘤与左侧大脑后动脉（A）和小脑上动脉（B）密切相关（箭）。冠状位 T₂ 加权 MRI（C）和矢状位 T₁ 加权 MRI（D 和 E）显示海绵状血管畸形位于左侧中脑和脑桥吻侧

析中，脑干海绵状血管瘤出血的年发病率为 2.8%（非脑干部位为 0.3%），年再出血率为 32.3%（非脑干部位为 6.3%）。

疾病诊断要点（Oral Boards Review—Diagnostic Pearls）

- 海绵状血管畸形在 DSA 上是隐匿的，在 T₂ 和梯度回波 MRI 上有特征性的"爆米花样"表现。然而，病灶合并血肿在急性期进行影像学检查可能会与血栓形成的动静脉畸形相混淆。因此，即使在有这些特征性影像学表现的情况下，也应考虑（尽管不太可能）存在血栓形成的动静脉畸形的可能。

- 磁敏感加权、T₂、梯度回波或质子密度 MRI 序列在检测 CM 方面具有较高的敏感性，通常会比增强的 T_1 序列显示更多的病灶。
- 发育性静脉异常（developmental venous anomaly，DVA）常与 CM 相关。尽管确切的病理生理机制尚不清楚，推测 DVA 在 CM 的形成中起着重要的病因学作用。表现为"水母头征"的典型 DVA 的存在，将进一步明确 CM 的诊断。
- 有症状的 CM 的临床表现，特别是家族性 / 多发性病变，通常类似于复发 - 缓解型多发性硬化。这是因为这两种疾病都会在神经系统表现为自发的、反复的发作，发作的部位与时间不同，导致越来越多的神经功能障碍。

问题（Questions）

1. 病变部位如何影响治疗？

2. 放射外科在 CM 治疗中的作用？

3. 破裂的 CM 急性期切除的合适时机？

【确定治疗方案】

患者有多发性 CM 病史，左额叶 CM 最近有明显的症状，表现为右侧偏瘫和病灶周围出血。考虑到其病变产生了症状且部位浅表，显微手术切除是一个相对直接的决定。然而，决定对脑干 CM 进行手术时，必须明确知道脑干手术时安全地进入区域，对病灶引起的神经纤维束破坏情况进行评估，并与患者就潜在的即刻和长期并发症进行坦率的讨论。虽然术后即刻出现并发症的概率很高（29%～67%），但是高达 89% 的患者的长期神经功能维持不变或者得到改善。

随着对解剖学的深入理解和手术显微镜、显微外科技术、设备及术中导航的改进，脑干病变不再是手术"禁区"。手术入路的选择主要取决于两个病理解剖因素的相互作用：①功能传导束和细胞核团的位置；② CM 最表浅部分的位置。这两个因素可能会决定两种不同的手术角度，手术经过的脑干组织是否具有重要功能，如果是的话，需要首先考虑保护脑干的功能。

中脑的病变通常通过大脑外侧裂入路可以很容易到达。对位于中脑腹侧或腹外侧区的病灶，采用"一半一半"（颞叶前部，经侧裂）入路可提高在动眼神经两侧进行操作的能力。对于位于侧面的病变，颞下入路可能会满足所有需要，是否要切开小脑幕，取决于病灶前后部与小脑幕切迹之间确切关系。只有少数情况才需要更复杂的手术入路，比如岩骨前部或岩骨后部（乙状窦前）入路。这些入路可能用于不适合乙状窦后入路的脑桥 CM。中脑背侧和背外侧病变（即中脑外侧沟后方）可采用幕下小脑上入路。

对于靠近软脑膜表面的脑干 CM，在考虑手术入路时要避免对表面的中脑纤维束造成不必要的损伤。对于那些没有接近软脑膜表面的病例来说，了解和遵循脑干安全进入区域的原则是避免神经功能损害的关键。本病例采用了"一半一半"（颞叶前部，经侧裂）入路的方法。如前所述，这种颞前入路的好处在于更容易从病灶的前外侧到达，也就是病变距离软脑膜表面最近的部位。病变没有特别向上扩大，不需要获得向上的视角，所以没有切除眼眶缘和颧骨。

在该病例中或许也可以采用颞下入路。虽然也可以显露病变的浅表部分，但对于较深部分的显露角度则不太有利，因为病灶的长轴在前后方向上比在横向上多。此外，该入路需要牵拉颞叶，这增加了牵拉性损伤和静脉充血的风险。可通过放置腰椎引流，能在一定程度上减少对颞叶的牵拉。与颞下入路相关的其他风险包括因脑神经（cranial nerve，CN）Ⅲ 和 CN Ⅳ 的操作导致的眼肌瘫痪。

放射外科治疗 CM 的作用仍不能令人信服。大多数报道表明，放射外科对 CM 基本上没有持久的治疗效果。尽管来自经验丰富的放射外科中心的报道声称，它在降低高外科风险部位的 CM 的再出血率方面是安全和有效的。他们报道称立体定向放射外科治疗后的前 2 年再出血率为 10.8%～12.3%，之后降低为 0.8%～1.1%。许多反驳者认为，这些结果不过是反映了 CM 的自然病史，众所周知，它表现为出血的时间集中性。13% 的患者还观察到了放射的不良反应。

问题（Questions）

1. 中脑腹侧、腹外侧、外侧和背侧 CM 有哪些不同的手术入路？

2. CM 切除术中必须保留哪些相关结构以防止术后静脉梗死？

【手术过程】

脑干 CM 的切除需要一个经验丰富的外科和麻醉团队。我们倾向于在急性破裂后等待 2～4 周再切除。此时，急性血凝块已经液化，但粘连性瘢痕尚未形成。

全身麻醉的同时监测脑干诱发电位、体感诱发电位、运动诱发电位和相关的脑神经。在这个病例中，我们监测了第 Ⅲ、Ⅳ 和 Ⅵ 对脑神经。立体定向导航对确定手术路径非常有帮助，特别是当 CM 位于软脑膜下，从脑干表面无法看到的时候。

采用经外侧裂和一半一半入路，患者仰卧位，头部向对侧旋转约 20°。翼点开颅术时要特别注意切除较小的蝶骨翼，从而显露颞叶前端。一半一半入路的关键是外侧裂的广泛分离。将连接外侧裂静脉系统和蝶顶窦的前部桥静脉电凝并切断，才能向后部牵开颞极（保留外侧裂静脉）。

充分分离蛛网膜，深部的动眼神经上恰好位于手术显露的中心。通过 Lililequist 膜继续进行蛛网膜剥离，显露基底动脉、中脑和脑桥的腹侧表面（图 29-3）。当 CM 到达软脑膜表面时，可以在脑干表面看到颜色改变，这将引导外科医生进入病变区域（图 29-4）。

当病灶完全位于软膜下时，表面可能没有变色，必须利用脑干安全进入区域来到达病灶。

与许多幕上、皮质 CM 不同，脑干 CM 通常采用分块切除方式。由于邻近重要的纤维束和神经核团，脑干不能耐受囊外剥离和整块切除。同样地，尽管对于幕上病变，常将病灶周围含铁血黄素染色的脑组织切除以减少癫痫的发生，但是这种脑组织要留在脑干原位（图 29-5）。应保留所有相关的 DVA。

切除 CM 后，应检查切除后的空腔。在这个病例中，根据瘤腔大小，我们使用了 30° 内镜检查瘤腔壁的整个表面（图 29-6）。重要的是不要残留 CM，因为它很可能复发。部分切除

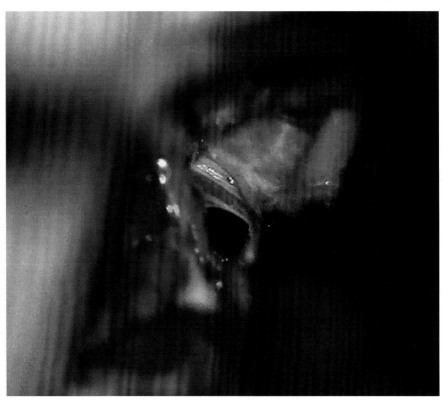

▲ 图 29-3　左侧"一半一半入路"
图示在脑神经Ⅲ后切开 Lililequist 膜

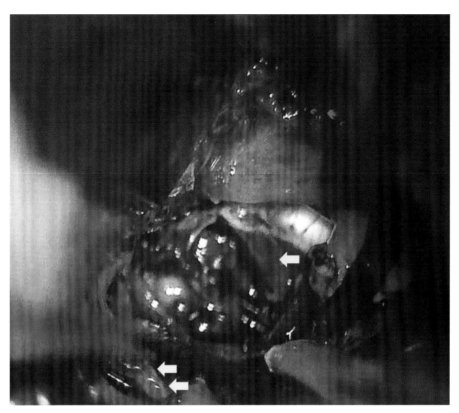

▲ 图 29-4　牵开大脑后动脉（箭）和重复性小脑上动脉（双箭）后海绵状血管畸形的视野

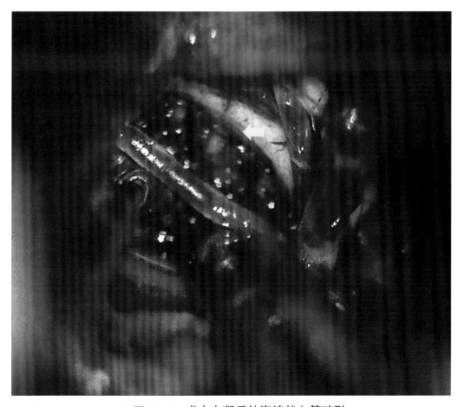

▲ 图 29-5　术中电凝后的海绵状血管畸形

电凝病灶有助于缩小病灶以拓展手术空间，以及在病灶和脑干之间确定一个分离界面（箭）。切除是在小脑上动脉的两侧进行的，可以看到其经过海绵状血管瘤的中上方

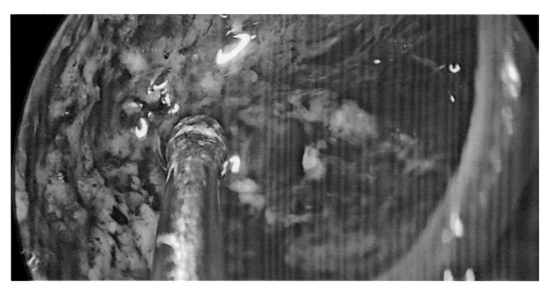

▲ 图 29-6　切除瘤腔的内镜检查（使用 30° 内镜）
图示没有残余病灶

CM，残余病灶再次出血的风险将持续存在（可能更高）。在中脑腹侧和腹外侧区的 CM，必须彻底检查瘤腔的上面和上外侧面，因为病灶有可能延伸进入丘脑。

治疗方案要点（Oral Boards Review—Management Pearls）

- 必须完全切除 CM，以消除再出血的风险。血凝块很容易与 CM 组织相混淆，因此，所有可疑的组织必须彻底检查，必要时切除。
- 尽管关于是否切除与 CM 相关的 DVA 的研究数据存在矛盾，但是大多数外科医生认为保留 DVA 是必要的。外科医生应该一贯假设存在 DVA，即使 MRI 上没有看到。

关键点（Pivot Points）

- 如果中脑 CM 侵入丘脑，通过更多的由下向上的经外侧裂入路空间，切除眶缘可能会拓宽手术通道。
- 如果中脑 CM 侵入脑桥，通过更多的由上向下的经外侧裂入路空间，岩骨尖切除术（岩骨前部切除术 /Kawase 入路）可能会拓宽手术通道。
- 少数情况下，出血可能会干扰对真正动静脉畸形的识别。术中如果发现一个异常血管团和真正的动静脉畸形要求我们按照动静脉畸形手术的基本原则进行处理：阻断动脉流入，保留静脉流出，直到阻断全部血液流入。

【术后管理】

无论采取哪种入路，脑干 CM 的切除都是一种精细的手术。出现气颅、对拔管犹豫不决及觉醒通路暂时中断，通常会造成患者不能很快恢复到基本认知状态，还可能导致插管时间延长。在此期间，提供所有常规和支持性的重症监护措施（预防深静脉血栓形成、口腔护理、频繁翻身等）是很重要的，以避免术后出现并发症。

虽然没有证据支持术后立即进行影像学检查，但我们选择尽快进行 MRI 检查（图 29-7），这样可以评估脑干，特别是任何梗死的发生。考虑到围术期并发症较高，但长期并发症较低，所以这项放射学评估提供了预后和功能恢复的证据。

术后第 1 天开始进行药物和机械性深静脉血栓预防措施。患者应尽快开始活动。通过物理和作业疗法进行评估，对于得到合适的康复治疗是必要的。患者需要通过康复来从术后即刻出现的神经功能障碍中得以恢复。术后 6 个月行 MRI 随访，并定期复查。脑干 CM 复发的可能性比非功能区病灶更高，手术切除后有残留的 CM 也是如此。

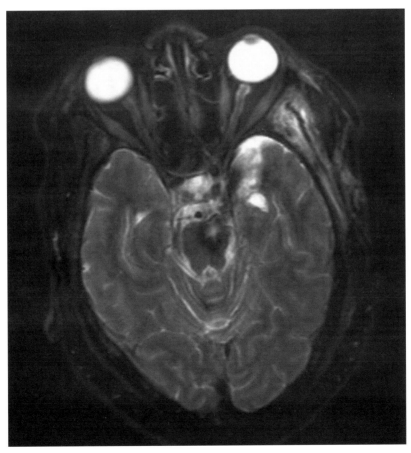

▲ 图 29-7　术后 T$_2$ 加权轴位 MRI
图示无残余海绵状血管畸形

【并发症及处理】

DVA 损伤是 CM 切除手术最可怕的并发症。当对脑干的 CM 进行手术时，后果更为严重。我们相信，文献中关于 DVA 重要性的相互矛盾的数据是受到了报道不一致的严重影响（即外科医生没有报道与其所致的静脉梗死相关的极严重的并发症）。因此，我们采取一切措施避免损伤 DVA。如果发生损伤，应采取支持治疗，包括充分补液，动态影像检查监测病情进展，早期活动和康复以促进任何神经功能障碍的恢复。

考虑到进入脑干所需的手术入路和通道，可能会发生牵拉性损伤。颞下入路时颞叶牵拉损伤的风险前已述及。在一半一半入路中，颞极也有可能发生牵拉损伤，但是由于外侧裂完全分离，颞极彻底松解，一般情况下容易耐受。牵拉损伤可导致神经功能障碍，这种功能障碍不是由于病变部位所致。由于液体衰减反转恢复呈高信号或弥散受限（严重时）的原因，这种牵拉损伤可以在术后影像中看到。牵拉性损伤的处理是支持性的，即治疗合并的脑水肿（类固醇）或颅内压升高（渗透疗法）。

神经外科医生都知道动眼神经的脆弱性。在到达脑干的颞下、一半一半和经外侧裂入路中，仅仅对它显露就可能会导致 CN Ⅲ 部分麻痹。随着时间延长，其功能通常自动恢复。许多外科医生给患者短期服用类固醇以帮助恢复，虽然缺乏证据支持。

脑干 CM 手术中与动脉缺血有关的并发症是罕见的，其机制可能与小的穿支动脉损伤有关。

并发症处理要点（*Oral Boards Review—Complications Pearls*）

- 在考虑脑干手术入路时，评估患者的语言优势半球和病灶位置至关重要。避免优势侧颞叶过度牵拉可预防术后牵拉损伤和神经功能障碍。
- MRI 弥散张量成像和纤维束成像，加上术中导航，可以更精准地了解脑干纤维结构，更安全地规划手术进入区域和手术通道。

【医学证据与预期结果】

如前所述，脑干 CM 的自然史可能比幕上 CM 更具不良倾向。总的来说，出血率接近每人每年 5%，再次出血率有报道为 21%～76%。

目前尚缺乏破裂脑干 CM 治疗的前瞻性随机对照试验。虽然脑干的显微外科手术是一个令人生畏的话题，但是在有丰富经验的医生手上，该位置的 CM 切除可以获得良好的长期结果（尽管围术期暂时并发症较高）。

最近的指南，基于对文献的系统回顾，对脑干 CM 提出了以下建议。

1. 无症状 CM，尤其是在功能区、深部或脑干部位不建议手术（Ⅲ型，B 级）。

2. 在回顾术后早期死亡率和致残率的高风险以及对生活质量的影响后，对于第二次症状性出血后的脑干 CM 进行手术切除可能是合理的，因为这些 CM 可能有更大的侵袭性（Ⅱ b 型，B 级）。

具备脑干手术入路和脑干安全进入区域的知识，脑干 CM 可以切除并获得良好的长期效果。如前所述，术后即刻致残率较高（29%～67%），但是暂时性的，80% 以上的患者会获得长期良好的神经系统功能，所以手术切除前与患者及其家属进行详细的讨论是非常重要的。

拓展阅读

[1] Akers, A, Salam RA, Awad IA, et al. Synopsis of guidelines for the clinical management of cerebral cavernous malformations: Consensus recommendations based on systematic literature review by the Angioma Alliance Scientific Advisory Board Clinical Experts Panel. *Neurosurgery*. 2017;80(5):665–680.

[2] Cavalcanti DD, Preul MC, Kalani MY, Spetzler RF. Microsurgical anatomy of safe entry zones to the brainstem. *J Neurosurg*. 2016;124(5):1359–1376.

[3] Giliberto G, Lanzino DJ, Diehn FE, Factor D, Flemming KD, Lanzino G. Brainstem cavernous malformations: Anatomical, clinical, and surgical considerations. *Neurosurg Focus*. 2010;29(3):E9.

[4] Gross BA, Batjer HH, Awad IA, Bendok BR. Brainstem cavernous malformations. *Neurosurgery*. 2009;64:805–818.

[5] Gross BA, Lin N, Du R, Day AL. The natural history of intracranial cavernous malformations. *Neurosurg Focus*. 2011;30(6):E24.

[6] Taslimi S, Modabbernia A, Amin–Hanjani S, Barker FG 2nd, Macdonald RL. Natural history of cavernous malformation: Systematic review and meta–analysis of 25 studies. *Neurology*. 2016;86(21):1984–1991.

表现为脊髓病的硬脊膜动静脉瘘

Spinal Dural Arteriovenous Fistula Presenting with Myelopathy

Vinayak Narayan　Anil Nanda　著

薛绛宇　译

【病例摘要】

患者，男，36岁，升降机操作员，因背部中间疼痛和双下肢无力就诊于神经外科门诊。近1个月来症状进行性加重，没有腿部疼痛、大小便失禁和性功能障碍。既往病史和家族史无特殊。神经系统查体显示双侧下肢痉挛性瘫痪，各肌群组肌力3级，腱反射活跃，双下肢感觉减退，直肠张力及肛周感觉无缺失，无脊柱畸形和局部压痛。其余一般查体和神经系统检查正常。

问题（Questions）

1. 鉴别诊断有哪些？

2. 病变的临床定位在哪儿？为什么？

3. 最合适的影像学检查是什么？为什么？

【病情评估与计划】

进展性双侧痉挛性截瘫的鉴别诊断包括硬脊膜动静脉瘘或者动静脉畸形、肿瘤（硬膜外或者硬膜内）、自身免疫性疾病、感染、外伤、椎间盘脱出。病变定位于胸椎或者腰椎，理由是上运动神经元体征以及双侧症状但没有累及上肢。因为症状进展以及存在病理反射，应该立即安排影像学检查。磁共振平扫 + 增强以及脊髓MRA均有助于进一步明确病理。这个病例的脊髓磁共振显示 $T_9 \sim T_{11}$ 脊髓背面多发的迂曲的血管流空影，而且没有脊髓水肿或出血的证据（图30-1）。

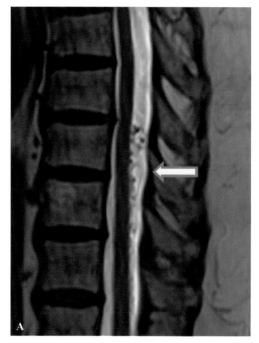
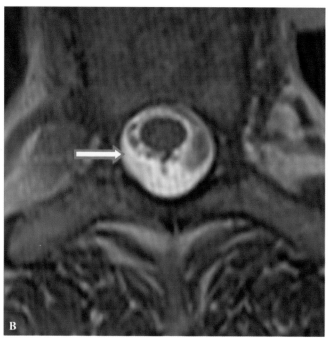
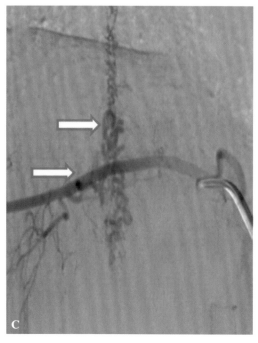

▲ 图 30-1　胸椎中段磁共振图

A 和 B. T$_2$ 的矢状位和轴位显示多发血管流空影（箭），提示硬脑膜动静脉瘘；C. 脊髓造影证实节段动脉（下箭）和髓周静脉丛（上箭）之间的瘘

疾病诊断要点（Oral Boards Review—Diagnostic Pearls）

- 涵盖详细症状演变过程的临床病史和神经系统查体对于准确定位和疾病诊断方面非常重要。

- 脊髓 DAVF 可以表现为脊髓病、神经根病、蛛网膜下腔出血、自发性血肿，和（或）"盗血"症状。

- 脊髓血管畸形有以下临床特点
  - 1 型：动静脉瘘位于根动脉的硬脊膜支和硬膜内的髓静脉之间，好发于 40—50 岁，最常见的临床表现是累及感觉功能的进展性的脊髓病。虽然症状的急剧恶化并不少见，但是出血相对罕见。
  - 2 型：脊髓实质内有紧凑畸形巢的髓内畸形血管团。该型脊髓病和神经根病变并不少见，好发于年龄＜ 40 岁的个体，可能表现为髓内或蛛网膜下腔出血。
  - 3 型：经常累及椎体及椎旁组织的弥散的动静脉畸形。它引起的髓内出血和"盗血"是儿童患者急性神经功能缺损的一个常见原因。
  - 4 型：硬膜内髓周动静脉瘘，更常见于成年人，常常表现为由于静脉血流动力学改变引起的进展性脊髓病，少量患者表现为由于供血动脉动脉瘤破裂引起的急性神经功能缺失。
- 脊髓动静脉瘘可以位于硬膜外 / 硬膜内 / 腹侧（小 / 中 / 大）/ 背侧（单一 / 多支供血）。
- 椎间盘脱出好发于腰段和颈段，导致神经根受压进而影响相应节段，形成特征性神经根痛，伴或不伴有神经功能缺失。
- 常见的髓内脊髓病变有室管膜瘤 / 星形细胞瘤 / 血管网状细胞瘤，室管膜瘤常位于低位脊髓 / 圆锥区，而星形细胞瘤更常见于中 – 上段脊髓，常见的临床表现是累及感觉功能的进展性的脊髓病，极少有神经功能恶化。
- 脊髓造影是诊断脊髓血管畸形的金标准。

怀疑脊髓血管病变时，因磁共振不能提供足够的信息，应进行一个全面的脊髓血管造影，需要评估主动脉弓、降主动脉、腹主动脉和盆腔血管结构，除在每一个脊髓节段动脉注射外还应包括髂动脉、骶正中动脉、椎动脉、甲状颈干、颈深和颈升动脉造影，怀疑硬膜瘘时应寻找根动脉的硬膜支（少见根髓动脉）与根髓静脉之间的吻合。造影时动脉期和静脉期都很重要，因为延长静脉期的造影对于诊断低流量瘘是必需的（如 1 型瘘）。

问题（Questions）

1. 这些临床和影像学发现是如何影响治疗的？

2. 治疗的目标是什么？

3. 两种治疗方式是什么，各自有什么优缺点？

【 确定治疗方案 】

继发于硬脊膜瘘的脊髓病可能由静脉高压、脊髓淤血或者硬膜外扩张静脉的占位效应引起。做出正确的诊断、定位病变、厘清瘘的精确解剖是治疗的关键。进展性的脊髓病更支持硬膜内 DAVF，然而伴有神经根病变或者自发性血肿可能提示硬膜外病变。

大多数情况下，无论病变部位在哪，治疗的目标都是阻断供血动脉和引流静脉之间的异常动静脉短路，从而减轻静脉淤血并重建脊髓正常的血流。大部分类型的畸形可以同时考虑血管内介入和外科开刀两种方式。对于 1 型硬脊膜动静脉瘘的病例，外科结扎的优势包括可以直视引流静脉，可以持久闭塞静脉，以及能够保护正常的脊髓血供。血管内栓塞的优势是其微创的性质，可同期进行造影诊断及治疗，能够减少麻醉和围术期风险，以及有利于保持脊柱的完整性。很多医疗机构会首先尝试血管内介入的方法，并将外科结扎作为介入栓塞失败的备选方案。大部分研究报道中两种治疗方法取得了类似的临床效果。在本文病例中，患者进行了脊髓造影并且在诊断的同时进行了栓塞。

问题（Questions）

1. 硬脊膜动静脉瘘栓塞过程中需要保护哪些重要结构?

2. 在什么情况下要放弃介入栓塞而支持外科结扎?

【 手术过程 】

血管内治疗脊髓血管畸形须在全麻及控制呼吸的条件下进行。经股动脉穿刺后，患者全身肝素化，若病变位置术前未能确定则应先行完整的脊髓血管造影。一旦充分评估并确定病变，且了解了重要的脊髓动脉如脊髓前和脊髓后动脉的位置，若认为安全可行，则应该进行栓塞，并使用亲水微导管进行供血动脉的选择和超选择。

治疗脊髓血管畸形时所使用的栓塞材料有若干种，哪种最好也有不同的观点。可选择的材料包括聚乙烯醇和微球（聚丙烯酰胺和明胶颗粒）、液体黏合剂、栓塞用弹簧圈。聚乙烯醇和微球的闭塞效果大多是暂时性的，经常出现再通。弹簧圈栓塞通常只用于较大瘘的栓塞，且极少能够达到持久的闭塞效果。大部分脊髓 DAVF 栓塞会用到胶水或 Onyx。这两种都是液体栓塞剂，可以实现动脉永久闭塞。Onyx 是一种黏性聚合物，它的主要优势是可以通过形成近端栓塞塞子使远端穿透病变而达到精准注射。Onyx 的劣势是逐步推注栓塞会增加手术时间。胶水（如 NBCA）是一种黏合剂，其主要优势是注射后几乎立即实现血管闭塞。胶水的劣势包括不能精确控制栓塞剂的远端弥散，一旦导管头端发生胶水反流需要快速拔出导管，避免导管黏入血管。

不考虑栓塞剂的选择，瘘的闭塞要求至少栓塞瘘口近端供血动脉的一部分、瘘口和引流静脉近端的有限的一部分。栓塞后，应该进行对侧同一水平的节段动脉 / 上下两个节段的双侧节段动脉行术后造影来排除侧支循环重构瘘。供应脊髓前动脉的节段动脉造影可能会在术后立即显示脊髓供血的改善。确认后撤出导管，闭合股动脉穿刺点。

治疗方案要点（Oral Boards Review—Management Pearls）

- 导管超选和直接到达病变是成功消除病变的关键步骤。
- 硬膜外的动静脉瘘几乎都是通过血管内的方式治疗，然而硬膜内的动静脉瘘可以通过血管内和外科手术的方式。

关键点（Pivot Points）

- 如果脊髓 DAVF 的供血动脉与重要的脊髓供血动脉（脊髓前或脊髓后动脉）在同一个节段动脉上，栓塞可能存在较高的风险。这些病例应该考虑外科结扎，特别是微导管无法进入距离动脉开口足够远的位置时。
- 在进行诊断性脊髓造影时，发现一个供血动脉后，其他的血管也应该造影，以确保没有其他的供血动脉（或者病变）存在。
- 如果自始至终没有看到栓塞剂进入瘘口，应该考虑瘘没有治愈，应立即外科结扎以确保持久的瘘的闭合。

【术后管理】

栓塞之后，患者应进入神经外科监护病房进行持续的神经系统监测。在脊髓 DAVF 栓塞术后可根据情况应用激素，但是没有显示出激素对预后有实质性的改善。对于大的 DAVF 或者术前存在静脉水肿的病例应该在术后 24～48h 持续的肝素化，以防止进展性的静脉血栓形成以及随后发生的神经功能恶化。

后期应进行连续的随访造影以监视病变的进展。如果术中病变达到了完全的闭塞，一般在术后 3 个月进行再次随访脊髓造影或者磁共振。若无变化，则应在术后 1 年进行造影，必要时

3 年再次进行造影。如果没有达到完全治愈，要根据具体临床需要安排造影随访。当患者出现神经系统症状进展或者复发时需要再次造影。

【并发症及处理】

脊髓 DAVF 介入治疗的临床并发症可能由于操作失误、病变消除不完全或者瘘口的再通。最重要的围术期并发症是由于无意中闭塞了重要血管（脊髓前或脊髓后动脉）导致的神经系统功能恶化。脊髓前或者脊髓后动脉的闭塞和随之出现的脊髓梗死，可能是由于微导管位置不正确或者无意中微导管移位，栓塞材料选择不合适，无保护状态下液体栓塞材料反流入近端动脉或进入新开放的对脊髓供血的侧支动脉，或是由于从根本上没有完全的理解病变血管构筑。根据情况进行的超选择性诊断性造影可能预防很多并发症。

其他并发症包括供应瘘的节段动脉的夹层，导丝或导管引起的血管穿孔，栓塞时高压导致的血管穿孔，胶水黏住导管导致的血管破裂，导管滞留。供应瘘的节段动脉夹层很少引起神经功能障碍，但是会导致血管内治疗途径的失败，需要随后的外科结扎。导管黏滞和血管破裂可以通过小心注射栓塞材料来避免。导管通路并发症可能需要血管外科会诊进一步治疗。

硬膜内动静脉瘘的不完全消除可能导致侧支供血动脉招募引起病变复发，这种情况后期处理更困难。液态栓塞剂（不是颗粒或者弹簧圈）的栓塞有更低的再通率。

并发症处理要点（Oral Boards Review—Complications Pearls）

- 并发症可以由栓塞技术、瘘口消除失败、瘘的再通直接引起。
- 仔细的术前造影评估，特别是供血动脉和动静脉瘘的性质的明确，以及栓塞材料的选择、合理的超选择导管技术是预防并发症的重要手段。
- 腹股沟血肿、血管夹层、血栓形成等并发症可能需要严密观察，根据情况需要血管外科急会诊。

【医学证据与预期结果】

很多研究已经分析了血管内栓塞治疗或者开放手术后的治疗结果。两种办法均被证实可有效中止进展性淤血性脊髓病和消除异常的动静脉瘘分流。血管内途径的优势是微创、更短的住院时间、可早期活动、较好的临床反应和结果、可靠的医师、较低的重大或永久致残率。外科途径有更高的即刻瘘阻断的可能性，当患者预期外科手术致残风险较低或者血管内栓塞失败时可考虑选择外科途径。

拓展阅读

[1] Brown PA, Zomorodi AR, Gonzalez LF. Endovascular management of spinal dural arteriovenous fistulas. *Handb Clin Neurol*. 2017;143:199–213.

[2] Cesak T, Adamkov J, Poczos P, et.al. Multidisciplinary approach in the treatment of spinal dural arteriovenous fistula: Results of endovascular and surgical treatment. *Acta Neurochir* (Wien). 2018;160(12):2439–2448. doi:10.1007/ s00701–018–3672–z.

[3] Day AL, Turkmani AH, Chen PR. Spinal arteriovenous fistulae: Surgical management. *Handb Clin Neurol*. 2017;143:189–198.

[4] Kiyosue H, Matsumaru Y, Niimi Y, et al.; JSNET Spinal AV Shunts Study Group. Angiographic and clinical characteristics of thoracolumbar spinal epidural and dural arteriovenous fistulas. *Stroke*. 2017;48(12):3215–3222.

[5] Krings T, Lasjanias PL, Rodesch G, et al. Imaging in spinal vascular disease. *Neuroimaging Clin North Am*. 2007;17:57–72.

[6] Liu A, Gobin P, Riina H. Endovascular surgery for vascular malformations of the spinal cord. *Oper Tech Neurosurg*. 2003;6:163–170.

[7] McDougall CG, Deshmukh VR, Fiorella DJ, et al. Endovascular techniques for vascular malformations of the spinal axis. *Neurosurg Clin North Am*. 2005;16:395–410.

[8] Narvid J, Hetls SW, Larsen D, et al. Spinal dural arteriovenous fistulae: Clinical features and longterm results. *Neurosurgery*. 2008;62:159–166.

[9] Niimi Y, Berenstein A, Setton A, et al. Embolization of spinal dural arteriovenous fistulae: Results and follow–up. *Neurosurgery*. 1997;40:675–682.

[10] Spetzler RF, Detwiler PW, Riina HA, et al. Modified classification of spinal cord vascular lesions. *J Neurosurg*. 2002;96(2 Suppl):145–156.

破裂的脊髓动静脉畸形
Ruptured Spinal Arteriovenous Malformation

Brandon D. Liebelt　Michaela H. Lee　Peter Nakaji　Robert F. Spetzler　著

薛绛宇　译

【病例摘要】

患者，男，37 岁，因突发的胸背中线部位疼痛和下肢轻瘫来急诊就诊，患者没有特殊的既往病史、手术史或外伤史，没有脊髓疾病或者神经血管畸形家族史。患者回忆出现轻微步态不稳有 6～9 个月。体格检查显示脑神经正常、上肢肌力、反射、感觉正常。下肢力量下降明显，近端肌群影响大于远端。下肢和脐以下轻触觉和针刺觉减退。下肢腱反射亢进。

问题（Questions）

1. 根据这个患者的表现，鉴别诊断和最可能的诊断是什么？
2. 应该预约什么影像检查？

【病情评估与计划】

患者以突发背部疼痛伴有下肢神经功能障碍来诊。对于这种非外伤性、急性发病、严重背部疼痛伴有神经功能障碍的病例，神经外科医师应该考虑脊髓或者马尾病变，包括髓内病变、髓外或者硬膜外病变压迫脊髓。没有外伤史的情况下，鉴别诊断包括脊髓血管畸形、脊髓肿瘤、胸腰椎间盘突出和病理性椎体骨折。脊髓血管畸形有若干类型，包括硬脊膜动静脉瘘、真正的脊髓动静脉畸形和海绵状血管瘤。急性发病的自发性严重后背部疼痛提示脊髓血管畸形伴有椎管内蛛网膜下腔出血。

脊髓血管畸形占所有主要的椎管内占位性病变的近 4%，80% 发生于 20—60 岁。髓内动静脉畸形占所有脊髓血管畸形的近 15%，最常见表现是破裂导致的蛛网膜下腔出血，比如这个病例。

疾病诊断要点（Oral Boards Review—Diagnostic Pearls）

- 脊髓血管畸形的分类列表。
  - 1型：硬膜动静脉畸形（硬膜动静脉瘘）——发生在神经根鞘，在成人中占脊髓血管畸形的80%，表现为进展性的下肢脊髓病。① 1a型，单一动脉供血；② 1b型，多支动脉供血。
  - 2型：脊髓团状动静脉畸形（髓内动静脉畸形）——占脊髓血管畸形的15%～20%。
  - 3型：幼稚型脊髓动静脉畸形（硬膜外 – 硬膜内）——侵占脊髓，累及锥体，有时累及肌肉和皮肤。
  - 4型：髓周动静脉畸形（动静脉瘘）——脊髓前动脉和引流静脉之间的直接瘘。
- 改进的脊髓血管畸形分级。
  - 硬膜外动静脉瘘。
  - 背侧硬膜内动静脉瘘。
  - 腹侧硬膜内动静脉瘘。
  - 硬膜内外动静脉畸形。
  - 髓内动静脉畸形。
  - 圆锥动静脉畸形。

此类患者应进行脊髓轴位平扫或者附加增强磁共振扫描。在脊髓动静脉畸形的患者，可以看见一个至少部分在脊髓实质内的局部血管畸形（图 31-1）。而硬脊膜动静脉瘘在磁共振上可能明显，也可能不明显。此类患者在硬膜内可以看到扩张迂曲的血管，特别是在 T_2 序列。患者的磁共振 T_2 序列和反转回波（短 T_1 反转回波或者压水反转回波）序列也可能会有脊髓静脉淤滞和高压的表现。

为了明确病变和准确诊断脊髓血管畸形，必须做正规的脊髓造影（图 31-2）。即使脊髓磁共振扫描是正常的，脊髓造影仍然可能发现血管畸形。因此，如果临床高度怀疑血管畸形时，即使磁共振正常也应进行脊髓造影。对 1 型脊髓血管畸形，造影时应仔细，对所有的硬膜供血动脉进行造影，包括所有根动脉、颈内颈外动脉、甲状颈干、髂内动脉和骶正中动脉（如果存在）。

如果患者有磁共振扫描禁忌证，可行 CT 脊髓成像。其类似于 MRI，可显示硬膜内迂曲扩张的血管。如果选择 CT 脊髓成像，应进行仰卧位和俯卧位双体位，以帮助避免漏掉与畸形相关的细微发现。

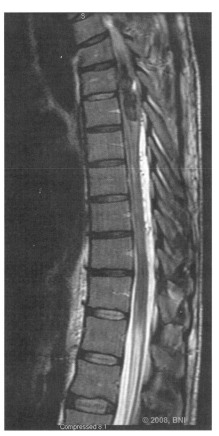

▲ 图 31-1 胸椎 T₂ 磁共振矢状位图

图示图像上方一个脊髓实质内血肿，下方有脊髓背侧扩张的血管结构

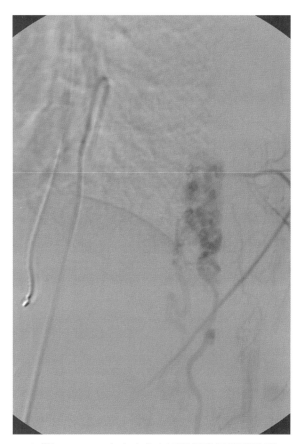

▲ 图 31-2 一个在病变水平的超选择脊髓造影

图示一个引流静脉在下方的动静脉畸形巢

问题（Questions）

1. 脊髓血管畸形有哪些分类？对于它们的分类有什么分级方法？

2. 硬脊膜动静脉瘘和脊髓实质内动静脉畸形在临床表现上面有什么区别？

3. 脊髓血管畸形有什么恰当的放射学检查方式？

【确定治疗方案】

脊髓血管畸形的治疗选择包括外科切除或孤立、血管内闭塞、放射治疗，或者联合治疗。对于髓内动静脉畸形，在一些适合的病例中，作为术前辅助治疗的血管内栓塞对复杂病变的治疗有帮助。典型的供血动脉起自单一或者多发扩张的脊髓前动脉，脊髓后动脉也可能会参与（图 31-3）。脊髓动静脉畸形可能有紧凑的或者弥散的畸形巢，当病例选择进行术前栓塞时应

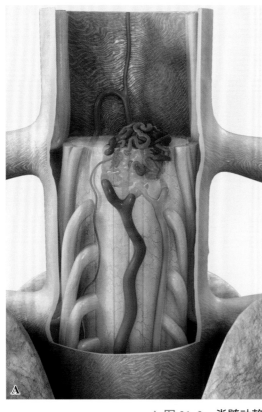
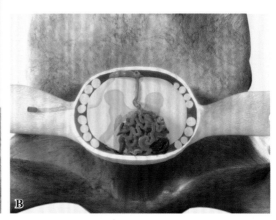

▲ 图 31-3　脊髓动静脉畸形血管解剖示意图

A. 冠状位显示髓内一个紧凑型动静脉畸形，由脊髓前动脉和脊髓后动脉供血，由背侧静脉引流；B. 轴位显示动静脉畸形巢位于脊髓背侧，由一根左侧根动脉发出的脊髓前动脉供血

该谨慎判断，因为靠近脊髓的供血动脉管径细小，病变使得血管更容易痉挛，因此存在误栓正常血管以及治疗不成功的潜在可能。此外，脊髓的某些区域缺少侧支供血使得该区域在发生意外的血管痉挛或者血管闭塞时更容易出现缺血并发症。

　　外科切除，特别是对于破裂的病变，仍然是治疗髓内动静脉畸形的主要方法。每个病例的不同特点使得最合适的治疗决策应考虑可能的术前栓塞和不同的外科手术目标。对于破裂的脊髓动静脉畸形，脊髓出血的表现可能有助于确定病变周围的解剖界限，帮助指导外科切除。解剖软膜以去除动静脉畸形的髓外部分而保留髓内病变的策略已经被报道过。通过去除动静脉畸形浅表部分、阻断表面血管和避免破坏软膜层，可以在供血动脉及引流静脉阻断后最大限度的保护神经功能（图 31–4）。

问题（Questions）

1. 哪种类型的脊髓血管畸形最适合单纯血管内治疗？

2. 对于畸形团深入软膜的动静脉畸形外科原则是什么？

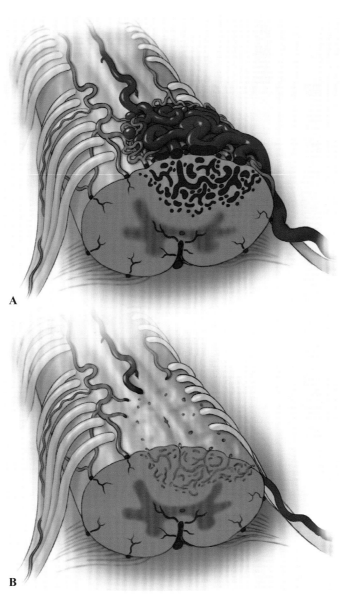

▲ 图 31-4　脊髓动静脉畸形切除前后血管解剖示意图

A. 脊髓和背侧的动静脉畸形理想的角度应有表面和实质内部分；B. 切除表面的动静脉畸形导致髓内部分的血流阻断，跟脑动静脉畸形不同

【手术过程】

在保证安全的前提下可以考虑术前辅助栓塞以闭塞主要供血动脉。脊髓内动静脉畸形的外科切除典型的术式是俯卧位后正中入路。患者置于标准的凝胶胸棍上或者 Wilson 架上。神经功能监测在整个手术过程中非常重要，应包括躯体感觉诱发电位和运动诱发电位监测。此外，还应建立动脉通路来严格控制血压以便避免术中低血压。

术前应仔细回顾脊髓造影，并关注脊髓 CT 和 X 线检查中的解剖位置。术中定位是关键步骤，应在造影下确认定位。胸段定位特别有挑战性，由于可能会遇到正常解剖变异，所以需要特别关注肋骨和腰椎的数量。术前的栓塞材料可以作为外科术中定位正确节段的有用的标记。在一些紧凑型畸形巢的病例，可能进行椎板切除或者椎板成形术。而弥散型畸形巢，病变经常更靠一侧。本文病例中，手术入路设计应该通过去除同侧骨质结构最大限度地显露术野，例如通过肋骨椎体横突切除处。然而，这种方法可能导致椎体不稳定，有时需要椎体融合。

为了最大限度地拓宽硬膜开放的宽度，硬膜打开后需要朝覆盖切口边缘相反的方向缝到肌肉上。如果为了切除脊髓动静脉畸形必须走侧位或者侧腹入路，那么要切除齿状韧带。

脊髓动静脉畸形所处的位置会影响外科手术的目的。颈段病变更支持彻底切除，因为颈部比胸腰段有更多侧枝血供。这些病变的切除既可以通过周围组织分离（特别是周围有胶质层或者血肿），也可以通过软膜解剖技术。高年资的术者更喜欢在阻断静脉引流之前牺牲供血动脉的方式进行显微外科切除，该术式类似于颅内动静脉畸形。然而，有些人也成功从静脉端逆向切除病变。软膜剥离方式可能将残留的动静脉畸形留在脊髓实质内，通过保持脊髓不受干扰，有可能保全高级神经功能。脊髓实质内的动静脉畸形残余不像脑动静脉畸形那样有较高的破裂出血风险，部分切除脊髓动静脉畸形可能有更好的结果和更少的手术残死率。这些患者的长期随访结果显示，83%患者术后畸形持续消失或者稳定。

畸形切除后，术中进行经导管造影或者吲哚菁绿造影来评估切除的完整性。手术切口用常规方式关闭确保硬膜不漏水。关闭硬膜可以用聚丙烯缝线、尼龙缝线或者防漏缝线。硬膜关闭的密封性用 Valsalva 试验验证。剩余切口的关闭用常规方式，如果已经进行了椎板成形，后面的附着组织回贴即可。

治疗方案要点（Oral Boards Review—Management Pearls）

- 脊髓动静脉畸形采用软膜解剖的技术进行安全切除，以防止侵入脊髓实质，保护神经系统功能。
- 虽然髓内动静脉畸形的血管内治疗已经被报道过，但它的主要作用还是作为外科治疗的辅助治疗，主要是术前阻断主要供血血管。
- 术后脊髓造影对于证实病变完整切除很重要，在一些病例应该采用术中造影。

关键点（Pivot Points）

- 如果患者的临床症状提示脊髓血管畸形，仔细的脊髓血管造影应该包括全部脊髓血管。

- 血管内栓塞可在髓内血管畸形治疗中起到有效的辅助作用，在一些病例中应该在外科切除之前进行栓塞。
- 如果畸形巢位于脊髓的重要功能区，应该有目的地残留一部分去保护重要功能。与颅内动静脉畸形切除不同，脊髓残余畸形巢看起来并不会导致更差的预后。

【术后管理】

术后通常要平躺一晚上，在术后一段时间要监视切口有无脑脊液漏。术后有必要进行脊髓造影证实切除的完整性。残余动静脉畸形在术后早期可以重返手术室进行处理。但如果是为了保护神经功能而留下脊髓实质内的部分，则可以继续观察。术后第 1 年应通过脊髓血管造影来监视有无变化。

【并发症及处理】

脊髓动静脉畸形外科术后短暂的神经功能减退可能是由于手术操作对脊髓的干扰，这种情况类似于脊髓肿瘤的髓内手术。此时需要严格控制血压，特别注意避免低血压，以确保术后即刻脊髓足够的灌注。如果术后发生严重的或者意外的功能减退，应该进行急诊脊髓磁共振排除术后血肿。

术后可能出现脑脊液漏和假性脑膜膨出，应该立即处理以预防脑膜炎。立即进行切口探查，尽可能原位修复漏口可能更合适。术后可进行腰椎穿刺引流几天以帮助切口愈合。

术后可能发生椎体不稳定，特别是如果术中切除椎间关节和椎弓根而没有补充内固定时。颈椎和腰椎比胸椎更可能出现不稳定。脊柱 CT 和动态立位照片能诊断椎体不稳定或者手术部位椎体后突。如果是多节段的外科操作，椎板成形术可能会帮助维持稳定性。当发生椎体不稳定或者术后椎体后突时，应该再次手术进行内固定融合。

术后 1 年应进行脊髓造影监视病变有无复发或者残余动静脉畸形有无变化。出现其他血管参与畸形供血是再次外科手术、尝试血管内介入治疗或者停止继续监视的适应证，因为这种少见病变比较复杂，所以应该个体化对待。

并发症处理要点（Oral Boards Review—Complications Pearls）

- 脑脊液漏和假性硬脊膜膨出应该立即进行早期外科探查和原位修复。
- 患者应该在术后即刻以及术后 1、3、5、10 年进行脊髓造影评价形态改变或者病变复发情况。
- 当选择一种入路时应该考虑脊柱稳定性。内固定融合既可以在术中，也可以在术后发生椎体不稳定或者椎体后突时进行。

【医学证据与预期结果】

脊髓血管畸形是罕见病。记录结果的报道，以及基于解剖和病理生理的恰当分型的讨论都非常少见。

如前所述，联合血管内治疗和外科治疗的方式适用于大部分病例。虽然有报道髓内动静脉畸形成功进行血管内治疗的，但是联合或者不联合栓塞治疗的外科切除治疗仍然是主要的治疗方法。报道的完全切除率为 80%～92%，且有较高的症状控制率。感觉迟钝、疼痛症状是术后常见不良反应，这些症状可以通过应用药物如加巴喷丁得到缓解。

拓展阅读

[1] Abecassis IJ, Osbun JW, Kim L. Classification and pathophysiology of spinal vascular malformations. *Handb Clin Neurol*. 2017;143:135–143.

[2] Boström A, Krings T, Hans FJ, Schramm J, Thron AK, Gilsbach JM. Spinal glomus–type arteriovenous malformations: Microsurgical treatment in 20 cases. *J Neurosurg Spine*. 2009;10:423–429.

[3] Ducruet AF, Crowley RW, McDougall CG, Albuquerque FC. Endovascular treatment of spinal arteriovenous malformations. In: Spetzler R, Kalani M, Nakaji P, eds. *Neurovascular Surgery*. 2nd ed. New York: Thieme; 2015. doi:10.1055/ b–003–122312.

[4] Kim LJ, Spetzler RF. Classification and surgical management of spinal arteriovenous lesions: Arteriovenous fistulae and arteriovenous malformations. *Neurosurgery*. 2006;59(5 Suppl 3):S195–S201.

[5] Martin NA, Khanna RK, Batzdorf U. Posterolateral cervical or thoracic approach with spinal cord rotation for vascular malformations or tumors of the ventrolateral spinal cord. *J Neurosurg*. 1995;83(2):254–261.

[6] Velat GJ, Chang SW, Abla AA, Albuquerque FC, McDougall CG, Spetzler RF. Microsurgical management of glomus spinal arteriovenous malformations: Pial resection technique. *J Neurosurg Spine*. 2012;16(6):523–533.

破裂出血的脊髓圆锥动静脉畸形

Ruptured Conus Medullaris Arteriovenous Malformation

Michaela H. Lee　Brandon D. Liebelt　Peter Nakaji　Robert F. Spetzler　著

薛绛宇　译

病例 32

【病例摘要】

患者，女，30 岁，因持续加重的头痛和背部疼痛向下放射到双下肢就诊于急诊室。通过进一步问诊，患者讲述了过去几周出现爬楼梯困难和尿潴留症状。患者以前认为这种症状是由于后背和腿疼后用了过量的麻醉药品所致。没有特殊的既往病史和手术史。体格检查方面：有颈项强直，提肛反射减弱但是存在，肛周麻木，双侧踝阵挛消失，双下肢轻微力弱。头部 CT 平扫显示少量弥散性蛛网膜下腔出血。头部 CT 血管成像没有发现任何颅内血管病变。腰椎 MRI 见图 32-1。

问题（Questions）

1. 可能的诊断有哪些?

2. 需要再进行哪些检查?

3. 导致该临床表现的病理生理机制是什么?

【病情评估与计划】

基于腰椎 MRI 表现有 $T_{12}\sim L_1$ 节段椎管内迂曲血管流空影，鉴别诊断包括脊髓血管畸形或者脊髓动静脉瘘，可能是其破裂后引起头部 CT 上蛛网膜下腔出血的表现。为证实没有其他节段病变应该做完整的脊髓磁共振。任何脊髓血管病变评估的金标准是脊髓造影（图 32-2）。

回顾以往，脊髓血管畸形的分类已经有多种分级方案，这些分类方案随着影像技术进步改进形成，特别是有了脊髓动脉造影。Spetzler 分级系统将脊髓血管畸形分为 4 类：Ⅰ型——

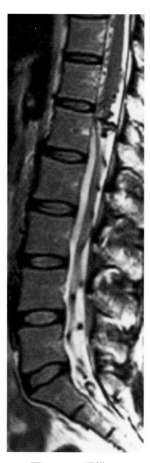

▲ 图 32-1　腰椎 MRI

T₂ 矢状位证实在胸腰联合处血管流空影，沿着马尾和终丝向上下延续

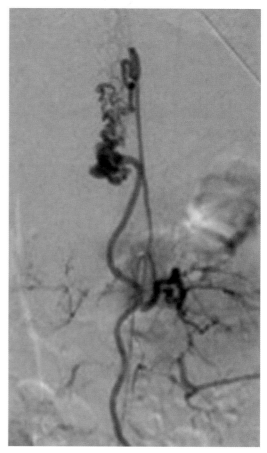

▲ 图 32-2　脊髓造影（左侧 L₂ 节段动脉造影）

证实脊髓前动脉供血的圆锥区动静脉畸形，可以看到一个大的引流静脉

硬膜动静脉瘘；Ⅱ型——团块状动静脉畸形；Ⅲ型——幼稚型动静脉畸形；Ⅳ型——软膜动静脉瘘。一个改良的 Spetzler 分级系统被提议来反映出对病变解剖、血管构筑、病理生理更准确的理解以及来优化治疗。6 个分级如下：硬膜外动静脉瘘、硬膜内背侧动静脉瘘、硬膜内腹侧动静脉瘘、硬膜外 - 硬膜内动静脉畸形、髓内动静脉畸形、脊髓圆锥动静脉畸形。

　　结合当前病例的磁共振及脊髓血管造影，诊断是脊髓圆锥动静脉畸形。总体上，脊髓血管畸形不常见，占所有硬膜内脊髓病变的 3% 或者 4%，圆锥动静脉畸形更少见。

　　因为复杂的血管造影构筑和独特的位置，圆锥动静脉畸形被认为是一个独立的亚型。它们由来自脊髓前动脉、脊髓后动脉，有时根动脉甚至直接引流入脊髓前后静脉丛，它们共同在圆锥水平形成复杂的血管网（图 32-3）。动静脉分流和引流静脉可能会很大，可能涉及多个髓外、软膜、髓内的团状血管巢。血管网可以沿着整个终丝延续。

　　圆锥动静脉畸形的患者经常表现为缓慢进展的脊髓神经根病。因为这些病变会累及脊髓和马尾神经，可能表现的上运动神经元症状和下运动神经元症状分别为继发于静脉瘀滞和神经根

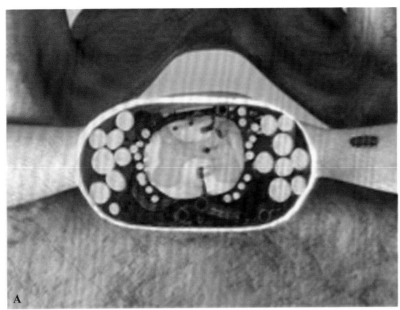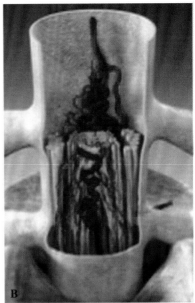

▲ 图 32-3 一个圆锥动静脉畸形轴位（A）和后面观（B）的示意图

图示在脊髓圆锥水平来自脊髓前动脉和脊髓后动脉的多发动静脉分流组成的复杂血管网和大的扩张的引流静脉

处增粗的静脉引起的占位效应。这类人群中直肠和膀胱的功能障碍也很常见，应该评估基线尿动力状态，神经功能减退经常是逐步进展的和隐匿的。急性蛛网膜下腔出血（如本病例）少见，脊髓实质内出血、盗血引起的缺血也很少见，这些症状在其他类型的脊髓动静脉畸形可能更常见。

疾病诊断要点（Oral Boards Review—Diagnostic Pearls）

- 体格检查和临床发现，例如持续进展的脊髓病，在脊髓血管畸形的诊断中很重要，而病变并不总是能够在磁共振上显示出来。最初的鉴别诊断范围很广，包括退行性椎管狭窄、脱髓鞘、炎症/感染、肿瘤，但是如果临床表现跟影像没有关联，脊髓血管畸形也应该被考虑，必须进行脊髓造影。

- 磁共振 T_2 加权像上，增粗的髓周静脉引起血管流空信号以及 FLAIR 像高信号，应该建议进一步的脊髓造影。

- 任何脊髓血管畸形的诊断金标准都是脊髓造影，CT 血管造影和 MRA 会是有用的辅助检查。

- 如果患者没有得到及时诊断和治疗，患者的神经系统功能减退症状会加重。

- 脊髓血管畸形经常起病隐匿，但是有些患者可以表现为神经功能的急性恶化。敏锐的认识和及时的影像检查对于促进患者康复至关重要。

1. 处理的目标是什么？

2. 这些临床发现和影像学发现是如何影响外科方法和方案的？

3. 术前脊髓造影是如何帮助制定外科方案的？

【确定治疗方案】

脊髓圆锥动静脉畸形的管理目标是消除动静脉畸形，进而预防神经功能恶化和理想上恢复功能。由于静脉淤滞引起的脊髓病可逆转，但是如果长期不治疗，它可能引起不可逆的缺血和损伤。因此提倡早期治疗。本例患者有进展性的症状加重，也有畸形出血，需要尽可能确切的治疗。脊髓圆锥动静脉畸形血管造影构筑可能会相对复杂，要求术前栓塞然后外科切除这种多种模式的方法。

术前脊髓造影可以鉴别脊髓前动脉和脊髓后动脉、精准的节段、供血动脉和引流静脉的位置。超选择造影是用于栓塞供血动脉，这样有利于外科切除减少术中出血。然而，如果供血的节段也供应脊髓前动脉或者脊髓后动脉，血管内栓塞可能不可行，因为有较高的脊髓缺血的风险。

大部分的脊髓血管病变可以通过俯卧位后方或侧后方入路进行手术。前入路可能有较高的损伤脊髓前动脉，以及硬膜关闭不良导致脑脊液漏的风险，因此极少采用。进行椎板切除或者椎板成形术时要显露动静脉畸形上下各一个水平节段，以达到病变并确认正常的脊髓实质。另外，如果病变向头侧延伸，进行肋骨横突椎体切除或者椎体关节面切除可以显露更多脊髓侧面。如果担心术后脊椎不稳定，可以在外科切除病变时进行器械融合。

这个病例，后方入路可以允许病变完整可视并且能够到达血管病变位置。选择性的脊髓造影显示这个节段动脉供应脊髓前动脉和脊髓后动脉。因此，由于栓塞材料反流导致的脊髓梗死的风险高，没有尝试术前栓塞，本例患者被送入手术室进行了 $T_{11} \sim L_1$ 椎体切除、动静脉畸形切除、椎体成形术。

1. 脊髓髓内/圆锥动静脉畸形切除与脑动静脉畸形有什么不同？

2. 进行脊髓切开术时有哪些可能的入路？

3. 脊髓圆锥动静脉畸形外科手术时有哪些术中监测可以考虑？

【手术过程】

患者被送进手术室，全麻插管。有吲哚菁绿滤镜功能的显微镜被无菌包裹。麻醉医师置入动脉管道来实时监测患者的血压，维持平均动脉压 60～80mmHg。这些患者神经电生理监测必须包括体感运动诱发电位，根据需要使用直接间断电刺激。患者俯卧位，用透视定位病变水平，术前应用抗生素和类固醇药物。

标记腰部中线手术切口，手术区域进行消毒后铺巾。刀片锐性切开，以常规方式进行椎骨周围解剖分离。在椎体成形术中，两边开槽整块去除椎板，这样术后可以将椎板重新还纳。椎体成形的优势包括预防硬膜瘢痕和粘连，将来再手术时更容易解剖，保护神经结构。

术野彻底止血后，小心纵行剪开硬脊膜并用丝线提起硬膜。如果可能，硬脊膜和蛛网膜应该分别打开，防止血漏进蛛网膜下腔。用止血夹将蛛网膜固定在硬膜上（图 32-4）。

在进行锐性分离之前进行吲哚菁绿造影可以看清畸形的血管构筑，并且在术中可以随时根据需要进行造影评估切除的进度。必要时，可以通过切断齿状韧带来增加脊髓活动度以更好地看清脊髓前外侧。

典型的脊髓圆锥动静脉畸形包括一个经常在脊髓外和软膜上的团状畸形巢，但是这个畸形巢也可能长入脊髓实质内。髓内部分的切除类似于脊髓动静脉畸形的显微外科切除。虽然后正中的脊髓切开能够清除干净髓内动静脉畸形，但是提倡在软膜层面进行畸形软膜剥离的方法，确认、电凝、分离供血动脉和引流静脉，最小的破坏脊髓。供血动脉在进入脊髓时分离出来而不是沿着动脉进入脊髓实质。然后，和动静脉畸形外科切除的原则一致，在离断引流静脉之前

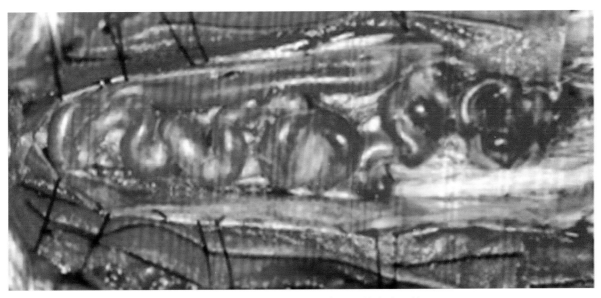

▲ 图 32-4　脊髓圆锥动静脉畸形的术中照片

确认供血动脉并分离。这种技术要求动静脉畸形有软膜外的部分，如果操作得当，它将能充分切除病变血管，足够缓解症状并减少脊髓侵犯。

然而，有时为了清除脊髓实质内血肿、中央管引流、完全切除没有软膜外部分的髓内动静脉畸形，脊髓后正中切开是有必要的，其他可行的切入点包括背部中线，背部神经根进入区域、侧方的背侧和腹侧神经根之间，前正中线。

脊髓圆锥动静脉畸形很特别，由于它的位置，因为经常紧密地缠绕在功能神经根之中。术中进行电生理监测，包括直接刺激，可能帮助确定和避免影响神经根功能。

大的引流静脉一旦被夹闭或者结扎，要进行一个最终的吲哚菁绿造影来证实动静脉畸形已经消除。关闭硬膜要做到不漏水效果，可以用纤维蛋白胶来加固丝线，椎板还纳，用连接片和螺丝进行固定。术中或者术后 24h 内进行脊髓造影来证实动静脉畸形消失。

治疗方案要点（Oral Boards Review—Management Pearls）

- 综合术前栓塞（如果可行）和开放性显微外科切除的多学科方法适用于脊髓圆锥动静脉畸形的处理。
- 术中吲哚菁绿可以在切除之前帮助确认供血动脉和引流静脉以及术中确认残余血管。
- 保持与麻醉师和电生理团队频繁的沟通，快速确定血压和术中监测出现的任何变化。
- 与颅内动静脉畸形外科切除不同，原地断开供血动脉，然后断开引流静脉，而不是切除软膜下的畸形巢，这是脊髓动静脉畸形有用的方法，包括脊髓圆锥动静脉畸形。

关键点（Pivot Points）

- 对于脊髓实质被畸形巢严重累及的患者，可以考虑放射外科替代外科切除来减少术后神经并发症的可能。
- 如果椎板成形不合适，这个患者可以考虑用合成羊膜移植物来预防脊髓粘连。

【术后管理】

患者应该转到重症监护病房进行一系列神经系统检查，平均动脉压应该维持 85mmHg 以上至少 3 天。应该进行术后脊髓造影来确认动静脉畸形的消除（图 32-5）。术后短暂的神经功能缺损加重并不少见，大部分会随着时间推移有所改善。这期间，短疗程的类固醇类药物可能有用。另外膀胱和直肠功能障碍经常要带着 Foley leg 袋或者直接插管直到功能障碍解决。患者必

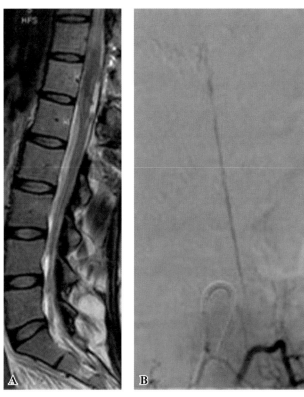

▲ 图 32-5　术后腰椎 **MRI T₂** 矢状位（**A**）和脊髓造影（**B**）图
图证实患者圆锥动静脉畸形消除

须进行系列随访（MRI、MRA、脊髓造影），因为可能出现复发、脊髓栓系、脊柱不稳定。

这个病例中，没有出现外科并发症，患者肌力恢复，脊髓神经根症状在术后几天后恢复。在下骶神经根分布区有轻微麻木，尿潴留术后即刻仍没有变化，需要留置尿管。患者在术后第 4 天出院回家，术后 6 周进行了再次脊髓造影证实稳定没有残余，尿潴留症状恢复。

【并发症及处理】

术中监测对确定对脊髓和神经根的缺血损伤是很重要的。如果外科医师不能确认一个血管术中电凝或者分离后是否安全，可以在血管上放置临时动脉瘤夹并观察一段时间，预防潜在的灾难性缺血并发症。类似的，术野内应用电生理刺激对于区分背侧和腹侧神经以确定脊髓切开的安全区域。术中造影对于关闭之前确认残余动静脉畸形有用，这样减少再次手术的可能性，虽然这样做对于俯卧位比较困难。

术后出血、脑脊液漏、硬脊膜假性膨出在任何硬脊膜外科手术后都可能出现。关切口时进行小心止血和不漏水的关闭硬膜是重要的，包括关之前要求麻醉师进行 Valsalva 试验去测试硬膜。如果不能良好关闭硬膜，术中直视下放置腰椎引流或者术后患者平卧 24～72h 可能是合理的。然而，如果出现持续脑脊液漏，建议早期再探查。

可能发生切口并发症和感染。术后 24h 用抗生素，通过频繁翻身避免持续压迫切口，应用类固醇药物可以减少这种风险。最后，既往行硬膜内脊髓手术的患者可能存在出现长期并发症的风险，如脊髓栓系综合征或者脊柱不稳定。

并发症处理要点（Oral Boards Review—Complications Pearls）
- 术中仔细确认和保护有功能的神经根，会帮助保护和重建术后功能。
- 任何迟发的或者急性的神经功能检测改变，都应该进行脊髓磁共振，以评估任何术后血肿、实质内出血、脊髓水肿加重。
- 保守治疗失败的持续脑脊液漏，要求外科再探查去确切修复，因为引起感染和脑膜炎的风险高。

【医学证据与预期结果】

目前，关于脊髓圆锥的文献目前很少，因为这个病少见。通常对于脊髓动静脉畸形，回顾既往报道，没有治疗的病例在 3 年内出现严重残障，不到 10% 可以独立行走。更近期的文献，目前最大病例数的报道脊髓圆锥动静脉畸形的治疗显示大部分患者有良好的长期结果，75% 不能行走的患者术后重获行走能力。这部分患者追求积极治疗，即多学科综合方法，包括栓塞和显微外科切除，可以改善患者预后。

拓展阅读

[1] Bao YH, Ling F. Classification and therapeutic modalities of spinal vascular malformations in 80 patients. *Neurosurgery*. 1997;40(1):75–81.

[2] Kim LJ, Spetzler RF. Classification and surgical management of spinal arteriovenous lesions: Arteriovenous fistulae and arteriovenous malformations. *Neurosurgery*. 2006;59(5 Suppl 3):S195–S201.

[3] Rangel–Castilla L, Russin JJ, Zaidi HA, et al. Contemporary management of spinal AVFs and AVMs: Lessons learned from 110 cases. *Neurosurg Focus*. 2014;37(3):E14.

[4] Wilson DA, Abla AA, Uschold TD, McDougall CG, Albuquerque FC, Spetzler RF. Multimodality treatment of conus medullaris arteriovenous malformations: 2 decades of experience with combined endovascular and microsurgical treatments. *Neurosurgery*. 2012;71(1):100–108.